Die Welt im Rücken

背對世界

Thomas Melle
湯瑪斯・梅勒——著 楊夢茹——譯

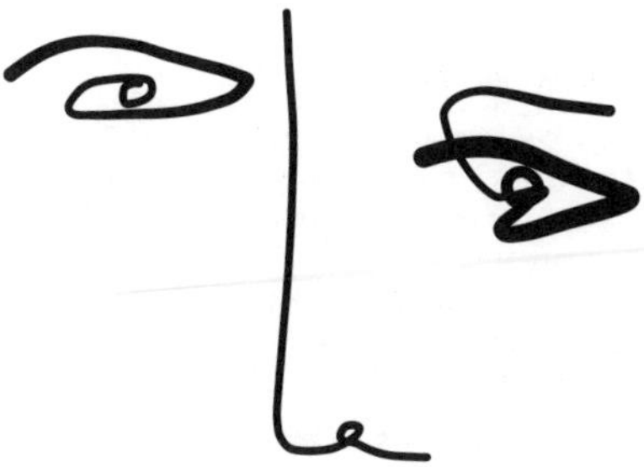

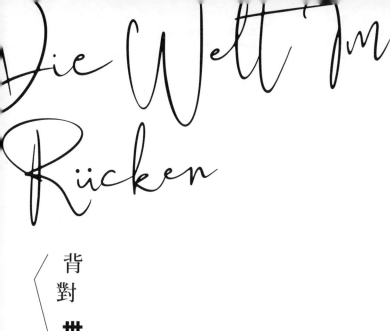

感謝歌德學院(台北)德國文化中心 協助
歌德學院(台北)德國文化中心是德國歌德學院(Goethe-Institut)在台灣的代表機構，五十餘年來致力於德語教學、德國圖書資訊及藝術文化的推廣與交流，不定期與台灣、德國的藝文工作者攜手合作，介紹德國當代的藝文活動。

歌德學院(台北)德國文化中心
Goethe-Institut Taipei
地址：100 臺北市和平西路一段 20 號 6/11/12 樓
電話：02-2365 7294
傳真：02-2368 7542
網址：http://www.goethe.de/taipei

臉譜書房 FS0107

背對世界

雙向情緒障礙者的病中實記，一個作家的十年碎片日常

Die Welt im Rücken

作　　者　湯瑪斯・梅勒（Thomas Melle）
譯　　者　楊夢茹
編輯總監　劉麗真
責任編輯　許舒涵
協力編輯　王惠玫、羅惠萍
行銷企畫　陳彩玉、陳紫晴、薛綸
封面設計　兒日設計

發 行 人　涂玉雲
總 經 理　陳逸瑛
出　　版　臉譜出版
城邦文化事業股份有限公司
台北市民生東路二段141號5樓
電話：886-2-25007696 傳真：886-2-25001952
發　　行　英屬蓋曼群島商家庭傳媒股份有限公司城邦分公司
台北市中山區民生東路二段141號11樓
讀者服務專線：02-25007718；25007719
24小時傳真專線：02-25001990；25001991
服務時間：週一至週五09:30-12:00；13:30-17:00
劃撥帳號：19863813　戶名：書虫股份有限公司
讀者服務信箱：service@readingclub.com.tw
城邦網址：http://www.cite.com.tw
香港發行所　城邦（香港）出版集團有限公司
香港灣仔駱克道193號東超商業中心1樓
電話：852-25086231或25086217　傳真：852-25789337
馬新發行所　城邦（馬新）出版集團
Cite（M）Sdn. Bhd.（458372U）
41-3, Jalan Radin Anum, Bandar Baru Sri Petaling,
57000 Kuala Lumpur, Malaysia.
電話：+6(03)-90563833　傳真：+6(03)-90576622
讀者服務信箱：services@cite.my

一版一刷　2019年10月31日

城邦讀書花園
www.cite.com.tw
ISBN 978-986-235-731-6

售價：NT$ 450
（本書如有缺頁、破損、倒裝，請寄回更換）

國家圖書館出版品預行編目資料

背對世界：雙向情緒障礙者的病中實記，一個作家的十年碎片日常／湯瑪斯・梅勒(Thomas Melle)著；楊夢茹譯. -- 一版. -- 臺北市：臉譜，城邦文化出版；家庭傳媒城邦分公司發行, 2019.11
　面；　公分. --（臉譜書房；FS0107）
譯自：Die Welt im Rücken
ISBN 978-986-235-731-6（平裝）

1.梅勒(Melle, Thomas, 1975-) 2.躁鬱症 3.精神病患 4.傳記

415.985　　108000263

開場白

1

我想要向諸位報導一個失落事件，與我的藏書室有關。這間藏書室已經不在了，我把它搞丟了。我因為一點兒小成就而得了獎。就在那場向我致敬的餐會上，這個話題浮上了檯面。出席這場餐會讓我不太好受，但又不想掃了他人的興，畢竟，他們是為了讓我高興才辦的，何況餐會從頭到尾都很成功。

海莉小姐坐在我旁邊，她真正的名字其實好聽多了。我對她一直抱有好感。我倆幾乎無話不談，我猜這種親密感比較是因為她那溫和、從容的態度觸動了我，多過於真正的親近。我們聊文學，就像我們經常聊的那樣，我一反展露我最好、同時也撒點兒小謊的那一面，我坦白告訴她，我沒有藏書室了。

講出來，只是一股衝動，但我就是要追隨它。這段期間以來，我在面對種種損失和缺陷時，態度已經比以往開放一些，儘管表白時總不免感到羞赧，也很費神。細訴自己的麻煩事，難免惹人厭。反正話已到嘴邊，若還是不說出來，會更彆扭。所有細節，坐在餐桌另一頭的主人貝特朗（Bertram）盡收眼底，於是我們談起人生中緩慢但持續擴增的藏書室。關於東西和資料的積攢，對有些人來說，這些東西經年累月後就變成了部分的你，而且還不能說不重要的一部分。我們一致同意，這樣的損失絕對令人難以忍受。接下來的閒聊與主題無關，於是我再度轉向海莉小姐，為了不讓我倆的談話出現空白，我就得告訴她藏書室為什麼會不見。我隨口說起似的，用異於平常的低聲說話。但她也很小聲，我幾乎聽不清她在說什麼，主要是因為她坐在我耳朵嗡嗡作響的左邊，我跟她說：我躁鬱又抑鬱。我猜她早就知道了，不然就是她聽說了什麼，每個人多少都知道些什麼。

有句著名的英文片語「房間裡的一頭大象」，用來指稱一個被忽視的明顯問題。房間裡有一頭無法視而不見的大象，卻沒有人談起牠，這頭象應該很尷尬吧，因為牠在那兒實在太明顯了。也許有人心想，大象反正會離開的，雖然牠都快把大家擠到牆邊了。我的病就像這樣的大象，被我的大象踩碎的那個瓷器，仍在鞋底喀擦作響。[1]我說什麼瓷器呢，我自己就躺在下面。

我以前是個收藏者，為文藝著迷不已。花了幾十年為自己建立起一座壯觀的藏書室，懷著深情，不斷地補充並擴增它的細目。我愛極了那些書，我喜歡從書脊認出所有以前曾經影響我、激勵我的作家。那些不斷推出新作的作家朋友們讓我知道，時間不斷在向前推進，人事物持續在改變著。我沒有把所有的書都看完，但我需要它們，只要我想，隨時都能查閱，好讓自己重新或者首度沉迷在一本書中。我的音樂收藏一樣可觀，獨立音樂、電子音樂、古典音樂；這個收藏和藏書室已成為我人格的一部分。我把自己投射到這些東西上，這些東西也投射了我，很怪異吧；更奇怪的是，我明明並不想，

1 作者在此引用了兩個關於大象的慣用語：英文「房間裡的一頭大象」，德文「瓷器店裡的大象」，二者皆以意象描繪笨手笨腳，不知所措。他用德文的意象來形容自己，因此原文中有「第二個畫面」，此處採解釋性的意譯。

卻要拋售這些東西。

二〇〇六年，我賣掉了一大部分的藏書，主要是古典作品。我這個躁鬱症患者突然覺得，從前所喜愛的書變成一種累贅，巴不得盡快擺脫它。二〇〇七年，我陷入憂鬱之中，好好地哀悼了賣掉藏書的損失。一個收藏者把他深愛的東西四處拋灑，想再拿回來是不可能的。我被這種巨大的損失感折磨了三年，然後躁鬱復發，二〇一〇年，我賣掉了絕大多數藏書，包括商人還願意收購的所有光碟和唱片，其他的我統統丟掉，我也丟棄了一大部分的衣服。二〇一〇年，我從錯亂的迷醉中醒了過來，為失去以及賤賣了所有我之前深愛的東西而震驚不已。

直到今天，我依舊想念那些書，大多時候我讓自己相信，在正常的心理狀態下，讓藏書室瘦身一下的想法絕對不壞（只是減少而已！），或者我遲早會受夠不停的歸檔與累積。就讓自己耽溺於一種全新的、充滿解放意味的極簡主義。白色牆壁，一張沙發，一張上面放著「葛哈．李希特－蠟燭」[2]的桌子，此外無他。然而那些決定是生病引起的，而非意志的選擇。光禿的牆壁及空蕩房間裡的回音，直至今日仍在譏笑我，具體地、一五一十地訴說著一場失敗的人生。

海莉小姐真的不知道該什麼怎麼回應才好，她看著我點點頭，跟我保證她也曾有類似狀況，即使她並無此意圖，但她認為也不妨藉此機會將我們的心理素質比較一下。我們繼續聊著這些心理上高壓、低壓的問題，而我不願也無法描述，我的病對我的人生究竟意味著什麼。我也沒有透露太多毀滅性的細節，提到藏書室，已經算跨出第一步了。但和她談話一點兒都不難為情，我們感受得到彼此之間的信任，但也能察覺那若隱若現的距離。把話說出來後，擋在我們之間的我這個病，更是昭然若揭。然而我不後悔告訴她。三、四個星期後，我們都愛上了對方，但我們沒有在一起，我的病讓她害怕，而她那老派貴族、不夠圓通且目光短淺的家庭，也讓我心生畏懼；我倆度過如夢似幻的一個星期之後就明白了，真實的世界裡沒有我倆容身之處，儘管我們不顧外人以及自己的反對，倔強地又試了幾個月。從那以後，我便不再詳細告訴她我的事，雖然她應該就是我可以坦誠傾訴一切的人。這本書，便是要獻給所有的不可思議人與事——以及一段短暫的愛情。

2「葛哈．李希特－蠟燭」指「音速青春」樂團一九八八年發行的第五張專輯「白日夢」的唱片封面，是德國視覺藝術家葛哈．李希特（Gerhard Richter，一九三二年生）的攝影作品。

2

我和瑪丹娜做愛時，短時間內覺得還不錯。瑪丹娜健美得令人驚奇，不過我倒是不怎麼驚訝。我們可以回溯起，大約在二〇〇六年，她突然變成了健身機器，在「心神不寧」（Hung Up）音樂錄影帶中，又是劈腿，又是蹲伏的，把自己搞得粉身碎骨，難度愈來愈高，愈來愈極端，就像個曲線柔軟的橡皮人，意志堅定地塑身，讓效果湧現在她瘦削的屁股上。現在我成了這些辛勞付出的受益人，得到她汗流浹背鍛鍊成果的獎賞——過去幾個月來，我刻意讓自己瘦下來，並且盡可能在我每天摧毀後再更新的部落格上，鉅細靡遺地記錄塑身的過程。現在差不多到了我名正言順從歐朗尼爾街[3]上摘下這個果實的時候了。我幹嘛覺得驚喜呢？她一輩子都在唱與我有關的歌。

碧玉[4]也是。這段日子，她確實也讓我神經緊張。在咖啡館裡，她在我身邊忘情地扭來扭去，嘗試用她破碎的妖精歌曲喚醒我的理智。她難道不是我一直很喜歡的搖滾歌手？為何現在我突然聽起了瑪丹娜？聽起來她也在呻吟，不同於瑪丹娜，碧玉不曾下太多苦工，沒有持續創新以及蛻變。碧玉似乎相信，戴上「在黑暗中漫舞」[5]的Selma[6]眼鏡，加上她邋塌、筋疲力竭、哀求似的外表，就能順利地重新激起我對她的青春之愛。粗俗單調的咖啡館裡，髮間夾雜著樹葉的她向我走來，模模糊糊咕噥著，流瀉出片片段段的字句，和柯特妮[7]差不多。

我不太記得和瑪丹娜做愛的細節，大概不特別狂野，也不特別乏味。還有，瑪丹娜根本不是性感女神，貓王艾維斯也不是，眾所周知，他的一位情人曾說，她覺得床上的他就像一個笨拙的嬰兒，反射性吸吮母親的胸脯。瑪丹娜的行為簡直像亂倫，老是在我身上見到她兒子，死去的耶穌，而她希望為他口交：**我雙膝跪地，我想帶你到天堂**。我們的性愛散發出禁忌的氣味，但我絲毫沒因為這種邪惡而興奮起來。不久我認識了我下面的那個老女人，夾緊的肉卻更顯鬆弛，更顯單薄，臉上的妝悉數脫落，眼角因為常笑而深陷。臉上都脫妝了，是的：直至妝掉落在那個老女人貪婪的鬼臉上，我曾經從書店的窗戶反射中，看到發光的鬼臉，瑪丹娜突然露出她長長的牙齒。我們看著櫥窗裡的書，我們四目交接，我看出她發出會心一笑，我倆無須言語就趕往我位於科特布斯門[8]旁破破爛爛的公寓，腳下潮濕的瀝青如一面暗黑的鏡子。她跟著進來，我還知道，一開始我很驚訝，她真是活力充沛，幾乎像從七〇年代末的裸體雕像走出來似的，但我得承認，過不久我就覺得，她的胸脯遠遠超過我的想像，

3 Oranienstraße，柏林東區一條著名的街，Oranien是荷蘭一個侯爵家族的姓。

4 Björk Guðmundsdótti，冰島創作歌手，一九六五年生。獲獎無數，包括四座全英音樂獎、四座MTV音樂錄影帶大獎、三座英國音樂錄影帶大獎，一座MOJO雜誌大獎；葛萊美獎提名十四次。二〇一〇年，瑞典皇家音樂學院負責頒獎的保拉音樂獎讚揚她具有「個人色彩強烈的樂風、歌詞，縝密的音樂編排以及獨一無二的嗓音」。

5 *Dance in the Dark*，丹麥導演Lars von Trier二〇〇〇年的作品，碧玉主演。

6 美國時裝設計師創立的品牌系列之一。

7 Courtney Cummz，美國色情演員。

8 Kottbusser Tor，柏林東區一條形似廣場的十字路口。

也遠遠超過媒體或是她自己佯稱的尺寸，至少要小兩個罩杯，才稍微準確。但我算哪根蔥呢，這會兒小里小氣地批評她，讓我看看就會崩潰了嗎？再不然：我是誰，能讓她失望？幾十年來，我們兩個都在等待這個時刻。其他的想法與評價，我無所謂，她怎麼想我都好。隔天早晨她消失了，猶如她一貫的作風，沒留下電話號碼。瑪丹娜嘛，我對她也沒有別的好批評的了。

關於這些明星忽然從黑洞中爬出來，我早有所聞。每次都一樣，在我尚未意識到自己強大的性能力之前，在我還來不及傳送出正確的信號之前，他們就像星星圍繞著黑洞般，簇擁在我身邊，然後我大口把它們統統吃掉。我和瑪丹娜一起墜落之前，ＭＣＡ[9]在我周遭遊蕩，聽著野獸男孩樂團那個善良、可惜已經過世的低音吉他手，讓我擺脫在這個被上帝遺忘的夜晚的所作所為。不同於向來無處不窺伺的荷索[10]，ＭＣＡ有一個純淨、未受傷的靈魂。對我來說，他就像伸出來的大拇指，什麼都好，於是瑪丹娜與我能夠問心無愧地開始做。ＭＣＡ本身就是流行音樂的良心化身，凡他主張的，在政治和道德上都正確，不管那些男扮女裝的人在**玫瑰酒吧**[11]前對我們竊竊私語，或者土耳其年輕人在**披薩草**[12]前，狐疑地端詳著那些變裝者，不屑一語。他們暗自嘲諷他們的，統統與我們無關。雖然，沒人知道——幾個星期前我才幫了變裝者一把，當時我站在他們和好鬥的饒舌暴徒中間，當雙方最後動手打起來時，我打電話給警察。我，警察！夠搞笑吧。但土耳其人明白我的態度，沒動我一根汗毛。畢竟我和他們是一起長大的，這多少有些關係，影響我，更影響他們。至於那幾個變裝者則感激涕零地親吻著我。

瑪丹娜走了，消失了，像什麼事也不曾發生。那時候，我總是在恍神的狀態下處理一連串的騷動和醜聞；現在，無論我戴上手銬被「拘捕」，或者被瑪丹娜誘拐，每一個可能的爆炸性事件，最終都在虛無中煙消雲散。我沒把這種事告訴任何人，就連幾星期之後，我喝威士忌灌得爛醉，再一次躺在一張被別人搞得亂七八糟的床上時，也沒跟別人提。這些事常發生，卻又總是不了了之。我為了得到滿足，每天都必須有一個更新、更辛辣的刺激，每天都像轉世一次，而每個昨日都棄如敝屣，如同剛吃了一場敗仗。

9 美國著名饒舌、嘻哈歌手 Adam Nathaniel Yauch 的藝名。
10 Werner Herzog，一九四二年生，德國著名導演、演員及作家。
11 柏林一家著名的可以跳舞的酒吧，位於上文歐朗尼爾街上。
12 Oregano（牛至），多年生草本或半灌木，即一般人熟悉的奧勒岡草，又有「披薩草」等別名；此為柏林一家著名的披薩店名。

3

就是這個詞：**雙向**（*bipolar*）[13]。一個把其他概念排擠出去的概念，雙向這個詞看似中立，但其實是帶有歧視意味的說法。只是換個委婉的方式說，以去除令人不快的成分。但終究還是用原本「躁鬱」（manischdepressiv）這個詞比較貼切，起碼以我的情況而言，適合多了。一開始我躁鬱，然後憂鬱：就這麼簡單。先發作的是躁鬱，大部分人會發作幾天到幾星期，少數人則持續一年。緊接而來的是負面症狀，消沉抑鬱，一旦沮喪到底，就會從沒有感覺的空虛中釋放出來，變形為沉悶遲鈍的不穩定狀態。在這個階段，每位病患的狀況也不同，持續至少幾天至兩年不等，或許更長。我是抽中「年票」的人之一，每當我失落或興奮，總要很長一段時間；無論是激昂或沉淪，我都停不下來。「雙向」這個詞，隨命名翻新而帶來了一些正面效應——像是某種混合與溫和的疾病形態，這個詞帶有的某種技術性，削弱了這個詞真實、災難性的成分，並被歸檔在「親切好用的災難術語」。這個字如此模稜兩可，以至於有些人始終不清楚它到底是什麼意思。

這種無知，其實意味深長。即便是受過教育的人，面對「雙向性」這個詞，也很難想像它指的是什麼，對這種病也一樣。我無意指責，但人們對這些東西仍覺得非常陌生，而且感覺極其陰森。這個詞很彆腳，真相卻令人震驚。療養院有被精神官能症、恐懼症以及真正瘋子包圍的正常人，但大家都很可愛，一眨眼就都不分你我了；與此同時，還在外頭的那些瘋子抱怨自己不被瞭解，乾脆不再管什麼分類，不識笑，或者以幽默感接納。這就是精神病患的命運：他們無與倫比、與社會生活相關的東西全部遺失。精神病患是令人避之唯恐不及的怪胎，因為他會胡說八道，這很危險，對所謂「日常生活」這種膚淺的結構，尤其危險。病人和恐怖分子一樣，與社會秩序脫節，遂陷入一種無知的敵意深淵之中。殘酷的是，他連自己都不瞭解自己，那麼又如何能讓別人瞭解他呢？對於自己的不被瞭解，也只能默默接受，並且試著與之共存。對他而言，世間再無透明的事物，他內在的生命與外在的世界無一透明。醫學界希望找出一種意義相關的理論原型，以便協助病人克服自我失落的打擊；理論指稱是由於神經元燒得太旺了，卻得到反效果。這種說法對這個病而言，差不多就像拿多次撞擊實驗來測試煞車系統一樣。你手上拿著汽車說明書站在事故現場，然後設法從圖文表格中辨識出明明就在眼前的車體殘骸；然而你什麼也辨認不出來。事實脫離了模型，設計圖並沒有把意外事故規畫進去。

最好的辦法是，用藥物讓一位熬過發作階段的病患完全鎮靜下來，然後嘗試讓他過著沒有深度內省和思考冥想的日子，直到終了。深入分析自己的病，費神也痛苦，橫豎都是失落，而且危險。

我成了一個由謠言與故事拼湊成的人物，人人都知道點兒什麼，都聽說了一些，然後把或真實或錯誤的細節傳播出去；至於尚未聽聞我的事情的人，總有人掩著口一點一點的補綴上。這些虛虛實實都滲入了我的書中，真假難分，內容不涉及任何實質事物，卻試圖以辯證法掩飾。我不能讓他們亂

---

13 心理學上，bipolar disorder 譯為雙極性障礙或雙極性情感疾患，即躁鬱症。

來，謠言必須停止（當然，背地裡照樣亂傳）。我必須為自己奪回我的故事，找出病因。假如事實無法重現，假如它們不在原本的設計藍圖中，那麼我就得透過對諸多故事的精準描繪，讓病因浮出水面。

病因、病因、病因，找十位醫師，你就會有一百個病因，但無論如何都會一再出現的，是所謂的**易受傷**。字面上的意思，是容易受到傷害，雖然一開始只是指容易罹患心理方面的疾病，但也可以解釋為高度敏感，一種過分敏銳的感受性，一下子就把日常生活世界搞成要求太高、太多覺察、太在意他人目光，不斷把別人的想法都納入考量，以至於讓外在觀點主宰了自己內在的洞察，走進一個公共空間，譬如一家劇院或者一間酒吧，都變成苛求；潛入那種社交氛圍中，這種易受傷害的特質會立刻被它統治。在這種氛圍下會發生各種各樣的危險狀況，閒聊演變為陷阱門[14]，在場人士的目光看似要發動攻擊，談話片段擾亂了專注力，光是站在那裡，就能把人推進無可言喻的失落之中。易受傷害的人必須不斷地克制自己，千萬不要因為自己的社交恐懼而搞失蹤，因為有一點兒抗拒或來自外界的混亂，便迴避社交，同時忘了曾經學會的人際禮儀。或者，強迫自己藉酒精及其他毒品，只求不要那麼敏感，然後開始把神經元搞得一團糟，慢慢地任它衰敗。或許，或許會有一個理由，一個病因。

有個數字，百分之六十的躁鬱症患者中，發病前都有濫用藥物[15]的情況。生病加重了藥品濫用，濫用又加重了病症，或者這只是一種交互影響？它們可不容易辨識，拿到燈光下看，病因變得透明但破綻百出。病因一方面讓人有端得出來的解釋，有它們幫腔，病患及其他人就放心了，猜想是緣於某種心靈創傷。另一方面，辨識出病因也無濟於事，都是以偏蓋全、被下咀咒，所以都是謊言。醫學則依然是一門摸索中的科學，還在進行著幾千年來的**嘗試錯誤法**[16]；而大多藥物之發明則只是拜偶然之賜。心理學和病因、影響的邏輯看似密切相關，到最後卻連打哈欠都解釋不清楚。

我只能說，我曾經這樣又那樣過（但願再也不會這樣），箇中成因也是結果，至於與生病無關的其他狀態，始終不得而知。為了講清楚說明白，我必須寫下來。

14 指破解密碼，偷取或更改、破壞其他用戶數據資料的手段。
15 指酒精、藥物及其他毒品。
16 反覆試驗，不斷摸索。

1999

1

「有些不對勁兒。」

關於這個我們看法一致，魯卡斯的想法雖然和我不同，但他很機靈，把這句話說得水波不興，連我也能附議。是有些不對勁兒，我指的是這個世界；他指的當然是：我。

一隻公雞喔喔啼，一個公雞形狀的玩偶，動起來就會發出細弱的聲音。安德烈拿著這隻塑膠動物，反覆讓牠啼叫。這似乎是在一個無計可施的情況下開的玩笑，揶揄我的妄想症觸發器：那邊有一個信號，一個符號，一聲啼叫，對。給你，它什麼也不是，它是一則笑話，醒醒。

我第一個妄想的夜晚已經過去了，現在幾乎不太記得過程，料想我儘管飽受驚嚇，卻仍然睡著了；我一定也喝了啤酒，好讓自己平靜下來，醫師們真的會把它稱為自行開藥。鑑定變得如此之快：不久前還是酩酊大醉的意志薄弱之人，隔天就成了自行開藥的病人。

坐在我周圍的朋友們一籌莫展，那時是早晨，在廚房的餐桌。他們沒碰過這種事。有人講起了一個法律系女生，在大考前一天失常，開始會在電話中假冒她的祖母。這當然吸引了我，因為這類故事我比較容易聽進去。現在我自己也正要成為這樣的一個故事，朋友們先是坐在那兒，不曉得該說什麼，他們瞅著我，眼神從茫然到激動。

情緒激昂下，科努特是唯一開罵、突破束手無策狀態的人。「根本就統統不對勁兒嘛！」他滿臉通紅對著沉默的眾人嚷嚷，一次完美、幾近於偉大的嘗試，很少人會這麼做。沒有哪個醫生會從嘴裡蹦出這句話，相反的，醫生與病人談話時絕不爭論，一切僅僅像提醒似的反覆說道：「大家都認識您？」「對，大家都認識我。」「什麼時候開始的？」「從……我不知道。」「哦。」「嗯。」「那您有沒有聽到什麼聲音？」「什麼？」「聲音？您聽到了嗎？」「有啊，您的，非常清楚。」「我不是說這個，其他的聲音？」

我若回答一聲「有」，就無異自動與「精神分裂」劃上等號，一聲「沒有」則表示沒事。這個多重選擇過程開放了所有的選擇權，病患的回答永遠不會受到質疑，點頭就對了。這種問診程序意義深遠，而大部分的躁鬱患者顯然不太會偏離醫生的誘導。但有時我會打斷醫生引用的例子並插話，直接否認我有妄想症狀：「您所想的，其實不正確，但……」，或許用一種順道一提、無關緊要的口吻，說不定也有些助益。

無論如何，科努特試過了，說不定這次嘗試只是不受控制下脫口而出的，因為科努特有時很衝動，否則就辜負了他那一頭紅髮[17]了。

「根本就統統不對勁兒嘛！」

我還清楚記得，當時我是怎樣盯著他，一個裂縫是怎樣就此綻開，露出刺眼的事實；那是昨日的

17 暗喻一頭紅髮的人容易怒髮衝冠。

正常世界，而我認得那些按部就班的秩序。我還知道，其他人因震驚不發一語時，有那麼幾秒鐘，我就是相信他，我還能夠相信他。也許我那純粹由感受組合而成的想法，根本就不真實？也許那些想法真的不正確，每秒都在變，它們沒有著力點，無處下錨，沒有格式。但什麼才正確呢？他說的「統統」又是什麼意思？一定發生了什麼事，不然我們不會坐在這裡。在盡力保持清醒的這一瞬間之後，我再度陷入胡思亂想的混亂之中。至於純粹內心的部分，我當然沒說出來。

害怕，使我心情惡劣，不單因為我的想法太漫無邊際也太新，使我難以清楚表達，更是由於恐懼和驚慌，使我簡直無法開口。我仍然因為昨天而極度震驚，疲憊不堪，我體內隱約殘存著恐慌，我不知道，哪兒是上或下，裡和外又在何方？我困惑地凝視著朋友們，然後眼光又落到桌上，不再移開。灰濛濛的天空無力地映照在漆布上，腦袋裡有一灘灼熱的爛泥。他們都是我的老朋友，我立刻就可以認出他們值得信賴的臉孔和性情，但現在一切都又不一樣了，有一股巨大的陌生感梗在我們中間，劃出一道無法言喻的界線。牠又在喔喔啼了，我從未如此孤單過。

整個世界都消失的這一天，你得把它想像成一個被快轉的青春期，想像那些被重新評價過的價值與觀點，想像才張開就立刻被迷惑的眼睛，想像失去的純真無邪，這些不需要花好幾年，而是在一天之內，幾小時中，一眨眼就發生。到目前為止，眼前的整個世界，驟然間有了另一番構造，尚未看清原則與規範，卻已感受到神經元發出的警訊，令我苦痛難耐。初來乍到者跌跌撞撞，不滿、憤怒，然後沉默。他不解，情緒低落，接下來，他因固執和害怕而咆哮起來。因為看不到熟悉的東西，一切皆由陌生事物組成，每個人都只是在這個陌生身軀世界裡頭的一個陌生身軀；意識失去了所有的依靠。

「人們的舉止如此怪異」，我結巴地說。

「人們當然舉止怪異，因為**你**舉止怪異！」

是嗎？又是這個瞬間，正常狀態發出光來，操縱著正常人的理解力：沒錯，我的舉止深奧而且怪異。我跑遍全城，和陌生人攀談。怪了，發生了什麼事嗎？但馬上又換個想法：他們不是陌生人，他們認識我，他們什麼時候認識我的？

正當束手無策時，魯卡斯又衝著我說：「有些不對勁兒。」我點點頭表示附議。確實有些不對勁兒，而且是根本性的，深入底層和本質。這樣的本質必須住院，不是我，我的朋友如此建議。他們說服我，先離開這棟公寓。

2

我飄飄然穿過街道，如果我不專心的話，會覺得腳下的混凝土好像正往下沉；一旦我意識到這種感覺，它卻立刻消失。所有的東西都發出人造光芒，房屋屹立有如電影場景。氣氛好high又刺激，遠處傳來流水聲，卻又聽不見，但有形的糾纏著，比較像壓力，而非噪音。連空氣也似乎到了表面，昨天，世界與我之間尚無界限，於恍惚中徹底瓦解；但這會兒，我被身旁的一切徹底孤立。我無法確定自己在街道上的正確位置，我明明就對這裡很熟悉啊。但是，再也沒有什麼「明明」了。

一間名為「德國之屋」的土耳其餐館裡，我們喝小扁豆湯，吃炸肉丸。這是我幾天以來第一次進食，吃飯好困難，因為我覺得有人在觀察我，我害怕別桌客人的眼光。一群攝影走進餐館，非要在場的人對土耳其昨天發生的地震表達意見，我差點兒就吐了出來。我當然立刻把轉個不停的攝影機和我連在一起，雖然鏡頭壓根沒朝我這裡拍攝。在我的想像中，有人想讓我騰出最上位，為我的新角色做準備。荒謬的情形讓柯努特笑了起來，因為他很快就注意到，攝影師加劇了我的妄想。

我嘴裡發出第一篇獨白，安德烈和魯卡斯的一位同學也加入我們，他那標榜知識分子的玳瑁眼鏡，以及身上那股惡作劇的調調，立刻讓我劍拔弩張起來。即使他啥事也沒幹，我已經找到了一個新的敵人。他只是聊著某一個接待家庭，在他有一次腸胃不適時給了他一根香蕉；香蕉幫了大忙。我之前一定有說到，最近幾天我經常嘔吐，這個和香蕉有關的故事，想必是給我的建議囉。雖然「香蕉」是我一開始能夠清楚接收到的幾個詞之一，我仍然破壞他的答辯，穿插了幾個優雅又詼諧的評論，並且把在我四周用餐的土耳其人稱作「酥皮餡餅皮條客」[18]，安德烈噗哧一聲說：「你抽筋啦！」我忍不住冷笑了一下。但我卻覺得，怎麼我好像只是在表演冷笑，似乎我這輩子每一次的冷笑，都是在表演。然後我再度收斂笑容，刻意忽視那個戴玳瑁眼鏡的傢伙，同時用眼光威脅那個攝影記者，整理我突然湧現的亂七八糟念頭。我們在一架小小的電視上收看地震災情，我視之為一次表演。突然間我又想哭了，然後迸出一次絕非我的風格、我所熟悉的大笑聲，因為玳瑁眼鏡小子說了一個迷人卻怪異的笑話。我又覺得飄飄然了，只不過更刺激，輪廓更分明，更加敏感，一點也沒有像吸大麻般帶給我的遲鈍感。我的眼睛什麼都看得到，卻也什麼也沒瞧見。

晚上我又一個人待在屋子裡，吐了三、四次。那些滿溢到我喉嚨的有毒東西必須脫離我的身體。但嘔吐不管用，它們都還在我的身體裡，統統在裡面。

18 土耳其一種味道濃郁的酥皮包碎肉、羊奶酪或波菜的餡餅。

3

「裡面『很簡單』

14：32：每一次終結，我的死去，就是一次真相的洩漏。為魯卡斯舉行的驚喜派對，以我被安置到一棟封閉式建築作為結束。誰要是想小便，就盡管去上廁所。一個與其他地方無異的地方，一種**不新鮮的經歷**。不奇特。我很想**在外面**寫下來，而非在這裡面和這些被排斥者在一起。是誰毀了這些人？

馬布瑟醫師[19]：繼續，昨天瘋了，這地方沒有把手，門與窗都沒有。

我：「沒有外出」，梅勒先生（有時也說成「鎂勒」）今天沒有外出，您或許幫他帶香菸，諾瑞斯先生。諾瑞斯先生挺**可靠**。

15：12：我朋友以及朋友的朋友們的陰謀。星期四晚上，在魯卡斯家有一次密謀集會，彙整關於我的種種訊息，什麼人最近採取了哪些行動，下一步該往何處去。

瑪格達也在座：瑪格達—背叛。可惜讓人看不明白的是，為什麼有些人把某個笑話解讀成有病，而對另一個人而言，只是一個很普通的老哏而已。於是，一個原本沒有強烈訴求，只是隨興號召大家聚會，最後卻演變成把我理所當然地送去關禁閉[20]。訊息的表達與接收荒腔走板，友善的動作，在那兒可能變質為掐人脖子。這精神病院裡有什麼機械裝置？

別為我淚流成河。

11：30：只要有我在場，我就會擔負起領導的角色。真滑稽。我扮演起醫師來了，對人提供建議；甚至即使我沉默不語，也仍會是調停事件的關鍵人物，大夥兒的朋友。昨天來了一位手腳打顫、作風老派的將軍，名叫古斯特羅夫，或之類的，吃過飯後直接來找我。那個用力親切微笑的替代役，小步小步走到我這桌，用濃重的鼻音說了一段對我來說大部分難懂的獨白。儘管句子結構清楚、井井有條，語法完美無瑕。他說起用餐規矩，以及必要時的相關諮詢，還將舉行一場病患集會，並為打擾我們吃甜點致歉。接著從他幾乎僵硬的嘴裡，繼續輕聲吐出一大串偶爾帶著鼻音的話來。我說，我聽懂了他的建議，聽起來很不錯（絕對沒有奚落他的意思），我說，我會好好思考他的建議。「古斯特羅夫先生，我們走吧！」替代役三度故作友善地打岔，於是我們道謝並離去。

---

19 Dr. Mabuse，一九二二年德國導演Fritz Lang 拍攝的影片《賭徒馬布斯博士》（*Dr. Mabuse, der Spieler*）中的男主角，一位精神失常、力求統治世界的心理醫師。

20 指送進精神病院。

我在讀：《光之詩》[21]、《大家的垃圾》[22]、《鼓吹者》[23]，卡盧圖斯[24]和賀拉斯[25]，也讀一點維根斯坦[26]。我覺得維根斯坦太瘋狂了，企圖使盧曼[27]（理論）趨於完整：**社會的社會那個社會**。

吸菸室裡有人在我旁邊鬧事。紀錄結束。

17：32：昨天很飢渴，不是一定要怎樣，不，其實一點兒也不想做愛；具體說來，是渴望兩個活生生的女人，渴望與她們的肌膚之親。此外無他。不解，為何落得孤身一人？這對誰有幫助呢？

好悲傷。

話說回來，這種渴望一旦被滿足，所渴望的東西便會瞬間消失。關係結束的原因：纏著某個人、不自由、滿嘴廢話。

喝很多茶與可可，菸一根接一根，和發瘋的奧拉夫．葛麥爾（Olaf Gemier）（晚點兒再談他）一樣，抽濾嘴香菸。瘋子的羅曼史確實是有些特別：所有瘋狂的根源。我卻相反地一再嘗試召告：**我是一個正常人**。拜託你們理解，然後讓我安靜，別再看我了。我依照你們要的，為自己蓋了一間房子，我說，但你們卻自己建造你們的世界。只要有人走進房間，目光一定先落在我身上，這是本能的反應。眼光四處游移——這也是為什麼我不再希望和F.有任何瓜葛，性愛對她而言等同窺視症[28]，讓我們好好地看看，我們的色情演員。電影「驚狂」[29]，很適合。現在她是蕾絲邊，當然。

沒打開，就是關著。

一個循環論證：所有的倫理，新的觀點不新。

而這無意中製造了愚行，發出含譏帶刺、保持距離、言簡意賅的會心一笑。我始終覺得很討厭。為什麼這裡的廁所沒有小便斗？這裡不就只有男人嘛？這裡不就是關男人禁閉的地方嗎？難道是我誤會了？

9：02：切・格瓦拉－嬉皮－果亞邦－嬉皮[30]為我播放「強烈衝擊合唱團（Massive Attack）」和丹納凡尼[31]的歌（但沒說出來）。從四月起，一個吸毒且精神異常的公子哥兒，在黑板上畫了一個十字標線，另一位花花公子把一根素描的陰莖修飾成植物。我壓根沒想過要用粉筆在那塊奇怪的黑板上畫

---

21 Lichte Gedichte，作者Robert Gernhardt，一九三七～二〇〇六，德國著名的版畫家、幽默作家暨詩人。
22 *Abfall für alle*，Rainald Goetz著，為二〇〇三年出版的德文小說。
23 *Preacher*，美國的漫畫系列，作者為Gartin Ennis；繪者則是Steve Dillon。
24 Catull，著名的古羅馬詩人，約公元前八七～五四年。
25 Horaz，西元前六五～八年，羅馬帝國奧古斯都統治時期著名的詩人，古羅馬文學「黃金時代」的代表人之一。
26 Wittgenstein，一八八九～一九五一，奧地利哲學家。
27 Niklas Luhmann，一九二七～一九九八，德國社會學家，他的理論十分技術性，一般大眾因而難以理解。作者此處有諷刺的味道，盧曼致力於讓他的理論一目了然，所以，嘗試補充盧曼學說的人，應該不太正常。
28 指一個人藉著偷看他人更衣、裸體或性活動而得到性快感的行為。
29 Lost Hightway，美國導演David Lynch一九九七年的作品。
30 一個去過印度果亞邦、身穿印有切格瓦拉運動衫的年輕嘻皮，作者此處刻意如此排列字詞，表現歇斯底里狀態。
31 Funny van Dannen，一九五八年生，德國歌曲創作者暨作家。

個什麼，那裡不是我的舞台。

映入眼簾：粉筆、黑板、十字標線（線條畫）。

11：00：三溫暖但距離好遠。

13：45：只有一個問題：如果一個非常普通、也許只是跟平常不大一樣的行為，變成陰謀式的謠言，到最後真的對某人不利，那我們該如何才能信任最要好的朋友呢？怎麼說呢？「等同於」，什麼，對不起，誰、根據什麼？

疏遠的那一瞬間，在意識裡一閃而過……

22：34：晚上很不安寧，將軍很大聲地與所有人打招呼，然後說起一個消防隊的故事。將軍在找他的褲子，大夥兒又失控了。

瑪格達在那裡，真好。其他人也在，康拉德、魯卡斯、安德蕾雅、依薩、安德烈——簡言之。玩了一局名叫**絕處逢生**的紙牌遊戲，總經理抱著我，奧拉夫．葛麥爾（晚點兒再談他）說：「你體內的肛門發作了。」

經理回道：「我可以叫您一聲經理嗎？」

我們像在軍隊一樣：夜間休息。

晚上在經理室休息，我們就這樣。
詩人擠在一起，又吵又鬧：
「七個朋友」，他罵我——
「而且沒有人情緒激動」（我玩「絕處逢生」紙牌的時候）

17：47：下個月要和亞內茲基[32]聯絡。抽菸，東張西望。等待最後了結，「了結」喔，對不起，我沒有惡意[33]。我好好的，健康和生病，就在療養院。理由為何？理由為何？

18：34：可能要上的研究所課程以及博士論文題目
維根斯坦赤裸裸
文學中的睡眠
文學中的分析哲學
XX世紀文學中的槍彈

32 Ulrich Janetzki，一九二八年生，德國文學學者，是萊比錫書展圖書獎以及許多文學獎的評審。
33 此處作者玩了文字遊戲，因希特勒以解決顧客問題稱呼種族「滅絕」，所以「我」隨即道歉；中譯以「了結」取代「解決」。

XX世紀文學中的妄想症

品欽[34]和〈德國理想主義最古老的系統綱要〉[35]

布林克曼[36]與葛茨[37]讓我作嘔

戲劇之一目了然——莎拉・肯恩[38]、維納・施瓦珀[39]

心理分析批評

網際駭客和神經生物學

齊默爾曼[40]——視時間為子彈和憂鬱

智力外表：創意寫作

哈，哈哈，哈哈

哈哈哈哈哈哈

0:01：你醒醒，自動的？

流亡中

4:03：睡不著

飛進二〇〇八年裡

可惜我不能像你看見我那樣看見你」

（我的筆記，一九九九年九月十七至二十一日）

34 Thomas Ruggles Pynchon，一九三七年生，美國作家，以寫晦澀複雜的後現代主義小說著稱。

35 Das älteste Systemprogramm des deutschen Idealismus，一九一三年出現在柏林老圖書館拍賣會上僅有一頁的文章標題，這個斷簡殘編的出現，相當程度補綴了德國理想主義的歷史以及哲學起源之詮釋。

36 Rolf Dieter Brinkmann，一九四〇～一九七五，德國詩人暨作家。

37 Rainald Maria Goetz，一九五四年生，德國詩人暨作家。

38 Sara Kane，一九七一～一九九九，飽受憂鬱症之苦，最後自殺的英國劇作家暨導演。

39 Werner Schwab，一九五八～一九九四，奧地利劇作家暨作家，死於酒精中毒引起的呼吸麻痺。

40 Bernd Alois Zimmermann，一九一八～一九七〇，德國作曲家，最後十年歲月憂鬱傾向導致心理危機，又罹患嚴重眼疾，因而結束自己的生命。

4

第一次住進精神病院的人，大多因為心靈創傷。一旦逾越界線，門就自動關上。在此傅柯[41]無用武之地，不管是理性的討論或扎實的權力結構與排除機制，也幫不上忙：有關妄想的理論和故事都不重要，你在這裡與實驗對質，不，你就是一場排除了任何主觀影響的實驗和客體。你們這些來到這裡的人，棄絕一切刻板印象吧。[42]現在你在一個什麼都不對勁的地方，尖叫和拖著腳步的聲音在向你打招呼，瀰漫四周的是沉默等待多時的那種寂靜。只不過病患不是在等待什麼特定的東西，頂多是等待下一次發藥，等待第一次外出，更等待表面的解脫。他們沒有目的地等，那是一個陌生、照章行事，一個連公事公辦的細節都令人不安的世界，坐落於普通病房隔壁的是一棟只有X光檢驗室的建築物，就在整形外科的樓上。

只消眨眼的功夫，就能踏入妄想王國，我記得一次收治會談時，有一位壯碩、經理型的醫師，他陽剛的實用主義很合我的脾胃。我想，我同意立刻住院治療，純粹出於找樂子、有趣，或者安撫坐在我旁邊的朋友們。他們也答應會定期來看我。我當時犯傻，其實我還沒意識到自己已經喪失理智，而這使得我對陌生事物稍具免疫力。我當住院是一種研究，微笑順從，說不定還暗自竊喜。接下來幾天中，我和一些病友談話時，還假裝是醫師。其實我沒有遭遇什麼心靈創傷之類的事件，這要過一段時間才會在憂鬱症發作時出現。我的精神病太嚴重了，嚴重到看不出到底發生了什麼事。

先來一根菸，我邊想邊走下鋪著黑色人造大理石的長廊。吸菸室裡瀰漫打發漫漫時間的例行公事氛圍，我是新人，有些人懶洋洋地和我打招呼，有些人狐疑地盯著我。我一開始什麼也沒說，在這間充滿尼古丁、使人疲憊又麻痺的鴿子籠中，和其他人一起抽菸。空氣中有侵略味道。人來，抽菸後離去，門開了又關，沒多交談。兩根菸過後我站起來，大踏步回房間，坐在床上。我的室友在宣布自己是大明星之後，彈起不太高明的吉他。我立刻知道自己與他不同，他高估自己，我則不然。我聆聽了一會兒，很驚訝他的自我意象竟如此扭曲。然後我一躍而起，匆匆走過走廊，往亂七八糟的休息室看一眼，再瞧瞧紙牌遊戲以及書本，我很快就覺得乏味，然後大搖大擺回到吸菸室。我還花了五分鐘，把未來幾天的障礙賽跑道，立樁標示完成。

41 Michel Foucault，一八二六～一八八四，法國哲學家，對精神病醫院之功能與源起的研究卓有貢獻。

42 改寫但丁《神曲》地獄入口的銘文：「你們這些來到這裡的人，棄絕一切希望吧。」

5

我在一間醫院住了幾個月，只見過一位主治醫師一次，而他可能成為我十年後幫助不大的鑑定人。他說，躁鬱症患者不記得所有發生過的事。反過來說，患者只記得很少的事情。凡與記憶有關的，躁鬱症不啻為一種慈悲的病，一位飽嚐躁鬱症之苦的精神病學教授凱．傑米森[43]這樣寫道。她指出，躁鬱症會刪除掉絕大部分的記憶。這話大致正確，但我不知是否真能把這種病視為慈悲；對自己的行為和經歷缺乏記憶力，意味著一種廣泛、持續性的失控。相較於急性病症帶來的其他種失控，雖然是溫和的掏空，但同時病患遭受的攻擊問題也很多。我自己就很想知道，我發作時都做了些什麼，尤其是背地裡做的事。但這行不通，激烈或重大事件在剎那間留下的畫面，是可以記起來的，隱微的瞬間、每一次與人邂逅、片斷的影像也都回想起來。我當時的諸多行為，是從別人口中得知的；其他人也知道很多我的事。而有些畫面與情境條理清楚又鮮明，若試著把這些片段重新組合起來，並非不可能。

---

43 Kay Redfield Jamison，美國心理學家，《躁鬱之心》作者。

6

一九九九年的夏天很放蕩，卻也很壓抑。我常和新朋友跑出去玩樂，天天享受酒精和音樂所帶來的狂喜。那是一段在**餅乾**、**桶子**以及**藝術和科技俱樂部**度過的日子。那是在柏林的一段時光，比起大學，柏林這座大城市所提供的東西更豐富有趣。這個城市多年來不斷對我們灌輸大城市該有的樣貌，混亂、夜店、搖滾樂以及所有聚集在那裡的人中龍鳳。大城市的文化讓我們眼花撩亂，也使得我們為所欲為。我們，我這樣寫好像在為別人說話，而不是只為自己；但我也是他們中的一分子。我在，而且任其驅使，透過夜晚與白天的生活，透過新的熱門書籍，透過報紙與想法，透過仍屬新興的網路，透過研究所的課，在這座城市。我把自己看成某種東西的一部分。

終於在這裡，終於上路了。然而從一開始就有一股壓抑感，胸膛、呼吸與目光都縮小了，我覺得自己好懶散，有時候只是晃來晃去，狂飲，卻是個非常用功的學生。怎麼可能全部辦到？就是辦到了。一段遠距離的感情，這段關係一開始藏有許多浪漫，卻無疾而終。日子變得蒼白，搭地鐵的時間變長了。柏林自由大學位於受詛咒、距市區頗遠的達勒姆（Dahlem）區，是一個真實而冷漠的機構。專題研究課不輕鬆，但我咬牙撐過，讀遍所有資料，甚至求知若渴。我努力對付懶散和失落感，事實上我全然茫然無措；不管在茫茫人群之外，還是在未知的世界各大洲，只要我所學、所知愈多，它們就日益畸形。我著了魔似的寫了一篇與穆齊爾[44]有關的作業，內容正確到我好像靠它吃飯。教授問我怎麼辦到的？回答她這個等於讚賞我的表現的問題之後，我便把這份作業給徹底遺忘了。為什麼就這樣忘得一乾二淨？而我又為什麼如此努力？在大學裡籍籍無名很正常，害怕與同學往來就太荒謬了，尤其是在我就讀的菁英氣息濃厚的研究所裡。我，最最膽小如鼠之人，不久就完全回到過去的狀態了。

我筋疲力竭，不知所措，不想承認這種處境，於是漫無目標跳起來，奔跑過街道、超市，尋找普尼卡牌的檸檬汽水，尋找隨便哪一種產品，能帶些什麼來的那種；結果一無所獲，於是我又滑回死氣沉沉、冷漠的公寓。我六神無主坐在廚房餐桌旁，在一片麵包上塗奶油，只吃了半片，然後試著回到課本裡。還行。

並不是到了柏林以後才變這樣的。而是從好久以前就這樣了。我從童年、少年到青春期都一樣：偏離常軌，始終與世界保持距離，而且不是只有幾小時或幾天，而是原則上非這樣不足以克制自己，這是一種很執著的感覺。總是這樣，像是受到某種熱忱鼓舞，包括令人憎恨的另一面：無意義、乏味、空虛。能讓我高興、擄獲我心的，總是沒過多久就死了、腐敗、變質了。豐盈最後總成虛空。

在杜賓根（**Tübingen**）[45]時已然如此，一股強大的學習動機鼓舞我的熱情，受到激勵。一九九四年，我幹勁十足、能量充沛上大學，有時連我也覺得不可思議。大學對高中畢業生而言，未嘗不是一種許可，讓年輕小伙子終於能專注在自己的興趣，再也不會受到少數只會唱衰學生、讓學生感覺綁手綁腳的師長干擾，遠離家人，以及對我而言，遠離市儈氣息和欠佳的人際關係。在大學課程中再造自己，繼續發掘自己，知識增長，能力增強，是我的目標。我希望成為一個向上提升的人，創作自己的成長小說。

早上八點，我自動自發邁著腳步去神學院上課，和神學系的同學一起苦學古希臘文，真的是苦學，用的是老掉牙的方法。然後繼續在專題研究課上和圖書館裡，把我以前認為是重量級的文學作品，一本接一本讀下去。而這也能幫助神經緊繃的我，減緩這些大塊理論給我的壓力。至少我是這麼想的，下課時則閱讀恩岑茲貝格[46]以及布洛赫[47]的書。教育令我振奮，無意識的幸福感鼓舞著我，雖然我看不見它，也不十分確定它是什麼。

和幾位研讀分析哲學的人交上了朋友，第一年將盡之時，他們把我從孤立的學習中釋放出來。我們經常在星期五晚上看過錄影帶後，走進「倉庫」，一間位於工業區的家庭夜店，自由搖擺著我們的身體。某種思路把我帶入欣喜若狂的境界，**每個人都可能成為大人物**，我深愛這種境界。

但這些事很快就變得乏味，《速度》（*TEMPO*）雜誌停刊了，這讓我罕見地感嘆了一下，不太想相信那位雜誌小販傳來的消息，心想，這下子我的青春徹底結束了。專題研究課變得更累人，也更無聊；我失去了學習動機但仍繼續上課。但我注意到，有些事情不太對勁，內心深處的我很確定，我其

44 Robert Musil，一八八〇～一九四二，奧地利著名小說家。
45「我」所在的杜賓根位於施瓦本（Schwaben），是十九世紀孕育理想主義的地方。
46 Hans Magnus Enzensberger，一九二九年生，德國詩人。
47 Hermann Broch，一八八六～一九五一，奧地利作家。

實無法讀書了，是的，甚至不具備生活能力。每天要做的功課，從起床、穿衣、出門、希臘文課、專題研究課、吃飯、圖書館、踏上回家的路以及睡覺，平淡無奇得令人沮喪。我從學生宿舍學到，如何在一個想法相近的社會空間裡活動的本事，就算有陌生人也無妨。曾經有一股原動力將我喚醒，而我自己也驅使它步步向前；然而現在它已不復存在。應該要上路的新生活，停在原地打轉。我在書桌前吃的晚餐，一點兒也不好吃，我避免踏進就在我房間樓上的學生宿舍廚房，因為我擔心企管系和教育系的同學猜疑並忽視我。我無精打采，對什麼都沒興趣，就連兩場短暫的戀情也無法扭轉心情。到了第三學期，我終於不再修希臘文，蹺掉了大部分的專題研究課。我跑到城外的一座山丘上，俯瞰紅磚屋頂流淌的愁悶，俯瞰理想主義發功中的悶熱的施瓦本地區，或者直接上電影院，好讓自己的心回想起來，我本來打算做的事：寫故事，而非理論。我的心情為何如此惡劣？我究竟是怎麼降落在這裡的？

夜裡，站在赫德林[48]的墓前，我覺悟到，這一切都只是以陰險複雜的方式在**欺騙**我而已。然後我繼續遊蕩到小亭子[49]，買便宜的酒Le Patron，靠它固執地喚醒我已麻痺的認知，挑戰課本，並嘗試寫點兒東西。但每天早晨，每一天我都是從垂頭喪氣開始，要到晚上才消散。才在杜賓根度過奮發向上的一年，接著就是一整年的疑惑和憂傷。

後來在柏林時我明白了，即使未經正式介紹，我也已經認識了真正的憂鬱症。

48 Friedrich Hölderlin，一七七〇～一八四三，德國浪漫派詩人，葬在杜賓根市立墓園。
49 販售香菸、書報、糖果、及酒的小型商店。

7

住進醫院前的那幾個星期，我和朋友逐漸感覺並且確定的是，我消失了。我還記得，我在柏林的那個夏天被炎熱折騰得厲害，我在第一年上學期寫的小說有多空洞，我卻無計可施。小說名叫《週六深夜》，整個故事就發生在一個週六的深夜，五個人度過了一個很糟的派對夜，幾杯黃湯下肚後，他們年輕生命的虛假基礎昭然若揭：舞池邊上演了一場悲劇。故事與當時流行的文學作品大異其趣，同樣的背景，但以否定取代肯定，以憂鬱及熱烈探求取代滿足。那四、五百頁是我花了幾個月，坐在電腦螢幕前趕出來的，寫完後筋疲力竭但快樂非常。故事誕生了，我滿懷希望把草稿寄給幾家出版社，也寄給柏林文學協會。各方反映應該如雪片般飛來。

但啥也沒發生，夏天一天天過去，希望愈來愈渺茫。文學作品可能要等很久，才會獲得些許反應，槓上了我天生的不耐煩，寫一本大概永遠不會付印的書，有如踢了我一腳，我現在正和那一腳的餘疼奮戰。我仍然處於之前拚命爬格子的激動與緊繃，以及伴隨創作而來的喜悅感之中，但我找不到任何足以緩和這種激動狀態的方法，或者能夠將其轉化成一種平靜的創造力也好。感知關上了門，心境如潮落。

我突然著急起來，與我同年的史都克賴德─巴勒[50]，一年前出了他的第一本書；接下來是班雅明．雷柏[51]，還是個孩子呢，就憑一個寄宿學校的故事揚名立萬。我欣賞這樣的事，追蹤他們的報導，讀他們的書一點兒也不吃味，卻對我自己施加壓力。難道我不是早就應該掌握所有藝術手法了嗎？所有討論、文章以及想法，所缺少的，難道不就是我的洞察力，我的語言嗎？這當然很異想天開也很虛榮，這我當然也明白，但我卻無力擺脫這種偏執的想法：寫**那本**小說。其實，我只是讀了我所能讀及理解的東西，然後用習得和美化過的手法，將這個醜陋時代的一切美好給記錄下來。但是，當我經常徹夜不眠，聽著「艾克斯雙胞胎」[52]，與德希達[53]爭論的時候，已經有一個下筆如有神助的人超越我了。

諸位可能會為此感到好笑，會嘲諷一下那個自我感覺良好的年少輕狂，我自己也一樣，我的改變讓我覺得有點小尷尬，有些我寫在這裡的東西，至今仍讓我尷尬。在前人身上出現過的偏激、野心、孤注一擲還是期待過高以致失望更大的種種性格，如今也攫住了我。這種衝動和自己給自己的成就壓力，要成為偉大人物的想像，經常在幾天之後就希望幻滅，取而代之的是全然的懶散和最深的自卑感，這些都是典型的躁鬱性情——即使當時我的病還沒有被冠上這個名字。

---

50 *Stuckrad-Barre*，二〇一〇～二〇一三的德國夜間談話電視節目，主持人為Benjamin von Stuckrad-Barre。

51 Benjamin Lebert，一九八二年生，一九九九年第一本小說《瘋狂》被譯為三十三種語文，賣出一千兩百萬本。

52 Aphex Twin，英國音樂人暨作曲家。

53 Jacques Derrida，一九三〇～二〇〇四，法國解構主義大師。

8

躁鬱始於一種情緒過剩，不，其實它早就開始了：伴隨著一段潛伏期，無力、鬆散、混混噩噩的艱辛度過數個星期，有一種在水面上輕輕搖晃和迎接暮色降臨的感覺，差不多可拿諺語「暴風雨前的寧靜」來形容。有一段我大部分不是記得很清楚的時間，，思考與感覺的輪廓漸漸模糊，覺察變鈍了，內省則麻痺了。似乎只剩下一部分的我，以一種捉摸不定的方式存在著，一個幽靈般、行屍走肉。努力不懈的結果換來的卻是麻痺，隨之而來的是筋疲力竭，耗盡了力氣和自我。喝更多酒，孜孜寫作，睡得很少。今天我問好友與熟人，他們剛開始是留意到我哪些發病的徵兆，是什麼樣的情況讓他想到：**這裡有些不對勁兒**。他們舉例說，那些行為完全在我慣有的模式裡，只不過略為粗暴、頑固和極端，顯得偏執了些。我接著一頭栽進一個特定的計畫，類似寫劇本或者悲慘的部落格，我只談與計畫有關的東西，心思完全被遙遠的平行世界給占據，不然就是心不在焉。我對跟我說話的人視而不見，反應衝動、激烈、誇張，然後我又急踩煞車，克制情緒，自責檢討。

全力衝刺、浪費、筋疲力竭、麻痺，然後爆炸。躁鬱症悄悄地跟在許多病患的背後，步步進逼，逐漸從輕度躁鬱、過度興奮以及過度活躍而上升至典型的狂暴。我不是這樣，儘管前面提及的麻痺狀態（亦可將之視為病症的一部分——但之後能有什麼呢？）發生在我身上時只消幾秒鐘。

麻痺由一種情緒過剩開始，震驚穿過神經，未經校準的情緒一股腦暴發，急速往下衝，接著大浪打上來。無法遏止的感受排山倒海，皮膚發燙，背部燒了起來，額頭發麻，腦袋空空如也，同時卻又非常擁擠：神經元過剩。思維模式瞬間失去又重新形成，脫離了既有的中心點而各行其是。腦子失神崩潰。這是什麼？但這個問題只會驀地閃現，無法在感受倉促的當下加以處理，因為目光已經陷落在某個細節，天空竟充斥著漫射的威脅。第一個念頭隨即出現，於其上擴建，第二個，第三個，如此這般迅速建立，錯誤思維層層架構，終成一張短期內可以解釋情緒過剩的草圖。這張草圖錯誤百出，以瘋狂的假設為依據，然而人們卻再也無法分辨。它索性自動擴建，心醉神迷停不下來，像一個失去理智的人在家敲敲打打，拼湊起他脆弱的思維小木屋來，把過剩的感覺嵌入一個暫時、明天就失效的解釋中。

這個系統從一個微小、突變的細節出發，像一棟瘋狂的幻想之屋般密集生長。它不斷變化、變形，就像柯寧翰[54]的卡通片那樣，快速變出各式各樣的形狀。其他細節一一出現，長成絞鍊，長成柱梁，不斷被拋棄和取代。一個停不下來、持續建造世界以及毀滅世界的過程刻在進行。妄想是一個過程，並非狀態，可持續數小時、數星期、或數月之久，也可能長達一年。

一些無關痛癢的基本假設概括了所有的變態，精神病患只好一再引用這些假設的說法，而這類假設大多為躁鬱天性：**我**，也就是**它們**[55]，在外頭的某個地方密謀策畫著。然而由於這些基本論點含糊籠統，所以精神病患能夠不斷從它們身上召喚出變體來。

這種感覺的基礎就是這樣遞增上去的，憑藉著這個基礎，在上面展開蟲蛀、惡毒且病態的天堂和地獄之旅。

54 Keith Cunningham，美籍劇作家，也從事卡通動畫創作。

55 指的是一切有形無形導致躁鬱的因素。

9

網路上的一個小句子，就是我的那個突變細節。我的同學魯卡斯，帶我打進一個法律系同學組成的風趣、愛跑趴的圈子，每到週末，我就跟他到處亂晃。有一天他打電話給我，說有好玩的。是喔，是什麼呢？就是那個入口網站的密碼設計不良的文學網路計畫「ampool.de」，幾天前《時代》（*Zeit*）週報上有篇短文，讓我注意到這個計畫，從那以後，我就關注這個文學網路計畫的動靜。雖然先前宣布了幾位有趣人物，例如尤蒂．赫曼[56]、萊納．葛茲[57]以及克里斯揚．卡拉赫[58]，但也沒有什麼特別之處。關於這個，魯卡斯認為，我們應該用他找到的密碼火速竄改一下。

魯卡斯是俗人、痞子以及你不妨稱之為書呆子的綜合體，他的幽默是自我解嘲和迷人的魅力加乘而來的；他可以同時神遊八表，總是橫衝直撞，流露出含譏帶刺的慧黠，和他的肢體一樣，他的反應一向卡卡的、漫不經心，一副還沒長大的樣子。他的家人住在波昂，信仰天主教但卻十分開放，房子後門從來不上鎖，就這麼簡單，彷彿世上沒有竊盜犯（想當然爾他們家也從未有偷兒闖入）。這種教養賦予他處於人群之中時，表現出全然的信任，他的世界圖像穩如泰山。魯卡斯很用功，不驕傲，自信又謙虛，彈鋼琴，是杜斯妥也夫斯基迷和電腦專家，還在我們中學時期經營一個亂到不行的電腦維修服務中心——那是九〇年代初，以當時而言堪稱非比尋常。我受惠於他豐富的知識，諸如幫我把缺了圖形模式的石器時代電腦連接上網路。

「怎樣?」他問。他坐在電腦前，我站在他後面，我倆經常這樣站著，吃東西，幹點兒數位「勾當」。提到早年的魯卡斯，我們必須重新喚回那個古靈精怪的傢伙，從前他是這德性：老派的小滑頭，喜歡把「苦讀」當成「溜走」（即使我們從來不這麼說）。前不久我倆還是高中生，闖進了一位朋友的畢業口試現場，向考官及考生獻上一盒利樂包裝的混和白葡萄酒，在號稱「大教堂地下室的驕傲」裡加進了柳橙汁，當作清涼飲料。被校長女士斥責道：畢業考就是要考驗性格是否成熟[59]，我們到底懂不懂?我們的強項就是從這樣的行動構成的，四、五年後的今天，我們仍然無法完全放棄這個強項。

「噯，不知道呢。」我不太確定。

「來，我們現在就用那些人的名義來寫。」

「好吧。」

我們展開行動，讓葛茲以興奮的「哈囉，世界!」結束休假歸來；讓赫曼以無意義的「斜

56 Judith Hermann，一九七〇年生，德國當代女作家。
57 前文《大家的垃圾》作者。
58 Christian Kracht，一九六六年生，瑞士作家、劇作家、記者。
59 德國高中畢業考亦稱「成熟」考。

睇」——三連音答覆卡拉赫以「雙下巴」名義登記的哼哼唱唱；再讓莫里茲・馮・鄔斯拉[60]用他很酷的口語書寫，針對盧曼的《觀察者問題》神智不清的發言。然後我們把文章貼上去，笑了一會兒，又喝了一瓶啤酒，出發去夜店找朋友。

60 Moritz von Uslar，一九七〇年生，德國作家、記者。

10

我有一段時期在想，若是沒有這次行動，沒有這次天真欠思量的小學生惡作劇，我大概不會發瘋。假如不久後，這場惡作劇的結果不是進入一個渺小的平行世界，我大概永遠都不會衝向第一個深淵。但這不一定正確，我身上帶著這種傾向，只是我並不知道它窺伺在側，等待著恰當的時機，無惡意者如我，由於苛求、刻苦向上、失落、無節制，所以活力充沛地向這個時機接近。它有可能當時就發生了，如同後來它真的經由別的事情觸發一樣。只是我有時免不了還是會提出這個老問題：如果發生了，會怎麼樣？如果。或者，在這種情況下：如果沒發生。

11

平台上出現一陣小小的騷動，有人激動、有人憤怒，笑、鼓掌或者氣得不說話。魯卡斯和我一開始還杜撰出兩位參加者之間的對話，當事跡敗露，我們說出真實姓名並且道歉，卻引發一場平反的聲浪，並督促我表態，我因而重新激動起來。爭吵與樂趣交錯，幾位偶爾才發文的參加者慌亂地宣布，必要時他們希望保持沉默。我這個已經不認為還有必要把整件事往自己身上攬的人很不耐煩，開始在這個不太活躍的平台吐露心聲，關於生活在柏林，關於夏天，我身上那種遊手好閒的心情，那個輕微的歇斯底里的存在感。我把從閱讀中獲得的經歷與真實經歷混在一起，覺得非常好玩。

但這顯然不太正常，我陷入一種自傳體的敘述，沒多久便轉變為類似一種錯亂的「現在我在說話」的獨白，在我內心深處，始終鬱結著一個小小的良心不安。我很固執，開口閉口都是我的發文，揶揄某些行家，脫口說出檯面上人物的名字，然後等著看他們的反應。

正是這種期待別人注意的渴望，這種期待的態度，在歷經那本失敗的小說之後，補充了滿滿的電力，很快地如同後座力一般，扯破了我的腦袋。我尚未預料到，況且我也不知我會這樣製造文章多久，或許三、四天，接著魯卡斯架設了一個對抗頁面，「真實平台」，我們在上面繼續寫；這當兒我閃過一個念頭，那就是我必須用某種方式「拯救」這個計畫。啤酒和失眠發揮了功能，尤其是我又愛上了其中一位一起撰稿的女孩，如果借助這種方式也能讓事情變得可行的話，倒也不壞。這是一部十分荒誕的作品。我繼續寫，在我們的真實平台上，在訪客留言簿上，寫了很多很多，謾罵、咕噥又歡呼，其他不熟的人慢慢願意從洞裡探出頭來發言，從遲疑到矜誇，同樣也談他們的人生。我後知後覺：一個至今默不作聲的世代看似要發言，同時也有人不斷鼓噪我已詞窮，江郎才盡。我非常激動並且離開了平台，當時已是輕微躁鬱，但我一心只想寫文章，一個進退維谷的人生中發出來的滔滔不絕。魯卡斯曾經警告過我，「你其實可以盡量討人喜歡一些」。某次閒聊完時他表示，想結束這場行動，因為他覺得整件事快要崩解了。我們喝酒、聊天、東拉西扯，為這場自我崇拜兼惡搞的行動畫下句點。

當它果真成為過去，我卻悵然若失：釋放內在壓力的氣閥，讓我有機會和其他人交流想法，不論是講究文字風格還是用圖像的方式，都讓我自鳴得意。我又頹廢了幾天，像腦門上挨了一拳，裡腦昏沉，同時又非常痛。有些人想念我的文章，我也是。小說完稿後，平台再一次打擊了我，將我擲回空虛力竭的狀態。像在眾目睽睽之下，有個什麼裂開了。我不太開心，覺得丟臉，希望一切重新來過。有好幾天，我用匿名和真名的方式登入，努力張羅談話材料。我看著這一切，疲累不堪，想插手修正我自己造成的錯亂愚蠢的印象。但為時已晚，這場行動結束了，我必須克制自己，免得焚膏繼晷氣喘吁吁，還成為別人的笑柄，我像是一小團灰燼躺在哪裡，不知該往何處去。太陽無動於衷地高掛天空，接著就是那個星期四。

12

筋疲力竭的腦細胞迷迷糊糊在水面上搖晃，毫無生氣地癱著，卻還在醞釀著什麼。一種不平衡悄然潛入，不，它一直都在，與生俱來的，受到高度緊繃與辛苦挑釁，酒精與工作則加強了它的力道。神經細胞擠挨在丘腦和前腦幹，密集的程度超過健康的人：根據研究，那兒有多出正常人三分之一的神經元。丘腦收集感知印象，負責傳遞；腦幹則管理整體心智的活動水平。兩種功能不久都控制不住了：感知印象劈哩啪啦響，大腦活動驚飛而起，完全失控。一個接一個，一個衝動接一個衝動，一切分崩離析，慢慢倒下，以便再站而起。但沒人注意到這個現象，充其量僅有腦本身留意到了。第一批神經傳輸器很不耐煩，都想把訊息從這個細胞傳到下一個細胞：血清素、正腎上腺素和多巴胺。它們會繼續帶著那些信號，激發體內的活動力、回應力以及大量的感知能力。然而它們早就厭倦一直扮演服務生的角色，它們的陣容龐大，遂決定策畫一場歇斯底里的暴動。不久它們便淹沒了那個區域，在空間裡交叉拋擲客人點好的菜餚，扔到牆上和臉上，癱瘓整間餐廳。

終於，大腦的新陳代謝過去了，這個人平靜了下了。

13

我瞪著電腦螢幕，字母跳起舞來，動作輕柔，畫面閃爍可能是天氣炎熱所導致，我讀著，怎麼可能，竟有這種事！因為我的電腦老舊不堪，頁面顯示的速度非常慢且支離破碎，但逐漸顯示出來的每個句子，都用一種很特殊的方式傳送到我的腦子裡。光是顯示頁面就要花上那麼久的時間，這讓我起疑，好像有人把我的網頁封鎖起來，說不定魯卡斯正與那些人串通並且決定，必須用具破壞性的慢速度，讓我戒掉這種技能。第一個模糊不清的躁鬱痕跡，是一個這會兒即將迅速點燃整個思考系統的火點。

我的目光停在一個被很多人讀過也用過的句子上，關於布蘭登堡門前的某輛車，一輛腳踏車或汽車或者觀光客乘坐的人力車，我不很清楚；我同時又覺得，這與我有關。怎麼會呢？發生了什麼事？那些字既針對那輛車，也衝著我來——一篇嘲弄的評論，一個拙劣的譬喻。我還不能完全相信自己的解釋，它立刻使我墜落一團迷霧之中。為什麼突然有人和我說話？除此之外還有別種暗示與提示嗎？我集中精神，讀其他句子，我突然覺得別的文章也是衝著我來，還是說：**大家都一起針對我**。以一個永遠都不明確，也一再被拒絕的方式，既奸詐又費盡心機。就拿一個派對上某位奧客的語言為例，我想了好久，我是不是就是那個被描寫的對象，或者這篇文章的作者會不會想間接地傳達訊息給我？如果是一篇熱情洋溢的文章，我就覺得自己的熱情洋溢也被寫在裡面了，不然就是我真的在別人身上引爆出熱情。不過幾分鐘，妄想式的閱讀就在我身上蔓延開來，先試了幾次，然後變強迫性的，忍不住把所有的可能都往自己身上攬。這種嘗試經常一拍即合。無論寫的是森林步道、一張唱片、上咖啡廳，大家嘲弄地書寫這些事情的時候，始終保留了一個無意義的真空地帶，讓我可以不費吹灰之力就找到一個明確的位子，對號入座。一個語意學的顫音，使我戰慄了起來，同一時間，解釋的內容也震動了起來。所有的詞語說的都是我，形容詞、名詞、動詞。這種效果是怎麼來的呢？它們要怎麼做，才能談論我，如果不談論我，又會怎麼樣？我嚇了一跳，驚慌失措。我到底做了什麼事，這些人要如何處置我？

我當然早就想公開現身了，我的聲音要被聽見，而且要加強語氣凸顯重點——但絕不是這樣！我的聲音受到干擾，我心裡很明白，這個無法控制、出自本能的干擾，造成我無法控制的後果。它們（它們？到底是誰？）要求很高，必須考慮如何處理才能擺脫我，藉此間接出賣我。有些拿髒東西丟我，其他則婉轉地稱讚我，第三位愛上了我。但我連這些評價也不很確定，也許我的分析根本就大錯特錯？我殘存的理性清醒過來，勸告我說那只是一個瘋子的想法。的確：一個瘋子的想法。我耳畔縈繞的回應純粹出自幻覺，不然哩？深呼吸，我對自己說，保持平靜。那只是你該死的自我陶醉，美得冒泡！但我平靜不下來，太生氣了，深受未曾交手過的感覺震撼，我的心狂跳。

我一定要動一動，一躍而起，觀察牆壁，觀看牆上微小的彩色泡沫。這些泡沫並非憑空出現，我從未見過這面牆是這副模樣，牆後藏著什麼呢？過去幾年中不同的人說話的聲音鑽進我的腦袋。有一個人說**錄音麥克風**[61]，另外一人說**隱密地下墓穴**。這裡有攝影機嗎？

我躺在磨得發白的皮沙發上，望向窗外的天空，眼下烏雲密布，脈動呢？我跳起來，跑到陽台上凝視天空。灰濛濛之外啥也沒有，對面那棟被占用的房子[62]，仍在那裡絲毫沒有改變。窗戶裡有人在走來走去嗎？那些窗戶不是前不久才光可鑑人，現在，因一道祕密指令故意變暗了？這會兒是大白天呢。

彷彿有人在觀察我似的，我極盡戲劇化之能事，擺出一種做作但同時也散發出幾許幽默的姿態，一種荒唐非常之諷刺。但那兒沒有人在看我，或許有？我繼續裝模作樣，抓耳撓腮了十次，然後回到電腦前。全部在那裡，就在那裡，那裡！我的名字也出現了，拐彎抹角，然後連名帶姓。我感興趣的卻不是這些地方，而是另一段使我震驚的談話，角落裡——那段——談話，我必須破譯，才能旁敲側擊，進而瞭解到底在搞什麼鬼。我叫出以前的貼文，飛快地研究，推敲著我一度忽略的跡象與提示。我真的可以隨意利用這些句子，拼湊之後，得出各自不同的結果來。這情況有多久啦？我也抽樣掃描那些我們「侵入」過的貼文，並無與我相關的提示，感謝老天。大概那時還沒有那個神祕的密碼吧，但是——在行動一開始的時候，參加者一直保持沉默的行為難道不奇怪嗎？保持沉默的同時，對於現

61 一種僅限記錄特定空間內聲音的麥克風，用於間諜工作或收錄鳥鳴。

62 二十世紀六、七〇年代德國的一個社會現象，許多左傾年輕人搬進閒置空房，不付租金，宣稱「占用」，以抗議租金高昂和住屋不足。

實的遷就也透露出，我終將從無限的傳說中現身？到底是哪一則傳說？

瞧！它們千挑萬選出最適當的人對我行注目禮，全都是故意耍的卑鄙手段和詭計！不是嗎？在這些流行文學作家的偏執想法裡面，透露出一種我無法理解的巨大恐懼？那是怎樣的一種沉默？我感受到並且順著它，匆匆讀一遍我來到之前的貼文，那些未曾受到我影響的詞語，驀然間也開始閃爍出多種含義，企圖引起我注意。那是什麼？它們在等我嗎？這個網頁是陷阱裝置？精心打扮的頹廢人士在那兒引頸盼望他們的救世主？或者劊子手？或者別的？

可以確定的是：語言內部發生了一場改變，只是我還不知道，能往回發揮多少效應，何時產生效應，哪些文章已被操弄過，誰又暗自嘲笑、高興、害怕過？兜不出一個梗概來，即使我算了又算，再三比較，我全都懂卻又一個字也看不明白，「一個輕微瘋狂的注疏學學者」，我笑得很不自然，好讓自己多少適應一下。然而我連髮梢都震驚萬分，在運行軌道上已然丟失了正常的理解，被一種模糊的語義上的妄想一把抓住。

要具體明確地說明這種妄想並不容易，因為那不是具象的東西，那是一種內在的語言和說法的乾坤大挪移，意義的連貫性被瓦解，游標嗡嗡作響，旋轉並頻頻出現在每一個方向，反覆指向那些瘋子。所有的語言，即使不是語言，也顛三倒四、毫無根據，符號從停泊處被拖曳出來。所有的東西不再叫原來的名稱，儘管如此，所有東西全都在指「我」。

我以前所未有的高度警戒繼續讀下去，邊思考邊嘖嘖有聲。其他頁面現在看起來也像遭到這種詭異效果的攻擊，政治人物與名流的表述顯得急促，而且箇中總隱含著要傳遞給我的訊息，就是我，就在這張書桌上。施洛德[63]談起我在儲放煤碳的地下室度過的童年，費雪[64]警告我要節制，是可忍，孰不可忍！這是一個全球性的協議嗎？網路上尚且如此談論，外頭街上呢？猛然間我因極深的恐懼而癱軟，但我必須起而抵抗。

排山倒海的感覺非比尋常，這些感覺其來有自，它們不可能從虛無中壓制我，它們存在並且自有理由，我要找出那些理由。

63 Gerhard Schröder，一九四四年生，一九九八～二〇〇五德國總理。
64 Joschka Fischer，一九四八年生，一九九八～二〇〇五德國外交部長。

14

繼續寫下去之前，我必須暫停一下。我經常談起這決定我命運、毀滅性的一天，《空間挑戰》[65]或《時髦病患》[66]都有描述——即使有所保留、運用文學筆法、抽象化的敘述。有時我甚至擷取其中的段落及章節，再度付梓，因為那些敘述對我來說太可怕了，我不想也無能找到其他的敘述形式——如同一個心靈受過創傷的人，總會一再寫出同樣的句子，因為隱藏於故事背後的（結果、災難），始終躲在難以言說的背後。我已經寫出來並發表過這個交織在我身上的幽靈和鬼魂，為何現在又寫一遍這個「星期四」故事，這混亂和第一次發作的一天？藉此永遠驅逐幽靈？可能吧。真實的理由很簡單：如果我要寫出那些年和之後的十年，就得好好地再次回顧那個第一天。

這裡的內容、寫作目的及風格，和我之前已發表過的文章截然不同，這裡寫的與抽象和文學無關，也不講究效果和鮮明清楚；重點只在於這種真誠、具體的形式，至少是一個類似的嘗試。它和我的人生有關，和我這個病的形式有關，既然初衷不容遺忘，我也就不應有所保留、誇大或竄改。一切都應攤開來，盡量清晰可見。

---

65 *Raumforderung*，作者在二〇一六年十二出版的短篇小說集。

66 *Sickster*，作者於二〇一三年三月出版的小說，描寫靠時髦的想法和模式度日，卻也因此罹患心理疾病的人。

15

一場派對！當然嘍！應該要開一場派對，為我開，或者為我們，為大家開。為魯卡斯！為那些匿名聯繫，長久以來保持沉默，現在重新找回語言的人開一場派對。我們將投入彼此的懷抱，談話、飲酒、跳舞，我突然明白：柏林的某個地方正在為一場派對準備，說不定已經動手了，布景架了起來，音響都檢查過了，一箱箱啤酒排放整齊了，就缺我，眾人正翹首以待。吸收這些符號實在愉快，一場紙屑追蹤遊戲即將登場，我絕不能錯過這場偉大的解析行動！我急忙找出城市地圖，背上背包，快步走下掌聲如雷的樓梯。上路後總找得到路的。

我飛快跑上街，雙腿狂奔，不，它們自行投入市囂中，汽車呼嘯而過，好像在為我打氣，把我一起帶上。所有的東西都混在一起，古怪極了。那個被我撞倒的越南人熱情奔放勝過任何人，我向他鞠躬，謝謝他時不時為我烹調的餐點。他抬起眼皮，確認了我的感謝，於是我得以不必點菜，快樂無比繼續飛馳。車在荒廢的大道隆隆地駛過，我好想超車，左手邊的百葉窗動也不動地向我眨眼示意。所有的一切全都想方設法安排妥當，一眼即可看出：房子是臉，只不過我現在才有能力看出，即使車子呼嘯而過也能看見。汽車加速前進，在這些無辜的車子中，從哪一輛才能找出那場派對的指示，又以何種方式？它們祕而不宣地揚長而去。紅燈亮起，但我停不下來，一股腦栽進車陣中，心中浮現一位捷克電影導演，他在布拉格的一堂課上堅稱，德國人都會在紅燈前停下來，與遭電擊的牛一樣。胡說八道！電擊我不反對，但絕不是紅燈亮起之際！瞧，我怎麼跌進你那可惡的紅燈裡的！我在下一個紅綠燈又遇見前一個紅綠燈遇見的人，策畫如此完美是否只想逗我開心？它們在我背後推著手推車，要跑多快才會超過我？還是這是從一家雙胞胎代理商找來跑龍套的狡詐分身？當我看到他們只是等著看我笑，然後自己也笑的時候，我不得不笑出聲來，這樣我們便能一起笑將起來。我們做到了。

城市上空高掛著光滑的字母，這是誰的傑作，我嗎？繼續飛快往市中心的方向移動。我有一樁任務，一樁大事，儘管我還無以名之。朋友都到那兒去了？提示在哪裡？啊，提示，會出現的——或者已經撒向四面八方了？我只需要學會解讀它們。廣告訊息亂七八糟，為了把內容精準地傳譯出來，密碼排列得非常分散。你們這些吸古柯鹼吸到頭昏眼花的廣告代理商啊！你們的訊息一點用處也沒有。我的空間向前移動，但我的時間卻往後倒退，我得試著回想中午時我的室友跟我說了什麼話。其間他提到了某個他挑選出來的地址，或者，一個諾瓦利斯街（Novalisstrße）的地址。諾瓦利斯[67]？諾瓦利斯！**數字與人物**[68]！

驚慌一波又一波襲來，但我把它們趕走，讓它們消失。句子、廣告詞以及格言穿過我的腦袋，還有相關的引文，就像靈光一閃。它們先是變成比較小的意義單元，然後轉成音節，最後分解為單純的音素，用一種頑強、無法忽略的電音節奏，成為環繞於耳朵內部的擾人噪音。我上了一列城市快鐵，驚訝於它如此安靜，對著一片寧靜說了些話，旋即下車。來到諾瓦利斯街，櫥窗裡的書忽然變成威脅，我過去幾星期、幾個月中寫的書，全都混成一團，這本鉤住了那本，沒完沒了。一陣字母風暴席捲上來，異議、譴責、威脅，拍打著我的腦袋。我做了什麼？發生什麼事了？難道我向上帝挑戰，要和天使搏鬥？現在全都水火不容了嗎？我四面八方逡巡了一遍，自轉，光漩渦、低回聲、重力減弱。我身體上的暈眩，為加深了精神上的暈眩。我的心情全盤傾覆，我打錯太多算盤，有太多事要留意，太多事困擾著我。我究竟該何去何從，何去何從？

---

67 Novalis，一七七二～一八〇一，德國浪漫主義詩人、哲學家。

68 出自諾瓦利斯的詩〈若再無數字與人物〉（Wenn nicht mehr Zahlen und Figuren）。

16

我整天在城裡瞎逛，我的熱情逐漸轉為驚慌，符號與招牌變成異形怪物向我逼近，網頁上的句子則像之前一樣繽紛閃亮。網絡翻轉了過來，往城市擴展，一切都可做不同解釋，有多種含義，新穎得不可思議，這些符號、這個世界皆非我所識；但想必它們從頭到尾都是這樣的，只是我不曾留意。我目光所及的所有訊息，到最後全都指向我，使得我天旋地轉起來。招牌與霓虹廣告開始嘲笑我，一位眼睛包著繃帶的女士譏笑我至今的盲目，某處有一支箭，上頭寫著特大號的「咻！」，意思是說：我們逮到你囉！你被圍捕了，就在這個礦坑的通道裡面，鬧夠了，現在可以停了。我逃離那些符號，同時也尋找它們，就像其他的事物一樣——它們無所不在。再普通不過的街名這會兒成為含沙射影的嘲諷，城市地圖幫不了我；突然間我好怕變成納粹，在錯亂的柏林，眼淚奪眶而出，把這事告訴一位單車騎士，而他指著一個紅綠燈答道：「綠燈亮了。」然後和他的家人騎走了，行李架上插著一面小旗子。那是什麼意思：綠燈？

我在城裡跑來跑去，這城瘋了，符號與圖像組成的暴徒，從各個角落冒出來，對我開槍，我盡可能敏捷地躲開，卻無力抵抗這些群眾，我頓時深感挫折。剛剛還是正常的廣告與招牌，訂購單和路標，沒有什麼特別的含義，現在卻都扮起討厭鬼，逼得我一身汗。空氣中充滿毒氣，我是個被射中的遊戲角色，但確切被什麼射中呢？真的是那些符號幹的好事嗎？它們和昨天的，和一直以來的不一樣了嗎？有什麼不同？有，我想，跑將起來，心想：**一切**都不同了。畫面在我眼前閃個不停。

假如我不是那麼驚慌，我應該會笑出來。我的確笑了，或者我身體裡在發笑，像一陣回音般。我腳下的煤倉發出迴盪的笑聲，一股力道震穿了這座城市，不是往地底深鑿，是在平地爆破。我任這城市震動，同時穿透我的身體。我再也無法辨識出是誰讓誰震動，我體無完膚，失去形體。一切像要毀滅我似的在我身上劈啪作響，猶如之前，猶如長久以來真實且深烙其中的那樣。它擴散、發出光芒，鑽進我身體。我們、世界與我，溶解了，穿過其他人。

為何我從未察覺？為何其他人也沒察覺？他們不就在那邊嘛，這些人，**哈囉**！我靠近他們——但他們似乎受到一個祕密指引而立刻四散分開，當然盡可假裝不疾不徐、合乎禮節。這是怎麼啦？當我開口問他們，他們不回答，頂多做出一種防禦的姿態，或者手指著一具公用電話；有些人則一副耳背似的，把我的問話也當成是一則消息。我繼續跑，想去施普雷河（Spree）。但願那邊的符號比較少，人也少。

有東西翻轉了過來，短短數月光景，便傾覆在城裡，栽進我的生命裡。這場翻捲、傾覆以及威脅打哪兒來的？它比這座城市或這個國家還大，它和整部歷史一樣偉大，它無所不能。我必須起而對抗，而我能做的只有跑、逃走。我跑了又跑，驚慌失措卻又感到些許意氣風發。接下來我又放聲大哭，我沒辦法逃走，不行。它無所不在。

到達施普雷河時，我稍微喘口氣，但連大自然也失去了純真。流水傳送不同於以往的東西，水波上的光點戲耍著我，我考慮是否跳進河裡。我覺得罪孽深重，誰的錯呢？我的？德國的？原罪？我不知道，我只覺得它重壓在我心頭，然後消失。我站在橋上，看見自己是隨波逐流的浮屍。黑暗中現出一個漩渦，我死命抓著欄杆，像狂風巨浪時緊抓著甲板上的欄杆那樣，我數著：一、二、三、一百，接著不知如何數下去。那邊起了一陣風，異常溫柔，恐怕是地獄吹過來的。

然後我又跑了起來，兩條腿像撕裂的薄膜，在虛無間飛舞旋轉。

17

時間潺潺流過。我在對面那棟房子裡挨家挨戶找人，卻換來淌血的額頭。一位戴著厚重眼鏡的女士對我咆哮，「他們叫什麼名字？」我當時敲了她的門，向她打聽我的朋友，而她的男友，一位斜眼的龐克，好鬥地折斷了一支躺在地上的掃把柄，拿它打我的頭。我流血了，但傷口是乾的。外頭天色已黑，我在栗樹大道旁向兩個我自己都不太信任的傢伙打聽派對，他們衝著我笑，或許是一種嘲笑，然後說，聽起來很不錯，很希望也曾受邀參加這樣一場派對。我繼續趕往市中心、普倫茨勞山（Prenzlauer Berg）、十字山（Kreuzberg）[69]，時而停在屋子前，時而穿越街道。一根藍色、長長的毛線引領我來到一座偏僻的停車場，但那邊只見等待被解密的號碼牌。諸多回憶胡亂地湧上來，狂野地射穿腦袋，片段的文句和零碎的圖像，東西的回聲，猛然間含義都和以前不同了。所有的東西都在動，握不住也無法理解。卡車從我身旁呼嘯而過，對抗單車的戰事，沒錯，就是幾天前《日報》（Die Tageszeitung）報導過的。對，〈卡車—妄想〉是《明鏡周刊》下的標題，現在這些瘋狂的報導、尖叫的標題和即時的觀點，都往我這裡傳送：一輛又一輛卡車雷鳴般從我身旁駛過，在地獄般的

69 都位於柏林。

嘈雜中捲起灰塵。報紙每天嚷嚷的，確有其事，而且一樁接一樁，我筋疲力竭卻繃緊神經趕回家，仔細聽一遍答錄機。上頭只有紊亂的消息，一位我不怎麼熟的建築系同學想和我聊一聊保羅．維希留[70]，以及擴充軍備的事，我們幾星期前約好的。請再說一遍？我研讀一遍還沒拆的信，一個字也沒看懂，那些信件陳述了一些不同於它們想表達的東西，不是嗎？我這文學系學生最在行的就是這些隱喻的伎倆了，但這裡的隱喻似乎包羅一切而且惡性重大，連最簡單的句子也是謊話連篇，假裝它們合乎事實。數字是密碼，句子是暗號，即便角落的帳單也在思索、說話。我平躺在地板上。

室友的女友回來時，我含著淚試著從她那兒打聽一些消息。

「妳明明知道，安東妮雅，妳知道的。」

「我知道什麼？」她驚惶的細長雙眸透露出疑惑。

「你們大家都知道的。」

「什麼？我們知道什麼？」

是啊，什麼？這就是囉，如果我知道的話，早就告訴她了。但我不知道，我一無所知，我是那個啥也不知道的人，新人。她明明知道，她一定知道。

「安東妮雅！妳明明知道。」她茫然看著我，不知該說什麼。

「我打電話給拉斯，好嗎？」

「好吧。」

「好。」

我躲回房間，把幾星期以來沒動過的報紙掃瞄一遍，尋找提示。網路上的行動進行多久了？四天？兩星期？這段期間外面發生了什麼事，我毫無所悉。媒體報導我的事情，包括刊登在這惡毒附和的版面上的文章，是真實的嗎？一篇刊載於《時代週報》（*Die Zeit*）上關於復古未來主義[71]的文章，立刻對我發動攻擊，寫的當然很嘲諷，諷刺我所譏刺的一切。我倒覺得文章附帶的插圖妙不可言，甚至覺得此生未曾見過比它更美妙的東西。這份報紙編排得極有品味，看來編輯群過去幾天特別用心。《時代週報》、《南德日報》（*Die Süddeutsche Zeitung*）熠熠發光，甚至《柏林日報》（*Berlinger Zeitung*）也一樣；唯獨《明鏡周刊》發出怒吼，至於《法蘭克福匯報》（*Frankfurter Allgemeine Zeitung*）再度倚老賣老，頑固又可惡，我都快覺得它**這樣**很可愛呢。我目光炯炯追獵這篇文章。姚阿信．凱撒[72]在《南德日報》上發表了一篇關於數位王國新住民的文章，搭配了一幅神經質的插畫，一個發抖、纏著電纜的怪人在一個發抖、纏著電纜的世界裡。這個人也對我表示了看法，他寫了什麼聰明的高見呢？稍後再說。首先我得瞭解一下這些報紙的基本調性。但我太操之過急，體察不出箇中要旨；我一再停留在有關於我的細節上。廣告最愛譏諷我，粗魯又刺耳。我播放音樂，以掩蓋這不可信任的寂靜。

70 Paul Virilio，一九三二年生，法國當代哲學家。

71 指當代藝術所模仿的早期的未來主義設計風格。

72 Joachim Kaiser，一九二八～二〇一七，德國深具影響力的音樂、文學、戲劇評論者。

報紙跟著起舞，也開始用大膽、不誠實，但也許用意良善的方式說話，大家都盡了力，而我是唯一不知情的人。何時開始的？懷疑悄悄升起，我抬頭看著書架，難不成它們……？我跳到書架前，打開一本書，再打開一本，然後其他本。我讀得愈多，愈不專心，那些句子便更向我俯首而來。書是否也一樣，俯首向最深沉的過去？我不想再多想，閉上了眼睛。

18

第一次精神病爆發的場面很驚人。對病患本人而言，那是一種難以形容、強烈的興奮刺激感，就像被人用力拋到一個喧騰的環境；對朋友和家人來說，則是一場赤裸裸的悲劇。

病患從一種虛無的狀態轉變為瘋狂，徹底瘋狂，不僅前後判若兩人，其差異較諸影片和書籍中所呈現的，還要精準、真實、令人難堪。他發起瘋來就像個目露凶光的討厭鬼，痛罵街上的交通，變得無知、愚蠢、陰森森。讓人根本認不出是他。

從一種虛無的狀態？

躁鬱症的成因有五種：遺傳因素、神經元變異、生活狀況、包括前述的感受力之基本傾向，最後則是人格結構。這些分類當然略有重疊且渾沌模糊，但它們提供了一個方向，一種秩序性的輔助，儘管永遠不可能完整涵蓋，但也算接近了，至少提供了一個假設性的框架，讓這一團混亂依結構上的相似性分成四、五類，再拿來和教科書上的案例比對，從而推斷出解釋模式。我記得我的朋友寇德從遠地打電話過來，我當時的狀態把他嚇壞了，直到他和一位女醫師談過之後才稍微回神，她安撫他說：全都是神經元的問題。而我的日子照過，性格的變化具體反映在形體上，身體可以鑽進骨骼或神經世界，總歸和跌斷腿差不多，所以我還不至於讓大家絕望，還有得救的機會。

19

雙向基因就算真的存在，目前也還沒被發現；而遺傳決定這件事並不適合套用孟德爾[73]定律，來決定得病的機率；但躁鬱症和思覺失調症都由基因所決定，思覺失調和躁鬱的症狀也常常相同，可謂系出同門。更常見的是，在天生有躁鬱傾向的人身上只有單極性（unipolare）憂鬱症，也就是在連續光譜上那種純粹形態的憂鬱症。我就屬於這種。

我的家族中不乏有心理缺陷的人，飽受憂鬱之苦的外公，從未就醫，因為他沒有時間，況且就醫有失他的軍人本色。雖然在我們小孩子眼中，他每天都泡在那裝有整星期份量的香菸罐子裡，並且抽掉一大堆；但那裡頭卻鮮少有抗憂鬱藥。他總跟別人說他只有心臟和血壓方面的問題，卻「才剛退休」就過世了。而他的壓抑和消沉，幾乎不太被提起，或都被否認了。

我母親有一段長期、且經確診的憂鬱病史，我一位阿姨也是，不過病情輕微些。我在遺傳基因方面的特質，應是受到我母親那邊的影響。

據我所知，父親的家族剛好相反，並不曾有心理異常的狀況。據我所知——幾乎沒有。

---

73 Gregor Johann Mendel，一八二二～一八八四，捷克天主教神職人員，以著名的豌豆實驗奠定遺傳學基礎。

20

整個世界都不見了，統統被硬生生拉走了，就算地震也不至於把我毀得如此徹底，只是這場震動不同：它只發生在我的身體裡，那無所不在的破壞，無聲無息地進行著。之前曾經有的，無一倖存；但從外表看來，卻一如往昔。話語雖然紊亂，但人們依舊交談著，和平常一樣，卻又極其疏離，異常陌生。我必須先學會這種新的語言，但怎麼學呢？我不懂語法，也沒有教科書可看。於是，回到我本身，回到怪誕的自我，它的確才經歷了一次崩解。我的思想交錯著歷史與反歷史，句子都錯了，一切都不對勁。四周是煙霧迷漫的廢墟，但廢墟只在我體內，這是最純粹的恐怖。

日子匆匆過去，妄想症在各個角落蓬勃滋長，全面攻占，而我逐漸適應。不然我還能怎樣？驚慌分階段轉變為偏執，而偏執必須大聲傾吐，將我帶到快感的最高點。能當個救世主真他媽的很屌。我感覺不到我的身體，我擁有魔幻力量，與大自然的規律一致，我聽見土星光環的嗖嗖聲，以及天體樂聲[74]的華彩音樂。我現在憑直覺就能解數學題，並在宇宙和萬物的關聯中看見自己。接下來是最驚駭的；雖然我赤裸裸地站在宇宙這冷冷的氛圍中，卻什麼都沒改變，我這個被揀選出來受盡折磨的傢

74傳說中只有神能聽見的音樂。

伙，偏偏不知道做什麼才好。我必須一再衝破那個自己假想的千年牢籠，它是由時間、歷史與目的論組合而成的，我必須掙脫出去！不論只是說出來，還是藉由身體掙脫，或飛奔過城市，或向陌生機構亂發荒謬的電子郵件，這些我都試過，我嘗試在那些電子郵件裡，找出詭異、諷刺的文字，最後，看在老天的份上，只好重新尋找新的提示。

背景始終是開著的電視，孩提以來就是這樣，當我好整以暇望過去，差一點兒就掉進螢幕裡，頭髮劃過玻璃沙沙作響，我看得出來，主持人和新聞女主播渴望受到重視的心靈有多受傷，就像發情一般，心靈的重要性往往遠勝過軀體。哈洛德．史密特[75]則相反地選擇做自己，他在身旁安插了一位看不見、說話夾槍帶棒的朋友，還給他取了個赫爾斯的名字，真令人作嘔。討厭鬼！我笑了，我知道，我真的會一直扮演這位虛構的朋友，赫爾斯。我也扮演別的角色嗎？我才不幹，周遭的一切，包括加薩走廊的情況，只會變得更糟，於是我扮成傻瓜，至少證明我還在這裡，正在尋找解答。

這個恐怖至極、以致還判斷不出的命運，正為每一種舉止辯護，它甚至表示，我若運用我新的意識能力，運用現在加諸我身上的責任，將有截然不同的表現。與此同時，我很想把這個責任抖掉，隨時隨機慶祝我自己的嘉年華來解放自己。我飛馳過這座城市，撕裂我失敗的笑話，到處留下我的記號，不再睡覺。我在家裡不停播放奇幻電影，當時這題材還算新呢，《致命遊戲》（*The Game*）、《楚門的世界》和「23」[76]，不依年代順序隨意翻閱的書：《無名氏》[77]、《瑪琳娜》[78]、《海因里希．馮．奧福特丁爾》[79]、《懺悔錄》[80]、《萬有引力之虹》[81]、《親和力》[82]、《裴德羅篇》[83]、《一九八四》[84]。時間的確四分五裂，而我也從時間的裂縫跌了出來。其他寫書的人也遇過這些事嗎？當我回想起這些瘋狂的傳記：顯然我已經瘋了，我無意中發現，我已經適應了這種問候模式，而這種模式早在我的年代以前就已經策畫好了。早期浪漫主義者絕望的在我耳邊說悄悄話，他們在尋找即將降臨的上帝，接著馬上找歌德，聲音轉為宏亮又富同情心，世界中產階級的某些東西正移動中。我怎麼都沒察覺到這些呢？卡夫卡以他一貫敬神、同時也公事公辦的風格，直接找我談話：真的是我，我是荒野之狼[85]，我是V[86]，我是奧斯卡．馬特萊特[87]和果陀[88]，歷史上已經死去的獨裁者也對我破口大罵。

75 Harald Schmidt，一九五七年生，德國著名的電視主持人。
76 電影片名：《23－沒有那麼糟》（*23 – Nichts ist so wie es scheint*），一九九八年德國導演 Hans-Christian Schmid 的作品。
77 *Der Namelose*，愛爾蘭作家 Samuel Beckett 一九五三年出版的小說。
78 *Malina*，奧地利女作家 Ingeborg Bachmann 一九七一年出版的小說。
79 *Heinrich von Ofterdingen*，德國作家 Novalis 未寫完的小說。
80 *Confessiones*，羅馬帝國末期主教奧古斯丁（Augustinus von Hippo）的自傳。
81 *Gravity's Rainbow*，美國作家 Thomas Pynchon 一九七三年出版的小說。
82 *Die Wahlverwandtschaften*，德國文豪歌德寫於一八〇九年的中篇小說。
83 *Phaidros*，作者為柏拉圖，一篇內容為蘇格拉底與詭辯家和修辭家的信徒斐德羅（Phaidros）的對話，以辯證術批判詭辯術和智者的修辭學的文章。
84 英國作家喬治．歐威爾（George Orwell）創作的一部反烏托邦小說，一九四九年出版。
85 *Steppenwolf*，德國作家赫曼．赫塞的小說。
86 *V.*，美國作家品欽（Thomas Pynchon）一九六三年出版的後現代小說。
87 Oskar Matzerath，德國作家 Günther Grass 小說《鐵皮鼓》中的主人翁。
88 Godot，出自愛爾蘭作家 Samuel Beckett 的劇作《等待果陀》。

我買來的一大疊報紙，在我眼前自行撕裂粉碎，然後我衝出去，大肆慶祝，我必須忘了自己和一切，即便幾分鐘也好。其實我只想回到以前的生活。

真的：有些不對勁兒，而且一點兒都不對。朋友們在研究我，有時他們聯手起來，有時單打獨鬥，有時輪番上陣，開會，作出決議，挖空心思找對策。我死命抵抗了三或四星期之後，他們終於成功說服我坐上開往柏林慈心醫院（Charité）的車。「慈心醫院」——有很多故事，一個名副其實的地方。慈心醫院，菲紹爾[89]、饒爾布赫[90]，以及曾經讓我目瞪口呆的怪人解剖室，裡面陳列著畸型的《鐵皮鼓》[91]——胎兒。

正如我之前所說的，我當它是研究。

89 Rudolf Virchow，一八二一～一九〇二，德國著名醫師、病理學家及人類學家等。

90 Ferdinand Sauerbruch，一八七五～一九五一，二十世紀極具影響力的德國外科醫師。

91 *Blechtrommel*，德國作家Günter Wilhelm Grass於一九五九年寫的知名小說，並曾被改編成同名電影。

21

精神病學就是融合了各式各樣瑕疵品的大雜燴，共同的反應就是激烈暴躁。憂鬱症與思覺失調，躁鬱症和邊緣性人格障礙，失憶症與有自殺傾向以及成癮症患者，都聚集在這裡。一天到晚都在吵吵鬧鬧，有人尖叫，碗盤與杯子齊飛，宣洩出沮喪和妄想。許多病人被圈養在醫院內，就算其中有德國國王或被貶謫至凡間的天使也一樣。國王得耐心等候，直到可以打電給臣子口述緊急公函。天使倒是不在乎住在這裡，因為他超越時空。還有人就只是一具殭屍，一貧如洗，都已經活過一遭了，他很訝異自己怎麼還在這裡呢？

我想起哈洛德，一個心腸很好的瘦竹竿，老是拿著桌球拍滑行過病房，噴著口水獨白，內容平易近人到無法理解的程度。有時他泫然欲泣談起他的父親，有時又突然變得伶牙俐齒；有一次他衝出來對一位護士大吼，接著發表一篇激昂的獨白，益發顯得陌生又怪異，因為他這輩子一直都是個好心、和藹可親的人。這場充滿憤怒的演講也跟他的父親有關，他巴不得他快死，但從他此刻籠罩著濃濃憂傷、溫和依舊的眼神中，我們看得出他其實只是非常想念父親罷了。

我在慈心醫院這個封閉的部門待了四、五天，我之所以來到這裡，是因為那些對外開放的部門沒有空床，這也是我直到現在還相信的官方說法。我覺得一切都很新奇，有些甚至是一種享樂，因為我不太把自己當成真正的病人，而是被請來作客的人。不熟悉的環境以及藥物作用，分散了我的妄想，雖然還是有妄想，但沒那麼緊逼了。朋友也每天都來看我。

有時在吸菸室裡，有多達八個人圍著我坐。其中有一位病友，我管他叫奧拉夫．葛麥爾，特別容易激動。他正受妄想症之苦，散發出一股簡直像電流般的好勇鬥狠，留鬍子、不修邊幅，有一雙淺藍色的凸眼（我稱為「希特勒眼球」），他緊張兮兮沉默地抽著菸時，會毫不遮掩地瞪著我和其他人，有時吐出幾句讓人聽不懂的話。他問起我的名字之類的問題，這類問題似乎讓他十分激動，他因而叫嚷了起來，有一個與我同名的人，要他為自己待在這個封閉的地方負責。這位湯瑪斯二號，湯瑪斯．安拿[92]，是個專業治療師，人如其名，是個沒屁眼的傢伙。尤其這個不合格的治療師不斷把下流的新訊息傳給他，而且是經由「肛門通道」。他安慰我，他對我個人沒意見，只對我的名字有意見，然後他跳起來走開。遇見他其實讓人感到很不愉快（偏偏我們在這個擁擠不堪的地方，無時無刻不遇到人），因為他總是處於慌亂之中，昏亂地尋求眼神交會，無論在走廊上，吸菸室或用餐時都在尋找。在我發病的後期，我也給周遭人同樣的印象，當我回顧起那一段日子，簡直要兩腿發軟。

我吞下了藥，不懂為何要吃它。當它是安慰劑，或者是一種用心良苦的毒品，好讓我的腦袋吃吃傻笑。我現在比較平靜，但不是因為那些藥效，而是我所處的隔離狀態，我被世界分割了出來，與資訊苦行僧分道揚鑣。以前我是（現在的某些部分仍是）資訊迷，一天到晚被所有媒體耍得團團轉，巴不得收音機、網路以及電視一起打開，同一時間還要仔細研讀三份剛出刊的報紙，並且試著盡可能心有旁鶩。在這間所謂的「保護室」裡，其孤獨、沒有符號的狀態，只能發揮鎮靜及緩解的作用。也許我甚至能找出那個人人都在談論，而我尚未察覺到的中心點？有一次我有了點兒眉目，我觀察電視報導裡的一間煙火倉庫爆炸事件，當然得出了若干結論，這次縱火多少與我有些關係，但我轉眼就忘了。然而我卻清清楚楚記得其他病人詫異又溫和的反應，他們交頭接耳，或者意有所指地使著眼色。

我覺得自己平靜多了，像是多了一層保護膜，也有點像戴了一頂看不見的安全帽，一方面拜首次神經元燒得很旺之後的筋疲力盡之賜，二來謝謝那些把我的心靈變暗的藥物。世界一片迷濛，妄想症徹底改變及麻醉了我的思考力。我平靜多了，卻也懷疑：我在哪裡？為什麼？難道這一切只是一場龐大的自欺遊戲，好讓朋友們安心？我慢慢明白，我在這裡，夾在瘋子與心理受創者中間，很不合宜。

煙火倉庫的火災使我想起亮晃晃的外頭，憶起現實世界中的事件與改變，憶起這世界滿滿的狂野符號，我很確定自己在這場混亂中有一樁任務，雖然我還不知應如何達成這樁任務。這家醫院不適合我想要變成的那個人，它阻礙我履行遠方加諸於我身上的義務。因為我是自願住進去的，應該可以不顧醫師的建議就出院，於是我就這麼辦。

回到公寓，我早就想搬走的室友此時已經離開了。寂靜嗡嗡作響。

92 Anal，肛門。

22

我得的精神疾病，正是躁鬱症。在臨床案例和生活周遭越來越多的案例中，以雙向情緒障礙為大眾所熟知。有人引用這個拗口的——這可不是我說的——同時很傷人的新說法（但對別人而言，反而是少了一些印象），為的是能更清楚地描述這種異常的型態：第一型躁鬱症、第二型躁鬱症、循環性情感症，情緒急速循環症和混和型。第一型躁鬱症是典型的狂躁症合併憂鬱症，多半會反覆發作，也就是說，病人一生中會反覆罹患此病。罹患第二型躁鬱症的病人，通常一開始只有一種憂鬱症，然後發生輕度狂躁，接著又來一次憂鬱。這種輕度狂躁是一種輕微、和緩的躁鬱症狀態，意思是說，病人通常覺得自己很健康，精神飽滿、心情愉快且富生產力，早晨很早起，可喜的是，病人不會像真正的躁鬱期那樣闖禍而不顧後果（若沒有憂鬱症狀，通常我們不太把輕度躁狂視為疾病）。循環性情感症具有第二型躁鬱症的徵兆，但有時較輕微，發病頻率卻較高。情緒急速循環症的病人，發病頻率則更高，一年可達四次之多，情緒的上下波動都十分猛烈。躁鬱和憂鬱徵兆同時出現，或者短暫間隔出現的，則是混和型。

我得的是第一型躁鬱症，是典型且嚴重的那一型，也就是十九世紀末的心理醫師柯普林[93]稱之為「躁鬱瘋狂」的病，躁狂和憂鬱都顯現出來了。在這些類型中，我的病例特別明顯的是被有些人比喻為「核能」的狀況：我的躁狂和憂鬱持續之久非比尋常，而且躁狂時還伴隨著妄想的精神異常情形。當談到我的躁狂時，其實大部分指的就是精神異常，明顯喪失對現實的認知而進入幻覺妄想。

第一型躁鬱症的躁狂期平均約兩星期到兩個月，以我目前經歷過的三個躁狂階段來看，都遠超過這個平均值，而且持續的時間一次比一次久：一九九九年是三個月，二〇〇六年長達一年，二〇一〇年甚至將近一年半。如影隨形的憂鬱也同樣很久，痛苦萬分。若說躁狂階段有什麼是確定的，應該就是隨之而來的憂鬱；狂躁愈是激烈，憂鬱也就愈頑強。

如同我們所讀到的，躁鬱錯亂屬於全球最常導致終生殘障的十大病症之一，此病發生率相對頻繁：百分之三至六的國民一生中至少罹患過其中的一型。官方隱瞞的實際數字很高：估計有一半的躁鬱症患者從未被診斷證實。這種錯亂的成因是生物和神經病學上的天性，卻以心理疾病之姿顯現出來，包括各種千奇百怪的歷程與行為：內在的情感完全失控，凡事全心投入，即知即行；緊繃的情緒在精神錯亂的狀態中宣告終結。病患自覺出類拔萃，鶴立雞群，為自己旺盛的自信興高采烈，活力無限充沛；他決定揮霍所有的資源，不管是心靈、才智或錢財方面皆然。以肆無忌憚的態度在所有領域發威：躁狂者在性方面趨向放縱，在才智上誇張揮灑，情感上則極端不穩定。他在工作時所得到的想

93 Emil Kraepelin，一八五六～一九二六，德國心理醫師。

法與計畫，和現實格格不入，行為模式變得難以捉摸又誇張。他可以在創造力中得到動力，卻也可能是一場空。他漫不經心，見樹不見林，從小木頭踩到小樹枝，突然又認出森林，接著撞上樹幹。他的愛情在一連串激昂、混亂，有時太過劇烈的衝動之後，不是欲振乏力，就是難以持久或習焉不察，這個階段中發生的短暫豔遇，等到他恢復健康時就覺得沒意思了。躁狂者把自己妝扮得引人側目，馬不停蹄、來去如風、瘋狂購物、不眠不休，玩起文字遊戲還有插科打諢的時候滔滔不絕，但這一切都不足以表達他這些破碎的思想到底有多麼荒謬。與此同時，他還要假裝是個熱情洋溢、快樂無比的人，而這也是為什麼他很難被診斷出有病的原因。他積欠債務、自我毀滅。他還要與以前歸類於精神分裂，現在仍被視為可能是從躁鬱症發展出來的變種徵兆努力奮戰。儘管精神上的快感十分強烈，躁鬱症仍會轉為暗黑的妄想症，造成負面的強迫思想，以及一種被恐懼攻占的失落感。思覺失調症和躁鬱症之間的區別標準，僅在於是否聽見聲音以及復發的頻率。所以，可以想像許多躁鬱症會被誤診為思覺失調症。

症狀減退的階段是躁狂症與憂鬱症的反面，這個雙向的病症轉為一種令人難以忍受的心理疾病，絕望、消沉、昏睡以及沮喪尚不足以形容，這種病很少不以自殺作為結束。換句話說，被列為罹患此症的病人中，至少有15％已接受治療，其中每四位至少有一位曾經嘗試自殺。如果未經診治的話，其死亡率將超過所有因心臟病以及各種癌症所導致的死亡率。

23

出院那天，我清晨四點就跳下床，清醒得不得了；天色猶暗，我小心翼翼地在心中默念諾瓦利斯的《黑夜之歌》（*Hymnen an die Nacht*），急切地在城裡漫遊，往施特格利茨區（Steglitz）的方向走，八點來到瑪格達和她姊姊的早餐桌，餐桌必須再收拾一次，因為他們跟我不一樣，都還在上大學呢，都是很正常的人。我一跑一跳來到城界時，至少身體上是感到疲勞的，我問自己，世界上的一切到底都到哪裡去了？我充電多年、閒置一旁的活力，感覺起來的確也挺好的。太多空虛感一湧而上，必須有新刺激、新挑戰進來，無論是面對面，或者在網路上都行，因為我的文章在網路上被複製了千次之多，欸：我得意洋洋想像著，複製了百萬次然後流傳出去。總理看到了，凱特．摩絲[94]、馬克辛．比勒[95]也一樣，每個人都以他獨特、別具一格的方式回應。我在柏林自由大學的數據資料中心寫了一些東西貼上網，然後在接下來的幾分鐘內，觀察中心走廊以及達勒姆區街上的人的反應。一片寂靜也讓我起疑，「達勒姆一定著火了！」我心裡想，或者嘴上這麼說，笑著走到朗克維茲（Lankwitz），然

94 Kate Moss，英國超級名模。
95 Maxim Biller，一九六〇年生，德國作家。

後返回。

媒體是唯一會歇斯底里的反應機器，電視節目一向都是這樣設定和呈現的，所以他們可以直接回應我的發言，沒錯，還有我的行為，我的方式和遣詞造句；它們為我歡呼、警告我、咒罵我、讚揚我，但也一直都在評論我。我被關在一間由符號組成的房間，符號正在慶祝專屬於它們的嘉年華，與我一起慶祝，它們選我擔任嘉年華王子、小丑，我同時也是在遊行隊伍前跳舞的人。即使在我自己的房間裡，我也不知道誰在收看這一切，誰又因為我的一舉手一投足，或者我貼上網的字句，設計出最即時的新聞以及剪接影片，我著了魔似的盯著電視。全都是現場直播，我嚇得動彈不得，坐在那兒直到一陣怒火中燒將我炸開。

我偶爾會回去上課，但我必須非常克制自己，才能熬過那一個半小時，我其實已經無法安安靜靜的坐著，很自制的聽課了。有時候我舉手想發言，又快又急像繞口令，說出一個與上下文全無關聯的答案；有時看出早期浪漫主義者與現代網路駭客之間的新關係；有時穿插不甚高明的笑話，順便把寇澤布爾[96]和「吹卜」[97]放在一起比較，惹得坐我隔壁的女生忍俊不住，搞得教授不知所措。困擾人的笑話，思覺失調者和躁狂者的典型徵兆，占領了我的語言中心。

此外，為了不要灰心喪志，我努力把這整個混亂整理為無厘頭的笑話。我造訪以前的室友拉爾斯上班的美術館，意外得知那兒應該有一場展覽可看，與童書之類的有關，也許是為我這個永遠長不大的小孩舉辦的。館長很親切地招呼我，帶我下樓去看那些繪本，千真萬確，是繪本。大家可以在這裡給所有東西上色，藝術家希望大家這樣做嗎？——對，她說，那邊有彩色筆——但那邊目前沒有人畫呀！我說。她點點頭就走了。她不該走的，因為我這會兒抓起彩色筆動手畫起來。首先我花了幾秒鐘，乖乖地塗上繽紛的顏色，點出陰影和層次，接下來就亂畫一通，根本不管已經畫好的線條，用彩色筆毀了這樁任務，我也在完成這樁任務的同時，又用大寫字母在上頭寫一個「毀壞」，然後又覺得這樣實在太幼稚，於是我在「毀壞」後面再加上一個「毀壞」，看起來像傳了一個更好的訊息出去：在毀壞的行動中，也必須把毀壞毀壞掉。不知何時我站起身來，離開美術館，不帶禮貌地道別。一小時之後，我在我管理的一個網路論壇上，鉅細靡遺評論了這次的行動，措辭非常謹慎，因為我必須再次描述並解釋我在四處感覺到的謠言，媒體也雞飛狗跳地忙著處理那些謠言。拉爾斯來我家，只待了一會兒，說，有人偷偷把這次行動的消息告訴他，兩眼茫然說著「真壯觀」。

我打電話給一些人——那時候還能透過電話簿找到大部分人的電話號碼——我在我偏執狂的社群網路裡留下用密碼寫成的訊息，也破譯幾段談話內容，然後後腦勺裝著這些新線索，像遊戲裡的主角那樣，用闖關的方式一蹦一跳進城，我到處撿東西，然後急忙趕回家再開始打電話。我寫電子郵件給

---

96 August Friedrich Ferdinand von Kotzebue，一七六一～一八一九，德國劇作家暨作家。

97 二〇〇六年德國賣座極好的一部恐怖片的主角，一個鬼怪的名字。

伍爾福·柏俠特[98]、尤塔·柯特[99]、迪特瑪·達特[100]，還致電給莫里茲·馮·伍思拉[101]。達特沒回信，使得我轉而對《Spex》雜誌[102]心懷怨恨，繼續用我寫給他的某個襪子譬喻瞎編故事。柏俠特的回覆詼諧又正經八百，看得出來我寄去的東西讓他讀得興味盎然，雖然與文學或新聞寫作都沾不上邊。尤塔·柯特聊起她的生活，流暢如自動販賣機的按鈕，她現在人在紐約，她說得那麼栩栩如生，我居然被感動了。她對一個陌生人敞開心胸，此人卻不知如何面對自己的魅力；我胡言亂語回了信。我等了半天，莫里茲·馮·伍思拉終於回電，他扼要地說，他聽不懂我在答錄機上的留言。我馬上就明白這是怎麼一回事，我在想，為何他如此健康，聲音悅耳，而我卻不是？下一秒鐘，我的理智就翻了個面：他病了，裝酷、盲目又癡呆的故弄玄虛，這都是他的病灶；而我，才是那個真實、前程似錦、不做假的人。

98 Ulf Poschardt，德國記者暨作家，二〇一六年迄今擔任《世界報》（*Die Welt*）總編輯。
99 Jutta Koether，一九五八年生，德國畫家、行為藝術家。
100 Dietmar Dath，一九七〇年生，德國作家、記者與譯者。
101 Moritz von Uslar，德國記者暨作家。
102 一九八〇年創刊於柏林之音樂與流行文化雜誌。

24

我們站在鬼山[103]上，我以前來過，但絕不像此刻一般，不，**動能**無可比擬。蔚藍時光，臭氧賦詩，有一種意欲觸動並打開心房的氣氛。幻影在暮色中變得溫柔，身體透著光，處處有精靈。有那麼幾秒鐘，我覺得就快飛起來。如果我瘋了，我想，我會試著伸展雙臂然後升上天空。薇拉和亨利克離我很近，我感覺得到他們，他們也感覺得到我。我們是人，亨利克指出那幢柯比意[104]蓋的房子，講了一些相關的話。我豎起耳朵聽，聽懂了。一切看似再簡單不過。

我不清楚，我的感受力是否受到頓悟的影響，我的感受又是否就只是感受而已——抑或，我是否真的逐一如此這般經歷過了？我的意思是，真的經歷過？我的頭髮如分岔的樹枝。腦中雖有壓力，但溫和美好；皮膚雖敏感，但很正常。一切都感受到了。在這個由柯比意蓋的房子、鬼山以及奧林匹克運動場形成的三角地帶，聚集了很多歷史片段：解放裝飾藝術的包浩斯觀點，遇上了法西斯主義高大雄偉的建築物，廢墟上有一個倒塌的聯軍竊聽站，可以爬上爬下，徒手徒腳爬上「雙向世界」的遺

103 Teufelsberg，位於柏林，很受歡迎的踏青地。
104 Le Corbusier，一八八七～一九六五，法國建築師，此處指一九五六～一九五八年間他在柏林蓋的一幢巨大的房子。

跡——我們就站在裡面，一陣風兒真的從天堂吹過來。我們在胸前劃十字，覺得被賜福而且安全。歷史的緊繃關係把我拋開，遠離其他人，我一語不發超過他們。我獨自走在山上，往高處爬時腳下一滑，看見山脊上躺著以前我深愛過，這段期間卻遺忘了的星星。它們無聲堅定地閃閃發亮。冷戰結束了，這裡沒落為休閒之地。我想，那些設施正是年輕人自己建造的，他們不忮不求，穿著破爛的運動鞋集體放空：怒火中燒[105]。**這**是X世代[106]的代表作。我站起來繼續走，夜色熱切地將我吞沒。

105 *Coming of Rage*，一個以各國過去幾年中，青年抗議鬧事為報導主題的電視新聞系列。
106 指一九六六～一九八〇年出生的人。

25

隔天（或許是兩天，也或許是一星期後），我坐在慈心醫院的候診室等我的主治醫師，我偶爾會來見見他。一個瘋女人蹲在我對面，約莫四十歲，怒氣沖沖、緊張兮兮。她老盯著我的大腿瞧，不安地在椅子上蹭來蹭去。我保持鎮定並且嘗試把我的平靜傳輸給她。

就在我踏進診間的當兒，我想起了我的父親，我的生父，乾脆說我的製造者，這個想法以及這個概念，總讓我有一種像是參加某個午後脫口秀電視節目的感覺——我父親聽到我過得不好的消息（哪有「不好」？我渾身是勁呢），開車上路前往柏林，半路上停了下來。我聽說了，我想像一個戲劇化、沒有台詞的一幕：他在高速公路路肩下了車，對著一處森林的方向比了一個含糊的手勢，接著頭部無力地垂倒在車頂上，汽車一輛接一輛冷漠地開過。很像電影情節，沒有對白，戲劇張力卻十足。半途翹辮子：好一幅人生畫作。我同時心想這是一則謊言，為何一位卡車司機無法從艾弗爾山（Eifel）開到柏林呢？說不定他只是開進一家賭場，然後就撞車了，和從前一樣。我不認識他。

我的醫師梅爾文博士，是個冷靜得要死的傢伙，別人連他長什麼樣子都說不出來。他戴眼鏡，髮色極淺。他冷靜地問我，正在想什麼或者感覺如何，面無表情又公事公辦的拷問我，沒有一點評論。我知道，有時候我憂心忡忡的朋友們會與他聯絡，但他絕口不提。我認為他很嚴肅，但也不是那麼嚴肅，就像那個瘋女人一樣，等我穿過候診室要往外走時，她早就跑掉不見蹤影。大家都是路人甲。

26

躁狂階段讓人感覺時光飛逝，一天一天就這麼從身旁溜走，不對，是人被日子劃成碎片。留下的印象數不勝數，造成的刺激鮮明非常，睡眠單位極短。人們活在信念中，萬事萬物都被迷得神魂顛倒，連最後一根神經纖維也充滿了力量、能耐、全能以及快樂，然後驚慌失措、憤怒以及罪惡感再度滲入。

我監視著我的敵人施普林格[107]與戴姆勒－賓士汽車，他們從城中蔓延開來，噴灑後資本主義和引發絕望的高效毒藥，他們建造起笨重的幽浮太空船和紀念碑，再肆無忌憚地把它們放在城裡。我去考夫賀夫（Kaufhof）百貨的運動部門，想找棒球棒，一開始就被精美、高科技配備的籃球鞋、褲給分了心。好酷！但我現在沒時間搞這些小玩意兒，繼續走，地上畫著線，讓人覺得有籃球場味道的地方也是看看就好。再往後走，美式風格更濃了，棒球應該近在咫尺。真的，就掛在那兒，好貨都掛在一個上鎖的玻璃櫃裡。我心中略感不安，請一位售貨員打開櫃子，他一點兒都不懷疑，非常友善。我拿

107 Axel Springer，一九一二～一九八五，德國出版人，創立歐洲規模最大的施普林格集團，旗下有《圖片報》、《世界日報》等。

起其中一支球棒，堅固、沉甸甸的硬木頭，彎起手臂很專業的掂一掂它，吃吃地假笑，站在我旁邊的售貨員也跟著假笑，他用慢動作的方式示範幾個在球場上的打擊姿勢，拿著球棒解說著標準打擊動作的身體弧度，從後頸延伸到前方，球棒從身體側面擊中球。我擺出專業姿勢，示範了好幾次，一邊輕快地旋轉，好像對這項運動駕輕就熟。同時我覺得自己像絕地武士[108]：事實上，球棒的動作和用雷射劍劈砍是一樣的，嗖的一聲就劃破宇宙。我在腦海中看見自己打碎了Plex牌的壓克力玻璃，五次漂亮的揮棒皆擊中同一處，應聲破裂的碎片噴得好高，上萬個碎片在空中解體，碎片的尖刺聲聽起來就像電音樂團[109]在拉警報，停不下來，也回不去。整間分店一定以為，我準備把所有展示的賓士轎車砸個粉碎，搞一場未來主義的廢鐵藝術，反資本主義**以及**反藝術聲明：收銀台爆炸，分類整齊的貨品淪為垃圾。然後我踩著馬靴轉戰施普林格大樓，泰然自若，戴上蘇西從倫敦寄給我的鴨舌帽——是的，施普林格大樓會發生什麼事呢？我會如何撼動它？我是否必須先把左派人士從他們的別墅裡引出來，加入我的行列，好讓他們失落的人生弧形趨於完整？衝向煽動者！

但其實我沒有任何具體想法，一旁的售貨員變得不耐煩。還有：一支棒球棒對抗一整間百貨公司，就跟螺絲起子群起反抗坦克一樣，這像話嗎？除此之外，我突然間又無法讓這些愚蠢的幻想與我原本存在的自我的剩餘價值整合起來，那真的是我嗎？一個頭腦簡單的**小小恐怖分子**？道德顧慮加上這個想法，在這個選擇對手的過程中，自行添加了陳腔濫調。這些戰鬥不是已經打了很久了嗎？還有哪一場沒打完？我手上的這支棒球棒恢復了它原先的無生命狀態。不要雷射，我又站了一會兒，突然轉變為傻呵呵的扁虱，可笑之至。

「好，很好。」我把手上的球棒交給售貨員，道謝後離開。不過我還是轉過身來，買了一顆籃球。

108《星際大戰》中的光明武士團體，使用光劍作為武器。

109 Depeche Mode，一九八〇年成立的英國電子音樂樂團。

27

有時候我和朋友出去，喝到醉，用我網路情人的名字和陌生女孩搭訕，張冠李戴。每一個房間都成為意義重大的洞穴，住著意想不到的人物。我不可自拔愛上了瑪格達，有時好幾天或者一陣子還是更久一點，她和我交往，陶醉地聽我沒完沒了的長篇大論，誇張或荒唐她都不在乎。她來找我時，我就放「怪貓菲力茲」（Fritz the Cat），一部由漫畫改編、很猛的卡通片，我其實一點兒也不喜歡這部卡通片，但現在似乎成了難以抗拒的誘惑工具，性愛與毒品。我自己就是卡通裡的貓。

我很喜歡瑪格達，但轉臉就忘記，幾天後在一場私人派對上對另一位女孩說了一卡車的話之後，我照樣忘記人家女生的名字。就連她也來探望我（她來電後立刻有另一位女孩打來，就是我的網路情人啦，我覺得像是串通好的密謀，但這是我這個偏執狂專屬的結論，雖然她們兩個根本不認識），但我的獨白不如對著瑪格達說時那麼利索。我漫不經心地說著話，她坐立難安，只想快點兒離開，趕去人民劇場觀賞我們一直很關注的史林恩斯福[110]的大戲。前往劇場的路上，她評斷我「看待真理的態度頗為另類」，我當然全盤誤解了她的意思。我其實不是她想的那麼偏頗、搖擺不定，而是唯有正確、良善又真誠的態度，是解開所有謎題的唯一鑰匙。再者，一五一十拼寫出各種真理的理論，例如共識論、融合論、圖型理論，**晨星為夜星**，只為了提出自己不成熟的假設，而這個假設又提供了我對新事實隱喻的初步推論。我覺得這女孩美若天仙。

我倆在人民劇場兩側打開的觀眾席入口僵持不下，我堅稱認識史林恩斯福，他應該和我認識的傅柯[111]一樣，仍活在人世。我杵在兩種永恆的交流中，我是指就文章的一致性而言，確實偏頗，但其作用和堅稱友誼長存一樣不可信。我們難道不是好哥兒們，在對抗失落與系統上的錯誤時，每個人都為自己而戰，但也為其他人而戰嗎？表演已經開始了，我卻益發不安，思索著字句，在座位上扭來扭去，脈衝像輕微的電擊般流經全身——就在我差點大喊大叫之際，她再一次打量過我之後，說：「我們還是走吧。」

她又把我押走了。

去搭城際快鐵的路上淹水，迎面跑來克雷門斯．施克[112]，他是我前室友拉爾斯的朋友。就好像我跟他很熟似的，我開心地對著他的耳朵大吼：「克雷門斯！」他停下腳步，氣氛卻立刻變得很僵。他吃驚地看著我，我本該開口，卻一語不發。那位女孩不得不和他閒聊幾句，雙方都很勉為其難。直到今天我才明白，她的眼神洩漏了他們兩人其實都很清楚我的狀況。我還記得那個當下我那會錯意的眼神。也許拉爾斯跟他說過我有病？也許只是因為我的病瞞不住？

110 Christopf Maria Schlingensief，一九六〇～二〇一〇，德國電影暨舞台劇導演、演員。
111 史林恩斯福二〇一〇年肺癌過世，傅柯一九八四年死於愛滋病。
112 Clemens Schick，一九七二年生，德國演員。

「你們現在要幹嘛？」他友善又不安的問。

「我們要回家」，女孩回答，表情嚴肅得異於平常。

於是三個人點點頭，互道晚安，各自踏上歸途。

每當我回憶起這一段，雨中哈克市場（Hackerscher Markt）的畫面，未來的演員施克站在我前面，女孩說話時，我從側面看著她等等，我病情正在發作的感覺，清晰了起來。那個瘋子則站在一邊。那種紛亂與正常，變態心理上的差距、橫衝直撞，難以捉摸的新心思，彈指間就讓情況大亂。

我處在一個不真實的小房間裡，那是一個我走不出來的空間——回憶這場其實微不足道的邂逅，一切都很簡短。存在記憶中的畫面確實異於一般的畫面，比較像我透過一塊雨滴飛濺的擋風玻璃觀察，有如從氤氳的內部往外看的場景。我站在他倆旁邊，說了些話，或沒說什麼話，統統不重要。我也可以尖叫，距離沒有改變，他倆對望。現下的氛圍：衝動、不合宜的問候，問候那一瞬間所引發的驚嚇，下一秒則解除迷惑。**這種**三部曲一再發生：衝撞、驚嚇、忽視。然後是羞愧的沉默，同時興起掙脫虛假的意志；然後再次無能為力，真正看懂兩人的眼神，他們想必知道什麼，我知道。

有一部分的神經，意識到了這種表裡不一，悄悄顫抖著，可惜的是，意識本身卻漠視這種情形。聚精會神，有如**黑色電影**中的一幕，美麗、高深莫測的人們，以及一種什麼都對或者什麼都不對的直覺。克雷門斯清澈、藍色的鷹眼，不會有人記得；無名女孩的美貌，也不會有人知道；我從她的話語、從整個情況仔細琢磨這個奇特的假象，卻無法指出這整個謊言變動的細節，不知這個假象從何而來。

這個細節當然就是我，然而我並不知道這一點。腦袋裡的壓力，影片中的雨，糊掉的街燈。太多了，不在場的包括克雷門斯的眼睛，還有我的。與我相處時那份小心翼翼的態度，就像一塊把一切纏繞起來的白紗布，到後來再碰到類似情況時，卻反而需要快速解開這些束縛。移動、撤退、進攻：嘗試解除光線以及穿不透的光芒，雨中的神聖光圈。這種「類神聖光圈」是我玩文字遊戲時臨時想到的。雨、眼睛、白忙一場。

無趣地繼續走著。我送女孩去搭快鐵，並快速晃回家，在家聽了震耳欲聾的音樂，讀了幾本舊書中的某一個段落和幾篇新文章，睡著，三小時後驚醒，大聲嚷嚷。

如果幾年後，女孩在某個舞池找我說話，問我是否仍然認識史林恩斯福，是否這段期間以來終於認識了這個人，或怎麼認識的云云，如果我沒誤會或者騙自己，那時她的臉上肯定掛著一抹淡淡的嘲笑。現在的我康復了，早就忘了當時發生的這件事，或者把這一段硬吞下去，但這會兒被提醒，記憶立刻回來了，而我無言以對。她微微一笑，跳她的舞，我於是明白，在我妄想發作時的每一個晚上、每個小時，全部不會被遺忘，都在某處留下了永恆的印記。

28

如此過了兩、三個月，瘋狂的點子仍然活躍，關於千禧年的種種傳言此起彼落，我也跟著起舞。我突然理解那個一直圍繞在我身邊的千禧年有多麼歇斯底里，甚至讓自己也被感染，因為我就算不是這齣惡作劇的原創者，顯然也是原創者之一。看起來一切早就上路了；**我**似乎早就起跑了。我陷入沉思，人們從什麼時候開始認識並觀察我的？我嘗試找出到底是什麼時候發生這樁集體恐慌的事件，買了一份當時很受歡迎的《編年史》[113]，一九八七、一九八三、一九八二、一九七九、一九七七年的，也買了漁夫出版社（Fischer Verlag）的各式年鑑，把政治當文化盛事來讀，再次憶起流行歌曲的歌詞，重新解釋歌詞涵義並且唱了又唱。原來那些歌曲從頭到尾都在說我的故事！建議、新詮釋、命令以及咒罵如雪片般飛來，我被圈禁在一個歌詞與消息滾成的線球裡，它不斷低聲告訴我一些矛盾又衝突的訊息。

一九八二年和一九八三年時，我經常有偏執的想法，那段時期，我這個小孩變成一個人性的實驗品。一九八二年政黨輪替時，我期待全新的局面，集體恐慌的探照燈在波昂的巴特哥得斯貝格的一處貧民區裡，發現了一個西里西亞的後代[114]，此人在惡劣的環境下長大，這股衝著基督教民主黨而來的保守的反動力量絕非特例，那些占卜師和評論家顯然很怕這位少年，這個帶有星際大戰的寓意、同時也是真實「權力」打造出來的小雜碎，可能帶給自責猶恐不及的德國，更無以復加的罪惡感。

我那位有酗酒及暴力傾向的繼父，名字就叫赫爾姆特（Helmut），每當柯爾與施密特出現，人們呼喊「赫爾姆特、赫爾姆特」[115]時，我不禁胡亂回想起過去，我總覺得這不單單是政治上的呼喊，而是往**他**受創的心靈、歇斯底里的群眾合唱火上加油，加深了我的憤怒。我追蹤人口自然增長率，研究平均收入，以及放假日不規律的節奏。我揣著編年史到處跑，畫了一堆重點，與自己的生命數據加以比較，每次都得出新的、愈來愈精準的結果。我的母親什麼時候被送進精神病院？我什麼時候才在哥得斯貝格補辦入學手續，何時逃離阿亨？警察什麼時候來？血跡斑斑的網球拍是哪一天發生的事？我開始從歷史事件中比對研讀自己的生命數據，而非從個人經歷比對歷史數據。一切都吻合，而且若我忘記，回頭重新解析時，也總是吻合。一旦我們這兒有一間茅屋著火了，全世界便深陷火海；全世界陷入火海之時，我們的小茅屋便已飛灰煙滅。

113 *Chronicles*，每年歲末出版，記錄該年度全球政治、經濟、文化、體育界大事的年鑑。
114 作者的父母是西里西亞難民，該省位於德國東部，二戰後劃歸波蘭。
115 柯爾、施密特兩位前德國總理的名字相同，皆為「赫爾姆特」。

29

水中，有回音，我想像著我的生命之始。在我有記憶之前，一記回音進入小市民尚未解決的紛擾之中。頭向前走進下一個圈套，一個真正的圈套，裡頭有用按鈕連接的機械裝置和發臭的乳酪，有雙層地板、陷阱、鼻血的痕跡以及小熊軟糖[116]的廣告，電視裡的柯爾迅即發胖。

單一因果關係很愚蠢，反因果關係基本上也同樣不智。童年當然**也**有原因，要我將其硬生生分割出來，而那些原因卻沒有立刻凍結，用來單向地解釋日後的發展，這一點讓我感到很痛苦。爆發的病逮住了一個逃亡的人，不安與不平靜的童年回來了，我十九歲上大學，總算要依照自己的原則和方向建立自己的生活了。走吧，說什麼都得離開這狹隘的地方，進入才智與文學的廣大世界，走進寬頻的世界學習。

有一次我們在看七〇年代的*Super 8*膠卷影片，影片裡是在西班牙度假的我的父母親和我，他們在我未滿三歲時分居了，我母親用她的方式牽著我的手走過一個地方，不讓我單獨行動，雖然我顯然很**想這麼做**。她像是在玩玩具似的，小心翼翼卻又膽大妄為，攻擊似的把我舉高又放下，還一邊沾沾自喜地對照相機擠眉弄眼，不顧飽受驚嚇的我。耶誕節看錄影帶時，我的表姊妹也注意到這點，她們驚呼，大人應該讓我自己來，「喂！」她們大聲嚷著，一副忍不住要插手的樣子：「拜託，不要管湯瑪斯。」我沒聽懂，沉默看著我的阿姨們，尷尬、卻也感動。那時**就是這樣**。

我母親第一次離婚（在耽溺於賭博、欠下賭債、被皮條客威脅、牙齒被打落之後）造成的精神失常，病情起起伏伏，十多年來不斷打亂她的生活步調。逃亡是家常便飯，我母親十七歲即從波蘭逃往語言不通且陌生的德國，將自身的失落感，用時而百般呵護、時而冷落的歇斯底里的方式，轉嫁到身為獨生子的我身上；只為尋求一個安定的角落，她糊里糊塗再嫁給了一個酒精中毒的程式設計師，其實結婚前他就已經按捺不住酒癮。然而渴望本身是盲目的。家暴濺血的場面愈來愈頻繁，分居的間隔愈來愈短；我經常要先用極不健康的方式保護我母親，然後再安慰她，最後再當她情感上的**好麻吉**，直到那個怪物再度獲准回到蝸居的家為止；然而過不了多久他就會故態復萌，逞兇鬥狠一番。幸福時刻建立起來的信任已被摧毀殆盡：從一個理當被取悅的「父親」，變臉為野獸，母親一而再、再而三證實自己是受虐兒，而那個真正的小孩卻因這一切而變得沉默不語，愈來愈畏縮。孩子不停地安慰著母親，有一次卻倒在地板上，被拳打腳踢了好一會兒。這些全部在一個不足四十平方米大，燒煤炭取暖的荒涼空間裡上演。

「我的童年沾染著血腫的顏色。」是我躁狂症發作前幾個月為《週末夜》中的一個角色寫的一句台詞。這齣戲講述一個名叫沛克的音樂廣播節目主持人，他在地下室不斷剪接各種音樂，卻始終沒能

116 指小熊軟糖的經典廣告詞，「小熊軟糖讓兒童開心！」。

成名。我大約知道我想藉由這個角色表達什麼，在意象的轉移過程中[117]，也看出首度回顧過往的我熱情洋溢，突然間，我將自己的童年和青少年客體化，從情感中抽離。這個**詞的顏色**：「血腫」經常出現在醫師的診斷書上，一而再再而三地出現，「血腫」，代表著那個和我母親結婚，從未盡到責任，好不容易才終於離婚的野獸。一開始我不懂「血腫」的意思，後來從上下文推斷，反正是讓所發生的事情有一個全新的觀點吧，一個第三人、我根本不認識的醫生，用他客觀的角度描繪我們充滿災難的生活，簡單精準而且用了一堆術語。漫畫之外，這是我第一次維持這麼久的閱讀經驗。

所有正面的事物都在事後毀於一旦。例如《海蒂》[118]以及《海蒂》與警察。在阿亨的前五、六年，一天晚上我的繼父坐到我旁邊，和我一起讀《海蒂》，我和其他人一樣，由衷喜歡她的故事。幾星期前他們買了錄放影機，而我搞不懂為什麼可以用它反覆觀看所有影片（包括《海蒂》！）。我覺得那是一個真真實實的奇蹟：快樂幸福將可永無休止地重播。那段時期反正沒人重視我，我感到高興也鬆了一口氣（我的生父為了要讓我「脫離這種關係」，莫名其妙提起訴訟，敗訴之後，就消失得無影無蹤。我的母親手上拿著判決書淚眼婆娑問道：「你會留在我身邊吧？」）。那天晚上，我繼父傾注在我身上的關注，讓我驚喜之餘也感到非常不習慣。但我母親到哪去了？沒有答案。房間裡很暗，只有電視機裡的日本卡通《海蒂》效果十足的發出繽紛的色彩，我倆一句話也沒說，看了一集又一集。他摟著我並輕輕撫摸，這種親近固然新鮮又虛假，但我仍然很享受。

我不懂他怎麼又喝得爛醉，或許又跑去吸毒。我自己需要慰藉，就沒留意他之前才在某個開派對的地下室大鬧一場，跑出來後，威脅我母親和鄰居，可能還動手打了人。開庭開了很久，我聞到他呼出來帶點甜味的酒精氣息，那時我還搞不清楚那究竟是什麼樣的味道。然後門鈴響了，警察站在門口，驚人的尖叫聲。穿制服的他們要把他帶走，鄰居站在後面，一陣扭打，有人說了什麼，有人反嗆回去，我母親抽抽噎噎。**這**有聲音的一幕之後，接下來又只有我一個人看《海蒂》了，現在的她已經和以前完全不一樣。

如此周而復始，此刻回顧，關愛失去了原有的價值。那段時間母子倆從阿亨逃回波昂，先到外公外婆家，然後搬到樓下的破房子，又住了好幾年——荒唐的是我繼父沒多久也搬進來了，我嚇了一大跳（「家裡有驚喜唷！」），從外公外婆家回程的路上，媽媽對我說，耶誕節又快到了，「我不知道你會高興呢，還是不高興」），於是這場逃亡也失去了它的價值與目的。希望逃脫什麼，看似毫無意義，反正統統躲不掉，那傢伙又大剌剌坐在家裡，趕都趕不走，而且很快就變成討厭鬼，醉醺醺躺在沙發上，在地板摁熄香菸頭，一支接一支，他就是要羞辱我母親，要她哭著撿起一個又一個香菸頭——旁觀者或許還覺得有趣哩。接下來的幾年中，每天從地下室提兩桶煤餅上來，忍受那兒的陰森恐怖的人，是我，不是他——煤堆裡面一定有報廢的電視機，樓上的電視則永遠開著，整間地下室充滿了我每天清晨從報亭偷來的《快報》（*Express-Zeitung*）裡面報導的殺人兇手；從某一個角度看，樓梯間那塊搖搖晃晃的木樁，像極了一個老邁、斜倚角落窺視的鬼怪，拉長了的頭顱和慘白的額頭上

117 例如聽到某種聲音而產生看見某種顏色的感覺。
118 *Heidi*，瑞士作家Johanna Spyri（一八二七～一九〇一）寫的兩部兒童文學的總稱。

掛著汗濕的頭髮。一年後讀了史蒂芬．金的《牠》，才把我救了出來，如果恐怖是虛構的話，那麼它得到解放了。

「那時候我們都病了。」日後我母親說。她說的是他們兩人大量吞下的安眠藥：**立舒定（Lexotanil）**[119]，又一個我童年時聽不懂的字。

119 一種焦慮症用藥，可能會有精神混亂、情緒麻木等副作用。

30

半個人[120]！繼續走，我停在阻撓我的浪尖上，複印上百張一模一樣的傳單，上面有我在夏洛騰堡[121]分發的威廉·布萊克[122]的詩和《Spex》雜誌訪談，塞一張傳單到走路像颱風似的迪特西·狄德瑞克森[123]手上，那是一份他與自己對談的複印本。他本來有點兒興趣，但又不了了之地走開，因為他覺得碰到了瘋子；繼續在這一區奔馳，參加派對，和我以為在網路上打過交道的人攀談，但我堅決否認他們就是我聲稱我不認識的人，其實這齣瘋狂錯亂的喜劇只是我個人的脫口秀。

出來！我用寫著麥克筆字跡的紙裝潢屋子的廊道，這引來警察第一次動員，因為這種偏執狂式的問候和受到威脅的感覺差不多。有一次和文學家見面時，我哇啦哇啦說了一堆沒經大腦的笑話，葷素不拘，然後跟著去巴黎酒館，我突然忍俊不住，拚命和一位跑藝文線的記者攀談；之後在與一位女版畫家共乘的計程車上，卻飆淚不止。她下車前把分攤的車資塞給我時，很驚訝地望著我。坐在我身旁

120 德國樂團 Einstürzende Neubauten 第三張專輯名稱，一九八三年十月發行。
121 Charlottenburg，柏林的一區。
122 William Blake，一七五七～一八二七，英國詩人、畫家，浪漫主義文學代表人物之一。
123 Diedrich Diederichsen，一九五七年的德國評論家、作家、記者。

有一位柏林自由大學資訊中心的交換學生，我飛快瞄了她的電郵地址一眼，立刻發了一封信到她的信箱，那封信本來是要寄給別人的，但沒想到她卻認為有趣得不得了。在外頭抽菸時，我感覺她對我有意思，不是光交換電話就夠的那種。但我偏偏了無興趣。心思飄向一個近乎聖潔的領域，以形而上的方式，在這個熱到爆的夏日之謎中，搜尋著下一個線索。我逃離達勒姆，跳上城際快鐵，咚咚咚穿過車廂，胡言亂語並繼續發送印著《Spex》雜誌訪談、格言以及諾瓦利斯哲思的傳單。一個從旁觀察我的傢伙，把我形容為「怪鳥」，有一次與朋友同歡飲酒時，他對女友說：「你看，拉拉，他就是我跟妳說過的那隻怪鳥。」我覺得妙極了，有夠坦白，我於是湊近安德烈亞斯說道，他一定要認識這個管我叫「怪鳥」的人。他們兩個相覷無言，然後安德烈亞斯問我：「為什麼？」我沒回答，他聳著肩重複問道：「為什麼？」他沒錯，我也不知道原因。隨口要個理由，就能把人立刻拉回現實，小隊人馬各自散了。

海豚從我嘴裡躍出，單調的綠色念頭再次激情迸發。瑪格達和我去參加流行文化五重奏的講座「王之憂鬱」（Tristesse Royale），我特地在袋子裡放了阿多諾[124]的《小倫理》（*Minima Moralia*）以及我的《週末夜》草稿，精心武裝後上陣。我和瑪格達坐在咖啡館裡，抽了一根菸，在阿多諾的書上摁熄，理由很荒謬，我真想現在就把這地方燒掉。我不斷堅稱，前方舞台上流行文學作家的說詞中，必定有弦外之音。瑪格達沒了主意，默不作聲。其他人心煩地朝我們看過來。講座結束後，我突然走向站成一群的作家，大聲重複亞歷山大・馮・荀貝克[125]的姓氏，因為他的名字念起來非常引人注目。我輕拍一下克里斯揚・柯拉赫[126]，當他擁抱我並聽到我報上自己的名字時，驚嚇地縮了回去，並說道：

「你這個王八蛋。」我真喜歡這種柯拉赫式的問後，接下來我大聲向他推銷我的草稿，但他不想要。這一招我也喜歡，我爽朗地哈哈大笑，把草稿摜在咖啡桌上，揚長而去。

總是跟在身邊，不斷試著拉住我、壓著我、召喚我的，是朋友們。如果有我信賴的人在身邊，還真的有點兒用。我的論點經過他們追問，就有所緩衝彈性，或者因為必須重複敘述，而不至於過分露骨粗俗；我的論點力道減弱，不會不假思索脫口而出，至少不會在接下來的五分鐘內蹦出來。他們保護我少受其他刺激，我得以暫時放下包袱，不至於立即釀成社會災難。短時間內還算有用。

有一回我和魯卡斯在一個遊樂場坐下來，我們剛從一場派對出來，我在派對上謾罵個不停。魯卡斯遞了一瓶啤酒給我，把我從派對召回到這個黑漆漆的遊樂場上，此刻我們分別坐在鞦韆上喝著啤酒，和「楚門的世界」一模一樣。他慧黠溫和的眼睛因為戴眼鏡而變小了，瞳孔上映照出兩道月光。下面釘著彈簧片的搖擺木馬靜靜地站著，屏氣凝神地聽著鞋底的沙子發出嚓嚓聲。我忽然滔滔不絕，謾罵無邊，說我一直都被騙了，所有一切就是一大堆無法形容的鬼扯蛋，還有我根本不曉得應該怎麼活下去。從我嘴裡說出的話，絕望多於憤怒，我激動的長篇大論中很快就夾雜著啜泣。「如果所有一切從一開始就是一場愚蠢的騙局，如果你就是這麼爛、遭人背叛及出賣，你要怎麼活？」我哭了。魯

124 Theodor W. Adorno，一九〇三～一九六九，德國社會學者，法蘭克福學派創辦人之一。
125 Alexander von Schönburg，一九六九年生，德國暢銷書作家、記者。
126 Christian Kracht，一九六九年生的瑞士作家、劇作家和記者。

卡斯不知該說什麼才好——現在才來反駁偏執狂已經太晚了，當他把手放在我背上安撫我時，他的眼中也噙滿淚水，雖然仍勉強擠出一個微笑。

31

許多夜晚，許多日子以及很多個星期，就這樣逐漸燃燒殆盡，我偷竊、奔跑、尖叫。從表面上看，我既嚇人又古怪：一個熱情但也內斂的個性突然爆發，幹下千百種愚行，只會賣弄各種瘋瘋癲癲的假設，一樁又一樁怪事紛至沓來，打心裡封鎖一切，為了確實與外界隔絕，再也不要被找到。外頭在舉行心理嘉年華，內心裡，堅不可摧的偏執和妄想卻正在大發雷霆。我真的是人性的實驗品，是個被翹首期待的救世主，是一個消滅所有宗教和所有目的論的正常人。我們因我的正常而進入一個全新的、由理性指引的天堂，日日為其可能性與詮釋而奮鬥，處處都有真正的武裝部隊及死難者，神話與啟蒙運動和解了。其實這只是一個乏味的噱頭：尼采不可能藉由書寫判定上帝已死，是我對祂置之不理才讓祂了無生氣。

32

我受到三次嚴重躁鬱症侵襲期間所形成的世界圖像，應該在此概略地描繪一下，盡可能還原它的原貌。在我的短篇小說《埃及恐龍》（*Dinosaurier in Ägypten*）中有我內省的描述，還有舉例成癮症以及許多不知所云的東西。這裡要敘述的，一字一句都清楚易懂。

我猜想，有一部神祕的世界史，從遠古時期就祕密流傳下來。那是一個真理，包羅萬象又不可言說，它不會為我開啟，我得自己迎上去，獨自完成意識的轉換。至於它何時會出現，沒有人知道。我的解釋是，大家期待的救世主，類似猶太人之於彌賽亞，已有幾百年的時間，祂既不侷限於某個宗教，也不侷限於某個文化領域。藉著耳語和隱喻流傳下來的，是救世主終將降臨，而且就在世紀交替之際。這個神祕的人類末日說，我如此想像，幾百年以來散布在所有的文章、歌曲以及繪畫之中。那是一種模稜兩可的表述方式，和我前不久在網路上結識朋友的方法如出一轍。**就是**那種表現方式，因為它或多或少都會出現在所有的表達形式中，從在路邊攤買香菸，到購買歌德的《浮士德》第二部，我因此可以從那些在我出生前就已經存在的文章、影片和圖畫中，找到關於陰暗、混亂的情結的種種提示。等待救世主由來已久，但這種耳語，這種**祂終將降臨**，母親們輕聲唱給小孩聽的歌，若論流行程度，絕對比不上目前已傳播到全世界的諸多預言。歇斯底里惡化的過程堪稱緩慢，要用快轉畫面才看得出它真正的規模和程度，這個過程緩慢到我們不知道是哪一種歇斯底里沉睡在萬物的核心中。

有一場為救世主降臨舉行的賽跑，希特勒自然先意識到，要將救世主降臨並帶來新世界的訊息散播出去，史達林也差不多，把所有可能發生的事情關在「納粹德國」領域內，同時又把每一種對救世主的期待轉到自己身上。希特勒心裡想的是，我就是祂——我妄想發作時亦然。他藉此把全世界的焦點轉移到這個士大夫至上、狂熱醉心，名叫德國的寸土之上，他贏得勝利的同時也一敗塗地。他並未消滅對救世主的期待，反而將之推向顛峰；這個很久以前就存在的妄想所造成的後果是：這樁最殘暴的人類罪行早在我出生之前，就已經以我的名義橫行於世了。

你可以想像，扮演如此一個背信忘義的彌賽亞角色並不容易，突然一切人事物都繞著你打轉，為了讓這一切不至於因為一把刀子就火速畫下句點，並為此犧牲性命（我感覺世界不可思議的黑暗靠攏了過來，最後一役、世界末日、索多瑪與娥摩拉[127]），大眾投身於流行音樂。流行音樂歡慶這個時刻，讓妄想症的涵義不那麼令人痛苦。我盯著音樂錄影帶看，分析這些臉上散發著光芒的人所說的台詞，極其專注地錄下那首最膚淺的歌。儘管如此，我的品味並沒有完全消失：某些特定的產品仍然會讓我抓狂，例如一首叫做「藍色」的暢銷歌曲就是，它說的是一個憂鬱的男人住在藍色世界裡的藍色房間，唱著「我很憂鬱，搭巴地、搭巴搭」，愚蠢的諷刺和赤裸裸的賺錢術把我的問題給簡化了。相

127 聖經中記載被上帝毀滅的兩座罪惡城市。

較於這首，其他的歌曲如摩比[128]的「我心為何神傷」（Why Does My Heart Feel So Bad），就讓我找到與我現今的處境相彷的多愁善感，讓我感動落淚。我把舊光碟拿出來播放，重聽一遍。一切都有它變遷的涵義，光碟和書鋪滿了地板，電視裡不停播放著影片和預告短片，一切亂七八糟，我的房間一片荒蕪。

128 Richard Melville Hall，一九六五年生之美國流行樂手。

33

千禧年來臨的那一剎那究竟會發生什麼事？只從日期看的話，的確是一次扎扎實實的新舊世紀更迭，將我比作耶穌，對我是一種緩慢但明確的鼓勵。**二〇〇〇年，派對結束了，呃，時間到了**，王子[129]是這麼理解的，這種感覺真實向我襲來，從使用石弩的時代之前就是這樣了。是不是每個於瘋狂狀態下理解這場世界意外的人，都必須精神失常，而我只不過是這一批當中的最後一個？威納・施瓦博[130]就是因為這樣才把自己喝死的？莎拉・肯恩[131]因此在精神病院自殺？原本前程似錦的萊納・格茨[132]醫師，因此割傷自己的額頭，瘋了，副刊從此跟他劃清界線，而他再也不必憤世嫉俗？湯瑪斯・品欽[133]真的藉《V.》這本小說預告我的現身嗎？其實，品欽這個人呢，他把他的消失和充滿幻覺但清晰

129 美國歌手Prince Rogers Nelson，一九五八～二〇一六，的藝名。
130 Werner Schwab，一九五八～一九九四，奧地利作家暨劇作家，死於酒精中毒。
131 Sarah Kane，一九七一～一九九八，英國劇作家，為憂鬱症所苦，上吊身亡。
132 Rainald Goetz，一九七一年生，德國醫師、作家，一九八三年在一場朗讀詩歌活動上用刀劃自己額頭，血濺現場，導致活動中斷。
133 品欽排拒公開個人資訊，外人多半不識其長相。

的反烏托邦思維放進寫作裡，實在是相當高明。他的作品《葡萄園》調性樂觀，這也是兩年前某位杜賓根的講師眨著眼對我確認的——沒錯，因為那個龐然大物已經在地平線上站立良久（多久？），強調自己只是個學寫詩的小人物，而非眾所畏懼、莽撞昏庸的獨裁者，或者失去理智的教主。人性看起來還不算太壞。

我們是登徒子，寶貝！[134]我所到之處都有人如此呼喚我。一九八二年為何災禍連連？我不是神不知鬼不覺地把所有心靈創傷都藏起來了嗎！我臨時起意參加文學座談會，朗讀結束後與布列特．伊斯頓．艾利斯[135]聊了一下，坦承《美國殺人魔》讓我難以承受。資本主義朝氣蓬勃，我在電話裡對主持文學講座的人這麼說，他同意我的看法。

沒錢時，我就去商店和百貨公司裡偷，毫不遮掩地偷拿那些早該給我的光碟和書，因為它們對我指名道姓，因為它們說的唱的寫的就是關於我，從我一九九六年待在奧斯汀[136]，這些光碟和書籍就受到我的污染和影響。它們以向我致敬為名，將我洗劫一空，因為我新近在網路上寫的文章被轉載或翻譯了上百萬次，就連我才在巴基斯坦裔美籍作家果思[137]的文學創作課上，用英文寫成具有實驗性、世界每位公民想必能心領神會的幾篇短篇小說也是（用令人毛骨悚然的方式先處理我眼前無法逃避的狀態——這些先知啊！）——文章都影印好了，也發出去了，經由快速的數據高速公路回傳到德國，再從德國繼續傳到全世界，使之成為一個眾人皆知的經典。

我還仔細聆聽了「奇妙四人」樂團[138]的《4:99》，這張專輯絕對不是隨意取名的，每一句歌詞都是一個暗示，每一個韻腳皆為一種問候。特倫特．雷澤諾[139]從厭世的孤絕中走出來，就知道要用《易碎》（The Fragile）這張專輯悄悄讓我振作起來，因為他全部都已經幫我活過一遭了。我把他的音樂放得震天價響，喝啤酒助興，在這環繞著我的新奇宇宙中如癡如醉、迷失自己。距離世紀更迭愈近，我也就愈來愈歇斯底里。

我匆匆趕赴波昂，說不定在那裡能找到答案。相較於滑稽的施普雷河，萊茵河是一條真實可靠的河，暫時安撫了我。當我告訴我媽，派崔克・林特納[140]在一個談話節目上提到他的養子，其實就是我時，我媽簡直快崩潰了。我覺得電視上的人變了好多：他們的眼睛幾乎都閃著吸毒吸茫了的光，不，他們全都吸食某一種毒品，不然就是靜靜、輕聲地為預言終將成真，新天堂就在不遠處而竊喜。你可以從他們深情的目光察覺出來。

最後是，愛情，愛與性。我到處都找得到愛情，只不過它有時也喬裝成恨來稍做平衡，免得我因太多愛情而窒息。我身上正在進行一場倒轉：摧毀至今為止我所愛過的人，讓最親近的人形同陌路，

---

134 *Wir sind Lockvögel, Baby!*，奧地利作家、二〇〇四年諾貝爾文學獎得主Elfriede Jelinek的小說。
135 Bret Easton Ellis，一九六四年生的美國作家，小說《美國殺人魔》（*American Psycho*）曾改編為電影。
136 作者曾在美國德州求學。
137 Zulfikar Ghose，一九三五年生於巴基斯坦，現住美國德州的詩人。
138 Die Fantastischen Vier，一九八六年成軍之德國嘻哈樂團，一九九九年推出的專輯《4:99》非常受歡迎。
139 Michael Trent Reznor，一九六五年生，美國創作歌手，一九八八年成立九吋釘樂團，曾為電影《社群網戰》和《龍紋身的女孩》編寫配樂；飽受憂鬱和毒癮之苦。
140 Patrick Lindner，一九六〇年生，德國流行歌手及電視明星。

最遙遠的卻變最親近的。當密友和夥伴突然變成卑鄙的背叛者，喜歡以書本、歌曲、影片、文章的形式苦苦糾纏我時，我便採取疏遠計畫。我偏執地認為，所有我經歷過、愛過的，全盤皆錯。而對那些在遠遠的地方驚異地盯著我的人，則會不安地瞪回去，我只有對陌生人才會用這種可能會讓人覺得無辜的方式。

那說到性呢？我愈來愈覺得自己是偶像。如果大家都知道我，一直拿我當話題，那麼我就應該在撩妹這方面無往不利，性愛遊戲一場接一場才對。我突然與性虐待扯上關係，在用扭曲的方式進行著變態的愛情遊戲，我扮演這扭曲的中心，嘗試著各種變化，享受反常的淫慾，迎合身體各處發出的千百種呼喊。誰要是在色情片中聽到有人呻吟著自己的名字，一定會以為，只要自己願意，一定可以征服全世界的女人。但我不行；我現在變成近乎聖人了，我已經不一樣了。

愛滋病是發明出來的，我敢百分之百確定，根本沒有這個病。愛滋是一種媒體的裝置，用來保護眼前的世界免於某種特定的影響。哪種影響呢？有何結果？那些假裝死於愛滋的人，會在世紀交替之時重新現身嗎？

耶誕節前，魯卡斯幫我拆下電腦的數據機，免得我又在網路上胡說八道，他還勸我回精神病院去住。而我沒多久就又落跑了——那幾年經常上演同樣的戲碼。時鐘滴答滴答，愈走愈快，除夕將至，我坐在網咖裡，在不同的網路平台上寫新文章，藉此測試效果與反應的間隔與強度該如何研判。我幾乎沒法看一般新聞了，偶爾看時，只會立刻引發我荒謬和不滿的情緒。全都是鬼扯，一齣齣錯得離譜的戲，一場徹底被掏空，只由我來填滿的媒體鬧劇，別人一概沒分兒。其他人哪裡知道我的厲害？我試著漠視這一切，如同我十年前漠視一切一樣，但我辦不到。

34

我們一起歡度除夕，圍坐成一圈，我的話不多，也聽不懂其他人在說什麼。腦袋中的壓力碩大無朋。有人提議去樓下按班・貝克的門鈴，請他來作客。但肥胖無比的他，冷淡疲憊地倚著門嘟嘟囔囔。其他我已不復記憶，只記得我迷迷糊糊走在街上，前赴另一場由**世上最安靜的俱樂部**所舉行的派對，有我不太熟悉的阿悠俠在那兒主持音樂節目，這我倒還記得。一陣獨特、聞起來帶焦味的煙霧，瀰漫在柏林市中心，我在濃霧中迷失方向，眼前一片陰暗慘白。我得知葉爾欽下台，心裡想著：現在我人在這裡，而他要下台。因為他知道美國終究是贏了，他要痛飲伏特加吧，我也是。

35

對我來說，生這種病堪稱是一種可悲的福利，因為許多事突然間似乎都可以解釋了：別人的冥頑不靈、雙方的壓抑、模稜兩可和汙衊。之前我和別人的關係就很僵，常搞砸許多事。我本質上就是個寂寞的人，引發生病的原因也就不言而喻。在這種情況下，誰還能與我維持正常的關係！童年時的殘酷經歷，頻繁搬家，突然變得不說話——為何一切發展得如此複雜又多災多難，現在全都清楚了：只因為這樁世界事件！沒生這病的話，當然就不必解釋這種事，但如今這一切是那麼令人迷惑和孤獨，程度甚至比以前有過之而無不及。現在，伴隨著那些負面情緒而來的，是一種真真正正的心理疾病。

36

一月底，我崩潰了，那時我搬到了普倫茨勞爾山（至於怎麼搬的，也許要問羅本租車公司），我住在一間舒適的套房裡，心緒平靜了下來，也恢復了慣常的思考。隨之而來的，也包括認知我前幾個月的揣測都是錯的，不僅錯了，簡直是瘋癲透了。這層認知一點一滴出現，我首先注意到，我對這世界的某些假設根本就不正確，我在自己身上編織出來的錯亂非常的違背歷史，其實經不起考驗。只花了兩三天，偏執狂就解體為冰涼潮濕的泡沫，我清醒多了。神經元停止挑釁，轉為平和。先前腦海中無以計數的訊息躲了起來，凝結了。腦子從雲端下滑，心靈沉了下去，且意外地被一股強烈的悲傷給瓦解了。到底發生了什麼事？

如果你第一次被迫面對這種狀況——何謂「被迫面對」？你不會孤立於某種特定狀態，而是整個人都遭受侵襲，無休無止——你若是第一次遇到這種狀態侵襲，必定也束手無策，無所是從。這種情況無前例可援，是絕無僅有的全新經驗，病患不知如何釐清自己正在經歷的感受。這是什麼？是憂鬱症？為何如此激烈，如此可怕又令人痛苦？狀態愈明確，病患心中的世界也就益發陰暗。當重新恢復意識時，回憶又為他增添一種說不出的羞恥，無時無刻不使他往下墜，愈墜愈深。

37

若論忍辱偷生的人生，莫過於躁鬱症患者，原因是這種人過著三種彼此互斥，互相攻擊、互為羞愧的生活：憂鬱症患者的人生、躁狂症患者的人生，以及偶爾康復的人生。偶爾康復的人，不理解他在前面兩種人生中做了什麼和想些什麼。偶爾康復的人（間歇性的，因為這是一輩子的病，病人只能希望不要經常發作）粉身碎骨走一遭，唯一能做的，就是驚嘆身後留下的那座殺戮戰場。他仍舊無法改變什麼，雖然躁狂症患者曾在殺戮戰場上大開殺戒，憂鬱症患者在那兒苟延殘喘。他完全不知道自我的這兩種樣貌，他現在的自我（但他現在又是誰呢？）只能憑藉回憶，但幾乎無法憑藉認知來連結兩者。話說回來，不可否認的：他仍然是同一個人。他就是做那些事、製造災難以及鬧笑話的人，他欲求不滿、判斷錯誤、著了魔、滿口空話，像個拒絕往來戶，一天到晚鬧自殺，他令人難堪、發怒、崩潰。惹是生非、行屍走肉。這就是不折不扣的躁鬱症。

想都知道，躁鬱症患者發病時會窮吼亂叫，腦子燒壞了，自然也就幹下諸多令人不齒的事情。簡直就是混蛋！小丑。行屍走肉般穿越城市，尋思著下一個愚行，突然呼天搶地讓人尷尬不已，接著砸毀一個車燈，隨時胡言亂語，而且說的都是自己的事，時不時向路人搭訕，詆毀所有與他有關或毫無干係的東西。全身上下充滿來自各個角落的神經元火苗以及錯誤的訊息，他認定自己是情趣玩具，是電影情節，還與歷史上的大屠殺有關。

尤其是有輕微思覺失調的躁鬱症患者，在與妄想系統對抗時會感到窒息，他就是那個妄想系統，從感覺錯誤踏出第一步，配上為自己找來兩種不真實結論的錯誤參考，加上三種混亂的猜測，其強度足以在五分鐘之內把整個世界翻過來。然後他迷失了，以我的情況來說，迷失可達數月之久，在時間和妄想糾纏不清的情況下崩潰。到最後，名聲和人生全毀了。

不同於躺在瓦礫堆上，動都不敢動一下的憂鬱症患者，躁鬱症患者則是連動一下都難。所有功能都關閉之後，每一天等同一種空無，艱困難熬的生活只剩下和自殺做無謂的對抗，這也並不輕鬆，求死對憂鬱症患者而言也太過沉重。每走一步都是一次心力交瘁，陌生人的眼光透露著輕蔑，回憶起神經錯亂時的種種折磨著他。然而此處亦無寫實主義可循，神經錯亂轉而變成負面消極。黑色黑暗非常，簡直超乎它的最大極限。然而這一切都會過去，只是需要等待比躁鬱症消失多達兩倍的時間。

偶爾康復的人站在自己釀成的災難中，完全失去了自信，走上了偏鋒，只卑微地盼望吃下去的藥有點兒作用。他的體內有一個他不能信任的人，我以前這麼描寫過，不只一個人，不，許多人，一大群不可靠的人以及時時變節的人。如果他誠實面對自己那張不修邊幅、汙穢的臉，不壓抑情緒也不偽裝，他就可以想見他的人生，不啻就是虛度光陰、崩壞，沒有盼頭；至於另一個人生，一時之間還見不到蹤影。

假如你有躁鬱症，你的人生便失去了連貫性，原本有前因後果的歷史，回顧時卻崩解為毫無關聯的片段和斷簡殘編。這個病射穿了你的過往，以更強的力道威脅著你的未來，就像你已經見識到的，你的人生因每一次躁鬱的發作而變得更艱辛。你所信任和認識的那個人已經失去了牢固的基礎，你無法再相信自己了。

你再也不知道自己過去是怎麼樣的一個人。雖然記得自己的所作所為，卻覺得陌生。偶爾的靈光乍現，為了盡快鄙之棄之，在躁鬱狀態下轉化為行動。每一個人心中都藏有一口深淵，你只願偶爾瞧上一眼；躁鬱症卻是穿越這道深淵的一次完整旅程，多年來你所熟知的自己，將於短期內失效。發病之後，你並不是從零開始，不，你已經跌落到最深的負數深淵，再也沒有任何事物能以讓人信賴的方式與你建立連結。

誰有力氣從這裡重新打造出新的東西呢？

38

我坐在那裡，是一個物體，不再屬於人的等級，而是沒有生命的物體、東西、客體：冷漠無情，行屍走肉。我四周的人，雖然我比他們清楚，也同屬沒有生命的物體。他們說的話，如果他們還肯開口，幾乎無法傳遞到我這廂。我知道不是這樣的，但我只能這樣感覺，我是木頭、金屬、塑膠做的，我的血管是鋼索。除了悲傷，我一概沒有感覺，我所置身的宇宙，微小而且一動不動。通風設備發出像大衛・林區[141]的一部電影的嗡嗡聲，一種麻木空洞、窸窸窣窣的背景音。我去上廁所，通風設備開著，卻什麼也沒宣告。我一直都聽得到它，就像一種強迫性的嘲諷反射，無形的。在這之前我沒聽過它，之前它在另一邊，現在我在它這裡。

我二十四歲，不過時間也迷走了，而我在時間之中。時間不是不在這個毫無動靜、令人驚恐的真空中，就是一塊將我圍起來、漸漸讓我失去知覺的破布。公寓裡瀰漫著敵意，一片死寂，我並不想待在屋內，我是怎麼進來的？公寓帶著敵意，但我這個沒骨氣的寄生蟲卻離不開這裡，若要離開，我就必須走到讓我眼花撩亂的陽光下，走進人群中。那些生氣勃勃的人們，如果我認得出他們，似乎住在另外一個遙不可及的世界，那個世界在玻璃窗後面，彷彿是另一個空間，全然陌生又截然不同。我從遠方看著這一切，他們是如何做到的？若是今天，那肯定是不可能的任務。

我強烈感到羞恥，我任由它擺布，在羞恥中滅頂。我只能由著它，因為我無力防衛，而頻頻陷入這種恥辱中。病態的思想、荒謬的想法、錯誤的系統，時時氾濫成災，尤其是那些一再出現、充斥著病態與可笑的片刻、情境以及行動。說的都是我嗎？幻覺重現，閉上眼睛，羞恥感翻湧上來。我無法擺脫它，無法用「怪異」或「荒謬」形容自己的行為，怯弱如我，也無法將之客體化，遑論遠離它。我只得暫時把它壓制下去，起床去瞧瞧空無一物的冰箱。冰箱裡那顆慘澹蒼白的小燈泡，與浴室的通風設備系出同源。一切都是真的，真的死了。

我坐在那裡。我什麼也不是。曾有個什麼東西坐在那裡，又不見了。

141 David Lynch，一九四六年生，美國電影導演，作品風格奇幻詭異。

39

春天來臨，第一季**電視真人秀**[142]播出有一段時間了，我還記得很清楚——大概幾星期之前吧——我認為電視週刊上那尖銳的**電視真人秀**預告，就是對我個人的侮辱，是恩德摩爾[143]花我的錢，編出指涉我的譏諷台詞。**電視真人秀**開播了，這是膚淺空洞的媒體充斥在我們生活中的例子，淺薄得不能再淺薄的劇情，也是淺薄得不能再淺薄的窺視症。然而，偏偏是這種混合體，不冷不熱的，讓我能偶爾觀賞一次，讓我短暫忘記我是誰以及我怎麼了。支離破碎如我，讀不下小說，也觀賞不了影片。看完節目後，只要睡得著我就睡覺，痛恨早晨照在我臉上的陽光，因為我無力拉上窗簾，也無力把床從窗邊移開。永遠睡著吧，拜託，千萬不要作夢。沒有一秒鐘有意義，幻想時也一樣。

我去波昂，在那兒待了幾天。康拉德與瑪兒塔覺得**電視真人秀**淫蕩又諷刺，想去科隆一起歡送次特拉可[144]。我也一起去，因為我不知道要幹嘛。乘車途中我一句話也沒說，我佩服康拉德和瑪兒塔的正常，他們能說說笑話，耍耍嘴皮；他們故意做些沒水準，卻覺得很屌的事，這樣其實有點兒不老實，但我已經不能理解這些東西了，我只是個跟屁蟲，昏暗中置身人群。我們四處跑，卻什麼也沒看到，就開車回去了。別人都度過了一段愉快時光，而我什麼也沒有，這已經不是哽咽，而是喉嚨被封住了。

我母親做了好多菜給我吃，藉此證明雖然經歷過多次憂鬱症，她仍舊對我呵護備至，忍耐有加。但這些對我無效。

我偷拿了一些我母親沒有乖乖吃下去的藥，她把她不同的精神病藥物集中裝在一個小小的安瓿裡，我拿了很多樂耐平[145]。我問也沒問，只是想這樣應該夠了。

---

142 *Big Brother*，一九九九年於荷蘭首度推出大受歡迎的電視節目，內容為把一群人關在一棟房子裡，實況轉播他們的生活面貌。
143 Endemol，製播電視真人秀的電視公司。
144 Zlatko Typkovski，因參加德國第一季電視真人秀聲名大噪、源於馬其頓的素人，現為當紅歌手。
145 Tavor，為自律神經失調常用藥物，台灣稱為樂耐平（Lorazepam）。

40

我坐上回柏林的火車，當我母親從窗外對我揮手時，我知道我再也看不到她了。我們兩個都哭了，卻都沒有承認。我們的臉因為痛苦而扭曲。淚水流下，又偷偷抹去；我想，為何還需要掩藏，為何還要如此羞怯？火車開動時，就像電影一樣——但這不是電影，這是有史以來最悲傷的一幕——橫亙在我們之間的是無聲的吶喊。除了把我當成死人，我什麼也做不了。這真的是訣別了，不是我決定的，是別的東西幫我決定的：我這個人生，不值得活。我不知道她是否知道，但我猜她知道並且隱藏不說。我很難過，我不是為自己掉淚，而是為她哭泣，但我同時又覺得這樣的行為很虛假又傲慢。痛苦哪裡需要搬演，痛苦根本無所不在。

回到柏林，我又開始覺得公寓好安靜也好乏味。時間是苦悶的代名詞，我不知道如何從零開始，如何唱歌、看書、看電影。我與別人的關係向來格格不入，現在更是一刀兩斷，朋友們還說，我可以道歉，但我應該不需要道歉。他們都懂，很高興那場胡鬧已是過去式了。但對我來說，胡鬧才正要登場呢。他們能應付我的胡鬧，我卻因此慢慢枯萎。

日子過得緩慢而痛苦，憂鬱不是我以為的那種麻木不仁，而是一種持續的屈辱，一種尖銳、永恆的痛苦、無助和悲傷。我閉上眼睛，心想：怎麼會這樣。我張開眼睛，什麼也沒變。再閉眼，又張開。然後我躺下睡覺，但睡不著。不過後來還是睡著了，在嘆息中醒來。

我把藥放在冰箱盤子的邊邊，冰箱看來井然有序，誰住在這裡，一個愛乾淨的女學生嗎？這間公寓為何這麼小卻整潔如新？那兒有一張老舊的餐桌，我從來沒坐在那裡過，我試坐了一下，沒什麼感覺。我坐到電腦前，還是沒什麼感覺。我躺下，我站起來，我走路。這些加上注釋的想法僅僅限於：躺下、站起來、走路。沒人在意這些想法究竟要幹嘛。此處再無任何東西存在。

又一天，再一天，不見好轉。

又一天，我沒辦法了。

又過了一星期，又過了一天。

過去了。

41

我還記得魯卡斯拉開門，看見我躺在沙發上失去意識時，他那驚駭的表情。是他叫醒我的嗎？我記得他眼鏡後睜大的雙眼滿是驚恐。他試著喚醒我，當他怎麼也叫不醒我的時候，心裡其實已有了最壞的打算。我吃了藥，大顆、橢圓形以及小顆藍色圓形藥丸，統統吃下肚，大概有一百五十顆，然後躺下。魯卡斯按鈴、敲門，我都沒有回應，於是他進來了。難道他有鑰匙？可能吧。這期間他負責照顧我，無微不至。我身邊一直有朋友照顧我，但友誼通常禁不起這種差遣，多半會因為心力交瘁而破裂。

我們開車上路，前往醫院途中，我的腦子罕見地清楚多了。過了幾星期，魯卡斯指著精神病院裡面一位昏迷、流著口水又抖顫不止的可憐鬼說道：「那時你看起來差不多就像這樣。沒錯，就是這畫面。」

現在我不願再住院了，不過我也失去了所謂的意志力。

42

和幾個月前一樣，他們把我安置在陰暗、前石器時代的建築物裡，只不過這一回改變挺大。我迅速從一個偽善、歡樂的中途之家，住進了一間陰森、窗戶加裝格柵的平房監獄，在這裡，時間跟犯人一樣都被牢牢扣住。但我對這間監獄沒有任何意見，因為如同前述，我已經變成一個沒有意志的人了。別人要殺要剮，我悉聽尊便，並且按照要求做這做那，譬如填寫後天的點菜單，有時我一邊寫一邊大感驚訝，看起來我還要再活兩天呢，兩天後勾選的食物真的出現在桌上時，我也大感驚訝。所以，未來是可以勾選的。

回憶已經糊成一片甚至不復存在，那些資深、認識我的病人都出院了，奧拉夫．葛麥爾和總經理不知去向，全部換上新面孔。有酒癮的人和憂鬱症患者一起玩斯卡特紙牌遊戲[146]，我坐在他們中間，根本看不懂。早上這些人排隊拿咖啡，就像動物朝著飼料槽走去，我也在列。幾個月前，我曾指責一個正在服兵役的人為何要鬧自殺，自殺太懦弱了，現在我變得和他一樣，安安靜靜的，臉上不再掛著笑容，我躲在自己的世界裡，疏離得不留餘地。

146 Skat，三人用三十二張牌玩的遊戲。

我記得我如何安慰在我身邊哭泣的瑪格達，我如何笨拙地摟住她。事實上我是因為她哭才哭的，偷偷的，因為我們之間又有新的進展。她對我的好奇心愈來愈強烈，我則是躁狂地傾慕她，然後不用想也知道，她覺得太多了；當我清醒過來時，她已有了新戀情。現在她在我身邊哭，我摟住無助的她，她又接著為我的徬徨而哭。也許我在這個片刻又覺得自己像個人了。

此外，就是預告了很久的麻木無感了，只除了有一天夜裡，我坐在走道上的一張椅子上，無聲但痙攣似的號泣，一位護士過來試圖安撫，我差點說出：總算來了。卻還是咬牙忍住。我背負苦難太久了，成了一種狀態，僵化後的苦難並不會引爆尖銳的痛苦。抗憂鬱藥以及階段性預防躁鬱的藥，發揮著它們的藥效，我仍舊悲傷，但悲傷急凍後，便結上厚厚的冰。該如何度日、活動項目、治療時間、用餐與就寢時間，都由別人決定。

他們總會為我安排些活動，即使我根本不在乎，不想做美勞，也不想畫圖。然而，我還是畫起我少年時期畫過的臉孔，滿臉皺紋、沮喪的卡通表情，有深溝般皺紋的五官，引起一起畫圖的人騷動。我向來如此，和在醫院外面時一樣。以前的我會把這些臉孔看作是象徵某種文化的圖騰，憑著初生之犢不畏虎的勇氣，慢慢將它們拼湊成一個紙本的作品，但現在的我卻只是畫些病態、荒謬的圖畫，在在顯示我好像在複製往昔的能耐。我隔壁房的人處境類似，他畫了一幅簡單陰暗的水彩畫，一顆頭顱，按理說應該怵目驚心，但卻無此效果。

「您想要表達什麼？」

「我就是他呀。」

「您為什麼是他？」

「哎呀，一個怪物，我是一個怪物。」

我從來不知道他都做了什麼，他戴了一副酒瓶底的眼鏡，大大的酒糟鼻遺傳自每天來探望他的高齡母親，還留著悲戚抖動的小鬍子，此外根本什麼也沒做。只有他當自己是怪物，也許就是這件事比他幹過的壞事還要糟糕。

不正常就是正常，疲憊的眼神因為錯亂而更顯疲憊。我統統都說好，反正我已沒有意志，甚至不反對醫學系學生來為我檢查。意思是說，我內心深處肯定是不肯的，但我無能提升並反轉這股不情願，也無能改變想法，更遑論用言語表達。我就是跟著走。

我反正是百無一用了，我想著，那為何不當個讓學術後輩研究的匿名病例？於是我被帶往一間木地板教室，當作「躁鬱症合併思覺失調自發憂鬱症典型例子」來介紹，我看著那些手足無措的學生的臉龐。我想，幾個月前我才和你們一起慶祝與討論，現在我站到另一邊去了——怎麼搞的！我也想說，我看出了他們眼神中的禮貌與謹慎。他媽的，我才二十四歲，而他們大約平均只比我年輕兩歲，但在這個彈指間便可摧毀人類的地獄中，我衰老也老成得多，同時也更不顯眼。

那位女講師，也是住院病人的醫師，沉默了下來，免得害我發窘。她在我出現之前或之後說了什麼，我大概可以想像：以往病例梗概、人生經歷、心理疾病診斷，請大家留意那張文風不動的臉、無精打采的姿勢、下垂的肩膀、明顯的無動於衷。此人幾星期前還像個苦行僧般在走道上走來走去。她會說，這一切都是她親眼所見，現在，請大家看看——這是典型的例子。

我有片刻感到難為情，然後我獲准離去，字面上的意思是被帶走，無須任何表示。還好，很可怕，但也無所謂。我走回那棟建築物，回到有果醬、藥丸和菸蒂的地方。

數著牛奶瓶過日子，在迷宮裡度過整個星期，慢吞吞地和其他病人從這裡走到那裡，中斷愚蠢的治療時間、等吃飯、抽菸打發無聊。與悲慘沾親帶故堪稱新鮮，完全不瞭解自己，徹底棄絕自己，所有功能都發揮不了作用，被所有的機構除名，滿不在乎地來到某個地方，也很新鮮。沒有人是，或曾經是自己的主人。不懂自己的存在，是全球的通病，我被神經錯亂所帶來的摧毀力量和蹂躪打擊給嚇壞了，而我還不知道，我距離最高等級的症狀還早著呢。我沒有想到，在接下來的十年裡，這個病有多恐怖，它會繼續發怒、咆哮，將我洗劫一空。我已經遭逢第一場損失了，**第一次傷得最深**。這當口天搖地動的震撼是：我迷失了自己。理論上來說是表面結構，實際上是我所賴以指引的自我不見了、摧毀了、失效了。因為我失去了人格，也就看不見時間，看不見未來，也看不見可以從這個深井爬出去的可能。

43

讓我能熬得下去的，不是耐心，應是一種獸性的堅持，一種容忍剛毅，繼續在霓虹燈中半睡半醒：呼吸功能持續，害怕死亡的痛苦像被賜予的緩刑。第一千根菸緩解了五分鐘的緊張。有一天，你的眼光又有了波動，可以接收訊息，從內在的空無分離出來。對病友而言，每一個發狂的人都受歡迎，換口味嘛，於是大夥兒又有笑話看了。接下來，箇中的威脅昭然若揭，沒有人有安全感，因為誰會知道哪位病友突然間會鬼迷心竅，變成躁狂魔鬼，產生變態的情緒。你不清楚他之前的病史，何況撒謊的人很多。

這個受到保護的空間其實是一個火藥筒，只不過大多數人並不在乎。在這棟建築物裡，某方面來說，人們已經死在那些走廊上了，死了。與外界隔絕、阻絕氧氣，在吱嘎作響的玻璃窗或木頭後面，了無生氣，不再呼吸，死了。但幾星期後，某顆心臟又怯生生地跳動起來。

你可能被整得污穢不堪——因為若你住在精神病院裡，總有人想辦法要讓你出去。你要和醫師護士同一陣線，才成跨出達成這個目標的第一步，出口便在望了。我獲准自己去買菸，而這可是邁向自我肯定的一大步啊。我踏進慈心醫學院的校園[147]，這裡就像一個耀眼的發光體，有這麼多生命圍繞在我四周，實在讓我大吃一驚，這實在太有意義了。每個人都知道自己所屬，要做什麼，上哪兒去。我震驚地站在那裡，沒想到會看見這一幕，對自己第一步要往哪兒走，完全沒概念。不過我還是在第四、第五次外出時，造訪了那家校園裡的小書店，甚至買了一本我很欣賞的羅伯特．葛根哈特的詩集[148]，讀時深感悲傷。

雖然我還懂得幽默，卻無法分享，連傻笑都辦不到。這種無能為力加重了我的憂愁。（後來到波昂時，我母親買了克里斯揚．柯拉赫的《黃色鉛筆》（*Der gelbe Bleistift*）給我，內容為採訪報導。我也可以為自己挑本書，我陰鬱地選了最近的一本。從書店回去的路上，母親問我，我會喜歡這本書嗎？我說會。我又變回了那個小男孩，沒有人知道他的興趣是什麼，但暗自希望有人會從外面、從上方觀察他。那本書什麼也不能給我，一丁點兒都不能，而我相信，原因不在我身上。）

第一次外出，暈頭轉向；幾星期後獲准回自己家過一晚。我做了好幾個小時的深呼吸，充滿敵意的公寓居然成為被關禁閉的人遠離暴政的地方，不啻精神病學一種變態的效果：你在那裡備感壓力、飽受攻擊，被無聊困住，然後像僵屍似的跌跌撞撞進入這個地方，於是原本詭異的空間也變得堪可忍受了。而裡頭又比外面恐怖，我開始讀網路上的文章，再翻翻幾本舊書卷。偶爾有那麼一句振動起我心中遙遠的回聲。我享受著書桌上溫暖的燈光，我的房間沉浸在一種溫和的日落餘暉中。我又和朋友們外出了，上酒館或看電影，看類似「變腦」[149]之類的影片，不久前我才與一位實習女醫師聊過這部片子，而且還告訴她我挺喜歡的。這樣就很多了。不知不覺中，我已漸漸好轉。醫師們比病人更早辨識出這些進展。

在我觀賞「變腦」時，消防隊員剪開了我的窗戶。因為我忘了與瑪格達的約會，把她嚇壞了，怕我已經倒臥公寓，死了怎麼辦？值得一提的是，在消防員發覺公寓地板上沒躺人，也聽完瑪格達的辯解之後，他揮手示意她住嘴，然後說道：「我們不會對這種事開玩笑。」這句名言一點兒都不好笑，但當我聽到時，忍不住咧嘴笑了，這是長久以來的第一次。然而我依舊要等到好幾個星期過後，才有力氣把地上最後一片碎玻璃掃乾淨。

147 慈心醫院位於柏林自由大學。
148 請參考注91。
149 *Being John Malkovich*，一九九九年拍攝的奇幻喜劇片。

44

「我看過了您母親提供的文件，很有希望。」

我母親提供的紀錄，是指她把許多學術界、大學的證明傳真給醫院，還有許多來自杜賓根與奧斯汀的不實阿諛。這一切看似很合理：在危機時刻收到我母親發的傳真，上面還有她一一畫出的重點與評論，儘管古怪透頂，但對這位把頭髮束得一絲不苟的美麗醫師而言，來自遠方的答辯顯然開始生效了。

「我們會治好您的，」她不帶感情地說。

我沒說話，心想：不會。

「會的，會的，我們會治好您的，」她對我說，我依舊不答腔。

後來我坐在一位心理醫師那裡，他要在一台石器時代的老舊電腦上測試我的反應時間以及邏輯思考能力。做完第一批測試後，他微笑說：「我們只是要確定，您比平均水準高出多少。」

這類事情對我尚未枯竭的虛榮心來說挺管用，但我此時同樣心想：不。這個跟是否高於平均水準根本沒有關係，這是無所不在的陳腔濫調：只為了要活下去。

45

你可能被整得污穢不堪——因為有人想辦法要讓你出去。甚至或反而可能使你決定自殺。我因此開始欺騙醫師，更確切的說，是假裝騙他們。他們看到我裝出來的開朗，而我以此為誘因，請他們撰寫正面的診斷證明，聲稱我真的好多了。我撒謊真的不必打草稿。

一切所為何來，我捫心自問，這裡的每一天都是一種負荷，我只想出去，然後在恰當的時間點退場，一切由我、而非陌生人來決定，不要匆促地夾在兩個期限之間，不要在電車站的出口，不要在門、鉸練以及椅子之間。這些想法幾乎就是一種救贖了，對什麼都不在意、無所謂的人，就已經在痊癒的路上了。這對大多數人來說也是最危險的時刻：第一個意識清醒過來，在摸索中重新找回自我，身體與精神慢慢鞏固了起來，卻沒有真正甩開憂鬱症。許多人利用這扇重新鞏固的窗口，將之轉化為決心。以前他們太虛弱也太疲軟無力，做不了什麼；現在，他們把所有萌芽的行動力都結合起來，終於要徹底離去了。

46

他放我出院幾天，就在我住院及往返日間醫院[150]期間，這位戴著雷朋眼鏡的聰明醫師和我訂了一個「君子協定」。協議很簡單：我不要搞自殺。他因此開給我定量的藥。我孤單地搭上城際快鐵，惡毒的太陽穿透塗得髒兮兮的窗戶挖苦我。外面的柏林像是一棟棟房子組成的樂高世界，家裡一片死寂。看書，再看書。翻騰的悲傷，久久不去。過去的日子沒留下痕跡，在日間醫院裡打過的桌球，第一次和健康的人談話，搭電車往返日間醫院，沉默、遲鈍、迷失。就算不願意也有義務而堅持下去，不管有什麼理由。想著有朝一日要將這些都寫出來。我簡直沒法吸收在洪堡大學（Humboldt Universität）上的第一堂政治哲學研究課，我仍舊非常憂鬱，沒有和任何人接觸，也沒有想法，這跟我在大學主修的語言暨精神哲學一點關聯也沒有——但好歹我的人還在。

又是太陽，這個陰險的髒東西。弗德瑞西街上的人如同昆蟲，正往牠們的蜂巢、螞蟻窩、蛔蟲、蛆窩裡去，置身其中的我則什麼也不是，沒有方向。重量，搭車，無意義的網路，我再也無法使用網路做什麼事。我整天一個人在電腦上玩接龍，然後興起當書商的想法，我還認真地想了一個小時有無可能，想我母親聽到我漸有起色而高興不已的樣子。我和德國學術基金會[151]的諮商教授見面，聽他演講像我這樣的人應該不太需要的「軟技能」，而他也同意會繼續提供支援。官僚系統竟然聽懂並願意提供我協助，這讓我好生驚訝，接下來又是冷酷無情的臉。好幾個月，聽「倒塌的新房子」[152]的歌「一切」，聽酷玩樂團[153]的「一切安好」（Everything's Not lost）。我的CD播放機的「重複」鍵，入秋時第一次感到輕鬆愉快。擺脫。

---

150 病人白天停留在醫院接受治療，晚上回家。

151 Studienstiftung des deutschen Volkes，鼓勵優秀的大學生並發給獎學金的學術機構，一九二五年於波昂成立。

152 Einstürzende Neubauten，一九八〇年成軍，以實驗音樂為主的流行樂團。

153 Coldplay，一九九六年成立的英國另類搖滾樂團。

47

擺脫。極度憂鬱的階段逐漸消逝，日子比較有模有樣，感覺與想法亦然。浴室裡的通風機沒那麼擾人了，我真的健康多了，夜生活在這方面貢獻很大。

我獲准離開日間醫院，當下我真不知道下一步要做什麼，去唸書嗎？太扯了。怎麼辦？我千辛萬苦，先在我現在的住處溫斯區[154]轉了幾圈，去凱撒超市，像是被遠端遙控似地買了些東西，然後再回到公寓。收到一位熟識的朋友寫的劇本讓我很開心，所以，我還是可以做好某些事囉？朋友們都準備好要照顧我，不管做什麼都把我這個沒有身分地位的人帶在身邊。漸漸的，我又開始去聽音樂會，有勇氣上俱樂部。柯努特陪著我，而我是他的跟班，若時機抓得好，我的表現益發受人重視。白天我上大學，重作馮婦，如果我這次沒多久又中斷學業，大概會讓人嘲笑吧，我想。但事情果然還是發生了。

這時候阿悠俠進入我的生活，我以前曾在私人宿舍辦的一次派對上見過他，（放浪形骸的派對挑起了我和魯卡斯之間的第一次紛爭）。那次他倚牆而站，意味深長地朝我點了點頭；阿悠俠是柯努特帶來的，他們在科隆時就認識了。後來因我倆都喜歡「花田」樂團[155]而聊開，其他人都累垮了，阿悠俠播放〈我這樣活著〉[156]，唱出我們從哪裡來的事實。

我記得一場音樂會，當時受到憂鬱症的影響，我有點麻木，兩瓶啤酒下肚後，到外面就著晚霞，坐在阿悠俠和他的女友碧央卡旁邊時，我說：「我受夠了！我要買一把吉他，買一把他媽的電吉他，把我的副歌合聲**敲**進絃裡面！一定要做點兒什麼！我想要一把吉他！」

「我從沒聽過你用這種語氣說話呢，多來幾句！」阿悠俠促狹說，我笑了。我又笑了，而且我知道我在笑，感覺真好。

夜裡痛苦稍減，白天則有固定的活計。我不服藥了，取而代之的，是有療效的啤酒、書本以及音樂。我又感覺得到自己了，我慢慢地回來了，憂鬱症最後幾道痕跡在心醉神迷中蒸發了。碧央卡稱阿悠俠、柯努特和我是「三劍客」[157]，夜晚的步兵隊。我們**立刻**猛灌啤酒，跳舞慶祝這個時刻，好玩極了。我和阿悠俠愈走愈近，我倆有著相似的心靈幽暗面，為了擺脫它，我們一再追求激情地瞬間，在藝術、電影、訪談或音樂裡尋找，追求稍縱即逝的幸福。

接下來我交了一位吸太多大麻、滿腦子陰謀理論的女友。沒多久我便覺得厭煩，我已擺脫精神病患不堪的形象，我只能說，我太年輕，還不太瞭解自己，目前只想著未來以及當下。

發生了九一一恐怖攻擊，我慶幸爆炸時我並未變得偏執；無法想像的是，我也許想了什麼或做了

154 Winsviertel，位於柏林。
155 Blumenfeld，一九九〇～二〇〇七活躍於德國的流行樂團。
156 So lebe ich，花田樂團的歌曲。
157 法國作家大仲馬一八四四年問世的小說。

什麼。那時我在民調研究機構上班，恐攻當晚也是。電話線另一頭的受訪者激憤到驚惶失措，我不但挨的罵比平日少，還充當起治療師，轉換身分傾聽他人的恐懼。一位上了年紀的女士問我，我有沒有看過賓拉登的照片？然後悄悄地透過耳機說：「這就是反基督[158]，年輕人，真的是反基督，八九不離十。」

差不多了：我復原了。爆震的回音仍未歇止，但我重新活出一種生活，每天騎著單車在普倫茨勞大道一會兒上坡、一會兒下坡的，上班、打工、慶祝、談戀愛、吵架。我搬去和美國女友同居，接受責任，繼續寫著我的故事。

雖然曾發生一些事，但我不把它視為一個可能不斷重複的結果。我終於是個再正常不過的人，會動手整理一起生活的公寓，繼續學業，期盼一個或許美好的人生。我鮮少和女友或其他人談起心理上的脫序，一旦開口，必定出自真心。我也會說，這個變故使我捐棄了傲慢，對失敗者及受到打擊的人較能同理，並且真的關心獨來獨往、被邊緣化、沉默者以及無藥可救的人。

大學畢業時，最後一場口試結束後，我拿了一罐啤酒坐下來，坐在比較文學研究所旁邊的草地上。這塊草地有個美麗、帶點威脅意味的名稱：「黑地」。陽光普照，日正當中，我感受得到方才論述過的阿多諾的「和解」概念，口試時盡可能夸夸其談並清楚解釋，此刻，我在心中找到了真正與它相應的東西。我與一切和解。主體、客體皆然，溫和地從限制中釋放出來，我坐在那兒喝啤酒，四下張望，好不快樂！我在心中向經過的年輕大學生打招呼。這些樹木都是我的朋友，草地是天堂的一角，蒼穹莊嚴崇高又遼闊。我學到了很多事情，結果還不錯，展開人生的時機到了。我喝光啤酒，離開草地，我知道我應該不會再坐在那裡了，然後微笑著搭上地鐵。生病插曲在我身上撕開的裂痕，現在密合了。

我沒有生病，持續停藥中，那些藥讓我成癮、發胖、衰弱、變笨。我認為唯一真正的治癒元素是流逝的時光，而過去終於又回到我身邊了。那只是一次失足，一個年輕、憤怒的靈魂一次可憎的失常。現在我可以繼續成長了。

158 取代基督、否定耶穌為基督，自稱基督的意思。

2006

1

我在北海的敘爾特島（Sylt）上。夜幕初降，夕陽餘暉漸濃，天色其實已經暗下來了，雲霧繚繞，有一種虛幻的滿盈與濕潤，灰濛濛一片。就在我正想著塞尚[1]如何把海畫成高牆般垂直而下的當口，眼前真的就出現了垂直如牆的海洋。我知道我看到的不是真的，而是一種我希望看到的景象，讓我到牆上去吧。海面湧著一股接納我的寧靜，但並未使我平靜下來。我想到在這個海灘上自殺的烏里希．魏爾德古柏[2]，一心只想趕快逃離這裡，免得被海浪吸了進去，因為它開始在我耳邊低語了。但我仍然站在海邊，繼續凝望那片垂直的灰色，這一切，我還承受得起。

我剛把我住了兩個月的房間搞得亂七八糟，我能住進去是因為敘爾特藝術基金會[3]提供我獎學金，我不知道自己為什麼要這樣。我感覺有個東西在對抗我的命運，讓我無法忍受。全世界和所有的歷史都是我的後盾。到處都是我亂扔的食物和撕碎的東西，我又覺得我整個人生是一場絕無僅有的大騙局。我嚐過這滋味，但我現在知道，過去幾年來，我信以為真的痊癒其實只是一場無所不用其極的自欺欺人，使得許多人賠上了性命。

沒錯，我真的就是這樣。

我是世界精神[4]的犧牲品，日常生活的軌道在轉彎處把我甩了出去，一九九九年時我就已經這麼覺得了。我怎麼能讓過去幾年的時光溜走，卻沒有對著這不公不義的一切大聲呼喊，沒有把我的優勢和不可思議的能力用在人性的事業上。若我一九九九年不曾將這種認知壓抑下去，就不會發生九一一恐攻了！你大可想像一下，你一定要好好想像一下！我凝望大海，它是一堵垂直的牆，我其實可以衝過去的。才不管房間有多亂呢，在這種惡劣至極無藥可救的不公平之前，一切都不算犯法。真的是聞所未聞，讓人瞠目結舌。

1 Paul Cézanne，一九三九～一九〇六，法國印象派著名畫家。

2 Ulrich Wildgruber，一九三七～一九九九，德國演員。他在敘爾特島上有一度假屋，一九九九年十一月二十九日他陳屍海灘上，解剖相驗體內既無酒精亦無麻醉品，因他不會游泳，因此判斷他自殺溺死。

3 Stiftung Kunst:Raum Syltquelle。

4 德國哲學家黑格爾認為，世界歷史是世界精神在時間中合理、必然體現其自身的過程，自由是精神的本質，因此，世界精神自我體現的過程也就是自由意識發展進步的過程。此處作者意在諷刺。

2

我非常生氣又迷惘，走過沙灘回到敘爾特藝術基金會，我必須煮點東西，我已經煮了一些東西，煮什麼呢？一道獨一無二的菜，我得讓它精緻一些。我在樓上房間打開冰箱，冰箱已被食材塞得滿出來。我從威斯特蘭（Westerland）一路跑到朗屯（Rantum），因為我沒辦法等巴士，再也沒有耐性，我對任何事都失去耐性了。我在一間糟透了的小商店裡把購物車裝得滿滿的，然後用現金付帳。我塞了太多食材到冰箱裡。事情的發展很正常也合法。我打開烤箱門，查看鍋裡的食物，它看起來像一個凍結的兒童生日派對，色彩繽紛而且冒著泡泡，它是一個無所不包的混合體，有酸有甜，有肉有菜，僅此一鍋。我又開了一次爐火，最後一道加熱手續。

昨天或幾個鐘頭前，名喚努斯鮑梅德[5]的同事看了鍋子一眼，以他慣有的實際又嘲諷的口吻問：「這還能吃嗎？」我說能，但也稍稍遲疑了一下，說不定我正打算毒死自己？我盯著鍋子，在豪華公寓裡來來回回地踱著步，看報，閱讀網路上的文章，走過去找對面的努斯鮑梅德，和他一起看「文化時間」，說了不少評論別人的壞話，然後回自己房間。菜已經熱好了，好了吧？很好。這道菜非常獨特。它得放涼才行。

我拿著鍋子下樓，讓鍋子感受一下寶貴的、清涼的海風，最後再來一點幾乎沒有存在感的鹽巴為菜餚添加一些風味。我在外頭等候，夜幕低垂，對面那家我每天都去喝一杯雅凡娜草本利口酒（Averna）的餐館也是一片漆黑。我突然感到怒火中燒。這裡太安靜了，這份寧靜是唯一的謊言！這道菜是一個錯誤，一場胡鬧。我要學學努斯鮑梅德，這位我眼中妙不可言的同事，倒是挺愛做菜，總是一副巴伐利亞人的怡然神態請我們品嚐手藝。我本來想邀請他，做一桌山珍海味給他，要他承認我在烹飪藝術方面打敗了他，略勝他一籌。怒火竄遍我全身上下所有神經，我看了一下這場我自己搞出來的鬧劇。然後我抬起右腳踩進鍋子裡，褐色的肉泥飛濺，噴得到處都是。我蹬著沾上爛肉泥的腳在庭院裡走了幾步，表示是我搞不清楚狀況，但我確實到此一遊。天黑了，明天他們會看到鍋子。在弗里西群島的海空之下，我的心在咆哮，我集悲劇和喜劇於一身，就像是綠巨人浩克和傲慢無禮的態度。我放下鍋子，逕自上樓，倒杯威士忌讓自己平靜下來。但反效果出現了，我變得更火大、更激動，我不知做什麼才好。牆上那幅油畫毫無疑問畫的就是我，我一開始就知道了，打從第一眼就看出來，再明顯不過。然而，我原本理解的禮遇和彼此心照不宣的默契，認定我可以永遠在這裡住下來，遠離對岸陸地上所有的錯亂，此刻卻轉換為啃齧般的譏刺。除此之外，我對這些搞文化工作的公務員滿口的花言巧語實在沒什麼好感。我朝那幅油畫丟檸檬和橘子，它們四分五裂好不熱鬧，但沒有用。我繼續把水果擲向天花板，丟出窗外，天下仍太平。我想彈鋼琴，但鋼琴鎖起來了。我很驚訝，我到

5 Christopf Nußbaumeder，一九七八年生，德國劇作家。

底在這裡幹什麼？

我沒睡覺，隔天一早就搭車溜了，這個藝術家隱居地不適合我，現在不適合。我知道我的行為不對，我在電話裡告訴審核我申請資格的女士，請她用剩餘一半的獎學金將我住過的房間重新整理乾淨。我很抱歉，我說道。我必須回柏林。我不會再來這裡。

3

「梅勒的真跡」，也許十年之後，有人會滿臉不屑地笑著說：他因為妻子領取敘爾特藝術基金會的獎學金而來到島上，看到了牆上的污痕時，心中不斷想：「梅勒的真跡」。我不得不跟著笑起來，這是試著解釋這些事情比較好的一種說法。即使是不高明的幽默，但可能是最好的解決之道。

4

我去敘爾特島之前，在快過年之際去了一趟埃爾蘭根（Erlangen）。那段期間我在寫舞台劇，要待在那兒一陣子，與演員和導演一起發想一齣戲。那時合作寫舞台劇**很受歡迎**，沒有人知道原因，但不久後就被另一波表演及紀錄片浪潮給取代了。

我一直熱愛戲劇，少年時有一段時間想成為導演，因此參加不少校內戲劇演出，也寫了些短篇劇本，後來又想學些**扎實一點的東西**，像人文學科之類，這當然是諷刺啦。如果當時有人視我為有創作力的藝術家，能在某一所相關的學校裡，學習劇場導演這門藝術的話，連我自己都會覺得荒謬。我其實一直都只想寫作。

二〇〇四年出乎大家意料進入柏林戲劇界，剛竄起來的馬汀．黑克曼[6]與我合作，寫了一個劇本之後，埃爾蘭根提供了一個機會，要我在那邊也試著寫一齣戲。我仍然為一家石油企業撰稿打工，靠著賣威廉．福爾曼[7]的作品讀完大學，寫好《時髦病患》的初稿和其他稿子，有一半的精力花在這些事情上，而且很穩定。我的未來相當寬廣，無暇思及病症，意思是說，免不了想到這個病，但只視它為已經畫下句點的篇章。它依然是一場幾年來餘響不歇，令人困惑、不驚動為上策的爆炸。我沒想到的是，那場爆炸只是另外兩次更激烈爆發的前奏，我以為幾年前發生的變故是單一事件，而且並未對我造成危害。關於這個，醫師們說是「緩解」階段，所有徵狀逐漸消失，表現出一種騙人的假象，不久便是更嚴重的一擊。此外，隨之而來的是內心抗拒，不願把自己當成慢性病患，同時視之為自己人生不可分割的一部分。第一次躁鬱發作後，這種抗拒會越演越烈，態勢十分清楚。誰喜歡拐著一隻畸形腳走路呢?除了徹頭徹尾瘋了，別無其他，很糟，但過去了，應該不會再來一次吧。

6 Martin Heckmanns，德國製片。

7 William T. Vollmann，一九五九年生之美國作家與記者。

5

因為試用期的緣故，我得在埃爾蘭根待上六個星期，剛開始看起來似乎如此。演員們每天即興演出，提供飾演角色的觀點以及零星的情節，我當場消化後，晚上再調整劇本。我不顧有人反對，硬是安排一個自殺醫院「陽光屋」的場景：那裡既是國家消滅人類的設備，也是幻想中實現願望的機器，二者合一。每位獲得這份特權，在那兒度過他最後幾星期或幾個月的「當事人」，在這間無論醫院或者偽裝成復健設施的自殺工廠所看到的，都有些不一樣：一間美容院，或一間業務包山包海，如聖地般的整形外科醫院，或一個大型交友網站。但所有角色都心知肚明：國家推算出來的費用，是那些人憑一己之力所負擔不起的，而且費用還會一直往上加，最後看來，一個比較人性且有經濟效益的做法是，提供一個選擇的機會，也就是在了卻最大的心願之後，自願結束生命。其中最刺激的還是選擇的方式。這整個概念其實就是一個龐大的虛構機器，一個充滿享樂主義與虛無主義的病態、幽默的科幻反烏托邦，它讓欲望在這個地方扮演最重要的角色，而所有其他的角色既沮喪又錯亂，我喜歡也需要這樣的情節。我立刻埋首工作。

白天排演，夜裡就待在劇場宿舍，晚上則跟同事在對面的酒吧喝幾杯啤酒。有幾個晚上寫得特別順，我用威士忌提神，好讓我隔天清晨帶著新劇本去排演，我雖累斃了卻也無比雀躍，太瘋狂了，真的。兩星期後劇本出爐了，我也分秒不差地發病了。

那間劇場是本地唯一的酗酒場所，工作人員在單調的員工餐廳和有木頭桌子的酒館裡，灌下啤酒和小杯烈酒，絮絮聒聒，硬把不得已被束縛在這僻靜之地的彼此，掰成愜意舒適的小團體。心理動力學在此發揮功能，讓有如家庭功能不健全的這些人，在縮時錄影的方式下完整演出。你拖著我，我勾著你，認真地扮演這些張力十足的角色，任衝突孳生繼而爆發，結黨聯盟和爾虞我詐，虛構與現實交錯，末了一飲而盡進入涅槃。寡言、不識家庭為何物的局外人如我，只落得張口結舌。

在排演暫停期間，我在柏林過除夕，一位朋友說，我已經變成「另外一個人」了。真的，我的感受力萎縮且受限，某種意義上可說只剩二維空間。我和別人說話時，彷彿在和虛擬的外表說話，話語不再能穿透他們。熬過日以繼夜的潛伏期，就在年度迎新送舊之間，寧靜和緊繃之中，最後終結於一場派對上。這場派我不復記憶、但我感覺得到它就像一個定格的螢幕畫面，各種思緒如同水銀般，以慢動作、十分結實而頑強地聚攏過來。我躲在劇本中，猶如自己被困在腦袋裡。

6

劇本占領了真實生活，我開始在周遭的人身上認出我所塑造的角色，不是反推想像的那種。我寫的那些答辯，迴盪在我與別人的談話中，別人說出口的句子，聽在我耳裡竟像是新的引文。於是，我慢慢開始把這個腳本看成天才之作，而這個天才劇作正把我們受到高度資本主義所毀壞的人生精準地帶回正軌，甚至還預言了未來。滿腦子都是這些想法的我，回到了劇場。

埃爾蘭根那件事後來怎樣了？這座看起來僅由一個行人徒步區和西門子公司組成的可笑城市，除了「埃爾蘭根值得認識的地方」這首歌中有趣的共通處之外，我對它一無所知，也不想多知道什麼——當我在元月三日抵達這裡時，這個城市完全不一樣了。它變得更安靜，以更令人難以忍受的方式變得更加舒適，此時此刻正在改變——是呀，什麼？這裡到底發生了什麼事？我走出劇場宿舍，偵查這座城市。好奇特的場景：有一種身處停工的核電廠的緊繃氣氛。我摸不著頭緒，走過一個空蕩蕩的新住宅區，然後又繞回我之前迷路的地方。我又回到了出發點。有一間門開著、中午不營業的餐館，老闆鞠躬迎接我，而我不過只想來一客煎肉；我突然覺得應該犒賞自己一下。我吃了一個夾了番茄乾的長棍麵包，我剛來此地時嚐過這種麵包，但最後我覺得自己很可笑，重新來到被幾位演員狠狠辱罵過的行人徒步區，「光顧」一家飯店。平常我上館子吃吃喝喝，現在我「光顧」，文字遊戲的趣味也讓我會心一笑。我乾掉一杯啤酒，埋首劇本，導演希望第三幕能同時達到輕鬆又緊張的雙重效果，我彈指間便辦到了。我喜歡這個結果，一場零碎的激辯，用對話的方式再次升高住院病人之間的衝突。我苦思著該如何為角色取名字，我並沒有想到詞源學的種種理論，但這些名字卻以一種令人討厭、幾近於猥瑣的方式貼切命名了每個角色。這不是偶然，亦非直覺，一定有些什麼：一個介於辭彙與萬事萬物之間的祕密協定。

隔壁桌有一位快畢業的高中生，他和同桌的人說了一些應該是與我有關的玩笑話，於是我問他，那小小的影射是否針對我？他笑得很燦爛，沒有，沒說我呢，這個推斷顯然是我這方的「錯誤」。我稍微思考了一下這個「錯誤」，也思考著我向來怕犯錯的毛病；雖然我明明知道，不斷嘗試避免犯錯就是最大的錯誤；我打算下次有機會時，一定要犯個錯。一個在某處「光顧」的人，一定會說這裡美麗的服務生「很熱情」，她藉著燭光拼命對我擠眉弄眼，遊走在興趣和控制之間，凝視的盡頭還很明顯地透露出，她的目光重新尋找不在現場的什麼東西，眼神來回不停地閃爍著。接著我鎮定地站起來，離開這家飯店，又走到劇場酒館，卻連半個演員都看不到，我覺得這是他們私下說好的。

柯努特來看我，立刻發覺又「有些不對勁兒」。我太看重那些東西與符號；目光灼灼漫無目的地逡巡，然後停留在一些瑣事上面；我的解釋開始混亂失序。一間酒吧裡的一個傢伙惹惱了我，說我就是那個老是拿著他那個可憎的皮包在城裡瞎逛的人，就是它，那個可憎的皮包。他差點兒因為我反應激烈而動手。原來我以前到處發動的小型攻擊，只是普通的神經過敏，只是之前我不知道罷了。現在，因為我看得出這種神經過敏了，便處處與之狹路相逢。一位大學女生在街上問我，是否就是那位劇場詩人？她有個問題想提問，我沒和她說話，點了點頭，便轉身拐進一條窄巷，我自己也不清楚為什麼。她在後面叫我，我轉身，一邊倒著走一邊應聲，雖然我根本沒聽懂她的話。我倉促回到劇場宿舍，那間房間慢慢地轉型為週年紀念日的檔案室。放著那些我以瘋狂的速度，整理收集的報紙與編年史，此外我還隨意買了一堆南德日報「音樂光碟」，一套當時每星期發行一張光碟的全集，收錄了一九五五年至二〇〇四年的流行音樂精選。我側耳傾聽那些歌，然後再度專注於一九九七年至一九八三年的精選，那些年中，我不僅覺得音樂是唯一有趣的東西，後龐克、新浪潮，我也在這些光碟片中，把一個說不出所以然的背叛掛在我身上。我推敲著那些歌詞和曲調，尋找著提示，這回偏執狂的世界圖像很快就到手，我只需要把幾年前崩塌但仍可用的碎片拼起來，被害妄想徵狀便回來了。我像回到一間空屋那樣，又像世界精神的犧牲品那樣站在那兒，我是未來的復仇者。無法形容也無法表達，於是，我和其他人一樣，揣著這個祕密到處走，守口如瓶。我深諳這種策略，幾乎承受不住內在的緊繃。

它很快就變得行為怪誕，它指的就是我。我突襲一場排演，因為海地大地震讓我萬分震驚，我手上拿著啤酒，抗議似的坐在舞台上。台上正在排練的，我一點兒都不喜歡，儘管我並不清楚最新的發展。劇場技術指導來不及警告導演，如果同時調度電流和水時，一定得很小心才是，這些我只譬喻性的聽懂了，因為我不再相信我們在學校裡學過的規範。只能隱喻地接受具體的東西，並且具體地接受隱喻的涵義。「電流」和「水」屬於我不再熟悉其含義的字。這兩個概念所指的已經不同於以往，但我也不清楚所指為何。「對對，電流」，我大喊，「電流和水，一切都沒問題！」技術指導怪里怪氣看著我，幾乎帶著恨意，晚上附在我耳邊說，當時他真想給我一拳。我笑了，沒把他的話當真，隔天就忘了是什麼先讓他、然後是我情緒激動。

首演的日子近了，團隊難免有些慌亂。緊張全寫在演員們的臉上，他們即興演出時，需要投注許多個人元素進入角色。這次演出使得這個偏鄉獲得了某種生存能力，現在連作者也瘋了。晚上我走遍全城，參加一個大學生派對，絮絮叨叨想說服一群人，起先他們與我討論，後來覺得厭煩而擺脫了我，我坐上一輛夜間巴士，然後搭上區間車，睡著，早晨被查票員叫醒，我不明就裡問他，我在哪裡?弗里德里西街，柏林嗎?車外的風景無比貧乏，後座的兩個學生無聲地笑著，覺得我這個迷路的傢伙「很酷」。我下車，不知自己身在何處。我把剛看完的彼得·利希特[8]的書送給月台上的一個學生，完全「不知所措」，根據緊急呼叫電話術語，一個被抓到的精神失常的人就是這副德性。我強自鎮定，回到埃爾蘭根。

8 Peter Licht，德國劇作家與音樂家。

7

「後創傷劇場」的概念源自在普拉特（Prater）一位朋友的宣言，精確地描述且取代了**「後戲劇劇場」**。這齣戲試著更精準地處理二十世紀的心靈創傷，並且設計出諮詢及綱領性的新草案。尼采的「倒下去的，應該還要踢他一腳」，引發激烈爭辯。夢想以及隨搖滾樂起舞是允許的，台詞和音樂都已就緒，早一步為「後創傷劇場」的改變做好準備。「後創傷劇場」扮演了翻轉和啟蒙的功能：嘗試找出答案，而非消滅答案。大家可以透過引文彼此溝通，反恐懼的文章從顛覆的角度轉為哀悼、諷刺這種結論。由於被定位是反宗教的作品，我們姑且以「發汗室」[9]為例，「陽光屋」這部作品嘗試從「後創傷劇場」的角度出發，順便將之合併。一般來說，「罪惡」原則都會被激烈的否認，密謀理論將被分析，系統理論則被賦予詩情畫意。老是坐在桌旁的，不應只有一位女士。

歡迎光臨，傻瓜們！

這篇文章獻給沙拉．卡內、阿悠俠以及小妖精樂團[10]。

（「後創傷劇場宣言」，二〇〇六年一月二十一日）

9 北歐民族洗三溫暖時，一頂小帳棚內置一盆火，供人出汗的設施；發汗室也為祕教廣泛使用，而祕教以反宗教著稱。

10 Pixies，美國另類搖滾樂團，一九八六年在波士頓成軍。

8

朋友們來看首演，我身邊已經有一齣大戲要上演，我卻完全沒感覺。過去幾星期，我幾乎快與她復合的前女友凱西也來了，我才攬住她的背，她就哭了。這時阿悠俠走進來，瞧見我房裡陳列的書和唱片都嚴格的按照年份排列著，不安的大笑了一下，然後他就一直跟著我。其他朋友目瞪口呆站著，被這一幕給嚇著了。醫院主張首演後要把我送回禁閉式的決定，他們也都已經商量好，也同意了。我當然被蒙在鼓裡。

我幾乎不再管這次首演，在演出期間甚至喝得不省人事，我穿上那件發亮的紅色毛衣，不過隔天我就立刻把毛衣給丟了。**所有陳列出來的東西**讓我升起一股無名火，鞠躬謝幕後，走去對面房間，那兒正在開首演派對。我暫時不打算喝威士忌，我拿起一張唱片，他們同意讓我放音樂，因為流行音樂比起此時此刻已遭冷落的那個劇本來得重要，做這件事讓我更有存在感。這齣只花了兩星期就完成的戲，只進行了一個悟解過程，確認了我一九九九年的觀點，並據此完成它唯一的功能：我的意識再度槓上了這個已然瓦解的世界。這個劇本只是通往悟解的梯子，而我現在把它撞倒了。我差點想抵制演出，慶祝派對上，我把音樂放得很大聲，音響都燒壞了。

隔天要搭車回去，四周興奮敏感的氣氛感染了我，在我身上擴大了好幾倍。凱西與阿悠俠陪我走過行人徒步區，我氣惱地走向火車站，如足球員般的行動力，故意拐碰了幾位肩膀上背著提袋的行人，讓他們一時臉色僵住了。我的東西大部分還留在劇場宿舍裡，不久那些東西就會塞進垃圾袋裡等著我去領，但永遠不會有誰把它們領走。上火車後，我喝下第一杯小麥啤酒，在餐車上抽菸，還罵了服務生。我身上無以名之的侵略性正往前衝。

我們抵達柏林時，朋友們採取行動了，他們要把我重新送進醫院。我躲進一間酒吧，阿悠俠用一杯啤酒的功夫，向我轉達大家的決定。我不要，別的都好商量，唯獨這個不行。我才剛開始要摸透這個世界，自由才初露曙光呢。他只好讓人把我拉走。

孤獨的人不必感受到什麼，孤獨就來了，因為他很忙，始終走在陌生的人群中，並融入那些場景中，關注荒誕不經的事。友善的對立是那種時刻的行為模式，它在其中一種模式中沸騰，但半掩的外表還是會被注意到。有時候只有意味深長的沉默以及心領神會的眼神，但當事人始終不識箇中之殷勤與糾纏。

兩位朋友過來，硬把我拖去慈心醫院的住院處，一位友善貼心的醫師簡短地問我話。我還是不要住院，那位醫師向我的朋友解釋，我與精神病學打交道的經驗似乎讓我心靈受傷，所以大家應該有點兒耐心。但誰會對一個受到驚嚇的躁狂者有耐心呢？我看見他們眼中的擔憂——最後我順從了，走進去，以便數日後不顧醫師建議出院，直到我屢次行為脫序後重新被勸服住院，最後中斷住院為止。一整年都這樣周而復始。

9

那一年很充實。叮叮叮，我突然被三個機構提名：萊比錫圖書獎的翻譯獎，英格柏－巴赫曼文學獎的散文獎[11]以及柏林劇場人年度劇本獎。此外，幾家聲譽極好的出版社對我的短篇很感興趣，其中一家是Suhrkamp。我真的應該與Suhrkamp合作，實現我年少時的夢想。上半年受到許多認可和贊同，我還不太習慣，卻只證實我瘋了，現在很明顯地我已在往它邁進的路上了。

事實上我卻走在一條錯誤的道路上，回顧起來，出席活動比中型災難還要糟。在萊比錫，我因翻譯威廉・福爾曼的《娼妓頌歌》（*Whores for Gloria*）而獲提名，卻因為我忘了帶邀請卡出席頒獎典禮，導致我出醜。我在等待進場的人面前，其中一半是文學界的人，和入口處那些粗人大聲爭執。我尖叫，聲音愈來愈高亢，那幾個穿著皮夾克的人更不肯讓我這鬧事者進場了。「您瞧瞧，那人的德性。」有人說，直到審查委會的理查・凱夢霖斯[12]特地從舞台上下來，手放在我的肩膀上，溫和地把我帶進去為止，這一幕讓我直至今日仍對他心存感激。也是評審委員的羅芙勒女士（Löffler），先是驚駭、旋而力持鎮定，堅決地向我望過來。我先坐在安排好的座位上，情緒高昂得不得了，然後注意到有兩位出版人坐在我後面：烏拉・伍賽德－貝克維茲[13]、米夏・柯律格[14]。雖然他倆都對我展露笑容，但我卻非常緊張，立刻逃到大廳另一端賓客交誼區的桌子那兒，然後扯著嗓門夸夸其談，直到頒獎典禮開始為止。我沒得獎，空手而歸，這一年的其他幾項提名結果也一樣。沒得獎，但我一點兒都不難過，當晚去參加一場派對，把迷你酒吧的酒喝得精光，然後像遊魂似的穿越這座陌生的城市。

柏林劇場人年會在柏林劇院舉行時，我故態復萌，我用一瓶香料利口酒武裝自己，站在門口，懷著敵意觀察前後左右站著的虛有其表的芸芸眾生。一個手拿一瓶香料利口酒來參加一場藝文界盛事的可疑傢伙，想當然會遭人另眼看待，於是我也以眼還眼。

但我再也不踏上拯救世界的旅程了，高估自己以及建立關係的點子一次又一次衝撞與發作，我確信，人人，無一例外，**人人**都認識我，即使他們不一定會再次認出我來。這就是偏執狂明顯、肆無忌憚的跡象，精神病患到哪裡都拖著它，如同戴上腳鐐手銬無法正常活動，不鹹不淡的人生形同地獄。

我夢寐以求的「觀賞台」[15]的一位導演和一位劇作家已經開始在策畫，該如何以舞台的形式朗誦我的劇本；題目是「無光之屋」，講述一個破碎的後院團體在對抗國家行動時，如何團結一致。一位

---

11 Ingeborg-Bachmann-Preis。Ingeborg Bachmann，一九二六～一九七三，奧地利抒情詩人與散文家，以她之名創立的文學獎自一九七六年起增設散文獎項目。
12 Richard Kämmerlings，一九六九年生，德國文學評論家。
13 Ulla Unseld-Berkéwicz，德國Suhrkamp出版社負責人。
14 Michael Krüger，德國Hanser出版社負責人。
15 Schaubühne am Lehniner Platz，柏林一間有名的劇院。

當時曾經罹患精神疾病的大學生也來加入，感覺上就像在寫我自己，日後經常有這種感覺，實際上是一直感覺如此。我二〇〇五年寫出那個劇本，親自將它投入柏林劇院的信箱，記得那個有著斜照的冬日，陽光溫和微寒，一個美好的時刻。現在我要處理那些刪掉及改過的文句，然而毀掉自己的稿子的衝動又來了，於是我試著，一半存心，一半裝傻，盡可能加一堆偽達達主義的蠢話進去。飾演主角的女演員尤樂．波雯[16]，有一次排練時問我，一個無論節奏或語義都很怪異的字怎麼唸，雖然那個字根本沒有涵義，我卻示範給她聽。她點點頭，想了一下，跟著唸了一遍，似乎懂了。劇院裡的他們一下子就習慣了，我想，下次若還要排練舞台朗讀會時，若刪掉更多東西會怎樣？猜想演員與導演，會忽然間師出無名相互嚴厲喝斥，尤樂．波雯在一次失常的鬼吼鬼叫時袒露胸部，其他人也跟著發癲，直到我這個真正的瘋子要求大家安靜下來為止。也許，我被診斷出來的神經質才是造成他們不安的原因，我不知道。〈Ficki-Ficki〉還是要拿掉，導演在電話裡告訴我，我只是咧著嘴笑並點頭。對，我讓整本劇本改走淫蕩路線，些微而已。他們愛幹嘛就幹嘛，我走得比他們遠，而且走到別的地方了。朗讀會一切就緒，當人們沒啥好說時，就會套上這一句，我根本無所謂。另一人得獎，馬汀．伍特科[17]失望地轉向吧檯，喝了一杯。我離開到處站著的小市民圈子，漫無目標地東轉轉西晃晃，喝酒，說廢話。這場慶祝表演就這麼完成了，從此我半瘋的怪胎名號更加遠播。

在慕尼黑的情形也差不多，一場在小劇場舉行的秋季青年劇作家晚會上，我一時眼花，以為看見了耶利內克[18]，然後我身無分文在市中心亂走一通，參加一場藝文早餐講座，透過麥克風大聲控訴我這一代缺席的父親們（讓一位女劇作家印象深刻，如同討論會結束後她說的——這就是躁狂憤怒的矛盾心態，有時候也會擊中要害），此外，一位「點燃火花」[19]的文化線記者，在她的答錄機上支吾了半天廢話。我絲毫不察自己喝得有多醉；幾星期後，那位女記者在電話上證實了傳聞。我帶著未完成的工作，昏昏沉沉離去，我請喝啤酒的狄克·勞軻[20]則一直跟在我身邊。

克拉根福特[21]的事我不太記得了，這幾個月來，我精神異常又飲酒過度，處於半瘋狀態的我還四處東奔西跑，要很吃力才能集中精神。朋友們坐在我家電視機前，靠現場直播節目保持平靜，擔心我朗讀時會因為某個荒唐、但正中我心情的文句而忍不住勃然大怒。唯恐我忽然站起來咆哮，甚至扯下衣服？

我還記得我痛恨克拉根福特。那兒最著名的，莫過於評論家、代理商以及出版人自我感覺良好的活動，作家們像廉價的妓女站在街角，出賣她們的靈肉。我記得我在自助餐檯把一位評論家擠開，倒不是我想拿餐點，我只是想把他的推擠給卡通化。然後我加入一個我認識的團體，他們都已經坐了下來。夏綠蒂·布朗巴赫（Charlotte Brombach）「帶了約瑟夫·溫克勒[22]來」，我很激動，畢竟他是我少

---

16 Jule Böwe，一九六九年生，德國演員。
17 Martin Wuttke，一九六二年生，德國演員暨導演。
18 Elfriede Jelinek，奧地利女作家，二〇〇四年諾貝爾文學獎得主。
19 巴伐利亞廣播電台一個青少年的節目名稱。
20 Dirk Laucke，德國新秀劇作家。
21 Klagenfurt，位於奧地利，前述英格柏—巴赫曼文學獎典禮舉行地。
22 Josef Winkler，一九五三年生，奧地利作家。

年時的文學英雄。我立刻如數家珍，道出他的哪些作品基於哪些理由以致堪稱經典之作，但他只是點點頭。很多人點頭，當時。他們點頭是對的，簡單地點點頭，什麼也不說。今天若換做我遇見瘋子，我大概也會這麼做，不然還能怎樣？

我飛快地騎著租來的腳踏車衝向郊外，把**瑪麗亞．羅瑞塔**[23]和討厭的事拋到腦後，也沒去湖邊游泳，我對大會主席十分粗魯無禮，邊走邊罵克雷門斯．邁爾[24]，拒絕參與任何活動。這次競賽我一無所獲，不論如何，我的新任編輯已經盡可能支持我。這個時段播放的歌，透過擴音器到處都聽得到，是牢騷巴克萊樂團[25]的「瘋狂」（Crazy）。

輪到我朗讀時，我頭暈了起來，攝影機對準我，我覺得自己像在坐雲霄飛車，就快抵達猛然出發的頂點了。平衡感消失了，眼前的東西全都往下墜，幾乎就要倒下了。但我仍然撐住，沒出岔子地朗讀完畢，照著原稿來就是了。這場朗讀進行得太快，這段往事被我刻意封存不去回想，記得我剪了一個怪模怪樣的短髮，但總歸完成了；當時我也可能完全失控。

23 Maria Loretto Kapella，建於一八一七年，亦稱祈禱室。
24 Clemens Meyer，一九七七年生，德國作家。
25 Gnarls Barkley，美國饒舌樂團，二〇〇五年成立。

10

我犯了一個小小的錯誤，在這個細節上可以看出歪曲的邏輯和悖離事實的幻想，而一個精神異常的人於其中採取行動。一年前我讀了尤麗・策[26]的小說《遊戲本能》（Spieltrieb），大感驚艷，我喜歡這本書，故事發生在波昂，她塑造了幾個年輕、聰慧的主要人物，顛覆或近似恐嚇的反抗威權，小說寫得非常好，而且以一種充滿著節奏感、轟炸式的譬喻語言寫成，直至今日我仍偏愛這種語言。那是一次極為震撼的閱讀體驗，在我躁狂偏執的那些年中，開始有了變化。閱讀大部分科幻小說時，不，所有科幻小說，無論是友儕推薦或我自己找來看的，我總覺得自己與結構、事件以及角色有關。我就在《遊戲本能》的主角阿雷夫身上看到自己扭曲的畫像：一個不知打哪裡來、過於理智的外地人，表現得彷彿什麼都無法影響他，超然於一般道德之上，以一種頹廢的方式光芒四射。雖然汽車投影那段有許多地方不對勁，但我仍然接受這幅畫像，一如我忍受其他的東西，反正我早就是人人側目、另眼相看的對象了，不斷被扭曲著，而我無力反抗。這個阿雷夫觸動了我心中的一根弦，不，豈止一根弦，簡直是沒完沒了的**嗡嗡嗡**，好似要逼我想出一個夠嗆的譬喻來。儘管缺乏具體證據，我卻看見自

---

26 Juli Zeh，一九七四年生，德國頻頻獲獎的作家暨律師。

己的心態以直觀的方式被描述出來，因此把阿雷夫當成我的朋友，變成一種古怪但合理的投射。我覺得被看穿了，這種臆想中的被人看穿，逐漸變成一種溫和、友善的心醉神迷。在我自我感覺良好的妄想中，我認為尤麗．策與我有相屬關係，是一對祕密的地下總理，旗鼓相當地用隱喻對話著，而這個世界的政治人物對此戒慎恐懼，哦，可不是現在才開始的唷，從我倆還是孩子時就開始，當我們還不認識對方時，就在同一個角落長大，不明原因地受人注意，然後一頭栽進充滿田園氣息、神祕的波昂，世界史在它面前屏住了呼吸，這座發生過幾百萬犯罪案件的臨時首都，只是老萊茵河旁一座沉睡的村子，即將和拆除的線路一起進入真實的世界中心。

那時我是這麼想的，還可以擴大成一整頁滿滿的細節，我的腦袋裡裝滿了胡言亂語。有時我以為大家真的認識我們，十字山的小孩以為所扮演的角色是我們。但我聽得一清二楚，每天都有聲音從窗戶傳進來。

差不多每位躁鬱症患者的瘋狂想法都有這樣一本家譜，一個儘管癲狂、解釋不清，但可追溯的源頭，大部分的點子可笑到令人驚恐，仔細分析也沒有用。

我給阿雷夫這幅畫像準備的回禮，我想，是我愈來愈耽溺其中，於是我決定，我要打破我準備在克拉根福特朗讀文章的虛構層面。我在某個地方，把主要人物碧央卡的名字斷然換成意味深長，卻似有人不經意地用手肘撞了一下的「尤麗」。夜裡，一個夢幻場景，罹患精神疾病但聰明的碧央卡做了一個噩夢，劇中女性的自述者「我」試著將她從惡夢中喚醒，碧央卡、碧央卡，醒醒。我就是在這個地方把新取的名字偷渡寫進稿子裡，不顧內心反對，清楚地唸了出來。如果我沒記錯，我在這裡的表演很特別，以一種被壓抑但狂野的形式裝腔作勢，在幻想出來的真實情景的一個點上，矯情地猛敲了一記頭。我把這個點視為我在克拉根福整體經驗中的真實成就。觀察到我這個小動作的人，想必訝異且不解，但不會有太多人看出來的。那段影片目前仍掛在網路上，但我不能看。在小說集做最後校審的時候，我堅持這個錯植的名字也要在書中印出來，幾個月後，小說集出版了。不管怎麼樣，這扇通往現實的窗戶一定要打開。

有些東西讓我覺得很尷尬，只能暫時將那些編碼到我自己的文件裡。

回頭談柏林，機場轉機時，一位評論家想攙我一起走，因為我又失態了。我在那場令我惡名昭彰的頒獎中鬧場，搞得我狼狽不堪，但究竟有多不堪，我不復記憶。布爾卡哈特·史賓納[27]還說道，他以我為榮，但我渾然不知原因何在。難道是因為偷換名字嗎?哎，編輯妥斯騰·阿連特（Thorsten Arend）就站在後面，我已經把我全部作品用電子郵件傳給他了，如今再看那些稿子，全是一些紊亂、冗長到不行的廢話。我希望他已將檔案全部刪除。

過了幾星期，我寫了一封非常客氣卻又荒誕不經的電子郵件給尤麗·策，她大方、同時也矜持地回覆，禁止我說出我真正的發現。這局遊戲的規則是沒有遊戲：對於接近真理的一切事物需保持距離。

---

27 Burkhard Spinnen，一九五六年生，德國作家。

12

電子郵件，對卑鄙的躁鬱症患者來說，沒有比它更具誘惑力、更危險的溝通方式了。任憑一時衝動，輕易把奇怪的看法或反覆無常的情緒爆發，傳送到全世界。雖出於善意，實則引人發噱，對收信者而言儼然成了一種威脅。由於語言支離破碎，於是更難理解，語言是個不確定範圍，再也無法完全支配。「電流」和「水」不叫電流和水，慣用語變得只取字面上的意思。圖像與謎語因而滋長，祕密必須再次穿戴雙重譬喻的外衣。我寄出去的郵件人人都可能看見，反覆影印千百遍並散發出去，我今天寫的一封伊媚兒，明天就到了內政部長的辦公桌上。我打開電視觀察蕭伯勒[28]，他幸災樂禍咧著嘴笑，看起來像是在翻閱舊版的《週末夜晚》，真的。我必須立刻把別的東西譯成密碼，否則所有一切又開始行動，罵得非常來勁，全當垃圾看待，無所謂了，該何去何從，因為這是我的第一個公民義務，今日所做所為，算是我的反叛倫理。地址上的收信人不是真正的收信人，當我寫「突破口」，人人皆知我暗中指的是「決裂」，就是我一九九七年在奧斯汀寫的激昂文章。就算我沒意識到，他們也總是了然於心。所有文章都讓我啞口無言，一篇篇文章之間都有某種關聯，我必須和字母慶祝一場令

28 Wolfgang Schäuble，為一九八九～一九九一年德國的內政部長。

人沮喪的嘉年華，東躲西藏，雖然外面都在移動，我依舊堅守自己。有時我必須用文字撕碎窗簾，有時我必須寫通函，將所有失落的人物聚在一塊，**在我的羽翼之下**，推動計畫，激發點子。

電子郵件很可怕，只要你剛好在上網時發病一次，就足以讓你的餘生毀在某些人手裡。一個躁鬱症發作的下午配上啤酒，你就此讓自己成為永遠的怪胎。

13

當年的朋友放棄並離開了我，魯卡斯已多年未與我聯絡，那種日子辛苦又傷神，也太讓人情緒起伏了，何況他們也有自己的日子要過。我在某些躁鬱階段時好時壞，其餘階段則一概一成不變又死性不改。就連時好時壞的階段，對病人及其周遭的人來說，也無法休養生息。急性躁狂與急性憂鬱之間的緊繃，形成了對自己和對他人的侵擾。

一再失去朋友、關係以及親近的人，而且程度遠遠超過人生中常見的生離死別，確實令人難以忍受。所以，此處不斷被召喚出來的「朋友們」，多半是我出於寂寞孤單時的小小幻想，就像被棄置、沒人坐的椅子。

14

沒錢了。我不能再以自由作家的身分，接受石油公司委託寫稿了，在埃爾蘭根時我未克盡職責，再也沒辦法寫了，一天比一天更無法動筆。從一開始我就沒能把那份差事與我的意向統整起來，但現在我連把十二月時寫的筆記整理成有點意義的文章都做不到。我與前主管見面吃了離職餐，她日後回憶，說我的手差點流血。

我開始賣書，我首先丟掉湯瑪斯·曼的書。我從來就不欣賞他，覺得他的風格就像擦了香水般很不真誠，而我又完全無法在吹捧掩飾下嘲弄他和他的作品。這裡有個詭計多端的人，那裡又有一個耍花招的人，一切都在這個用古希臘語委婉表達的戀童癖身上發酵——全部丟掉。我還賣掉自我少年時就如影隨形的歌德、席勒、馬克·吐溫的廉價全集。丟掉衰老得連說自己是誰都結巴，又是色情狂的弗里施[29]，丟掉酗酒的編年史家雍森[30]，丟掉僧侶伯爾[31]、迪倫馬特[32]。我幾乎每天都抱著沉甸甸的唱片封套走進一家散亂的舊書店，走出來時頂多揣著十歐元，省著花在抽菸、吃飯與啤酒上。賣書是打工，是一種運動。一個新的瘋狂點子從紓困方法中應運而生，我想擺脫這些書，擺脫這個徒增負擔的累贅。思想史應該只繼續存在我的思想中，反正它早就變成了魔鬼史，變成一個迫害我的幽靈。那些書全都染上了期待康復的毒藥，天知道我多盼望痊癒，有些日子裡，這份信仰並不時時刻刻都存在，但我仍對康復抱持一線希望。我必須整理、收拾，擦桌子。書架慢慢地有了空隙，我撤下了所有分析哲學的書、解構主義的書，傅柯的書也撤下。我覺得我研讀哲學根本就雷聲大雨點小。我準備賣掉以前對我很重要的書：華萊士[33]、艾里斯[34]、阿多諾、貝克特[35]、福爾曼、維根斯坦、品欽、葛拉斯、葛茨、柴、巴赫曼、伯恩哈德[36]。電話裡凱西拜託我至少留下納博可夫[37]的書，她知道我有多愛那些書。

但後來我全都賣了。

一天一位舊書商說，我每天都來簡直胡鬧，如果我真要賣，可以和他約個時間。幾天後他就來到我在柏林的房子，使我的藏書大幅縮減：弗洛伊德全集、貝恩[38]全集，喬伊斯、普魯斯特以及卡夫卡

---

29 Max Frisch，一九一一～一九九一，瑞士作家，作品富於反諷；年輕時他不認為市民與藝術家的生活可以融在一起，很長一段時間深感不確定，這成為他的生命基調。
30 Uwe Johnson，一九三四～一九八四，德國作家，死於酒精和濫用藥品引發的心臟病。
31 Heinrich Böll，一九一七～一九八五，德國作家，一九七二年諾貝爾文學獎得主。
32 Friedrich Dürrenmatt，一九二一～一九九〇，瑞士作家、劇作家暨畫家。
33 David Foster Wallace，一九六二～二〇〇八，美國作家，長期憂鬱，自殺身亡。
34 Bret Easton Ellis，一九六四年生，美國作家。
35 Samuel Beckett，一九〇六～一九八九，愛爾蘭作家、劇作家，一九六九年獲諾貝爾文學獎。
36 Thomas Bernhard，一九三一～一九八九，奧地利作家。
37 Vladimir Vladimirovich Nabokov，一八九九～一九七七，俄裔美國作家，《羅莉塔》作者。
38 Gottfried Benn，一八八六～一九五六，德國詩人，也是醫師。

全集，總之，凡全集一律搬走。丟掉韓德克[39]、史特勞斯[40]、耶利內克。丟掉維勒貝克[41]，丟掉施樂格爾[42]、謝林[43]、史萊馬赫[44]。舊書商的出發點不算壞，而我也開心，雖然混雜著不快的感覺。但是，我知道，不久後我將致富，就有能力重新買一間美麗非凡的書房。何況舊書商帶著幾百本最能獲利的書離去後，留下的書綽綽有餘，留下來的書甚至太多了！我再一次揹起袋子。

39 Peter Handke，一九四二年生，奧地利作家暨譯者。
40 Botho Strauß，一九四四年生，德國作家、戲劇顧問。
41 Michel Houellebecq，一九五六年生，法國作家。
42 Karl Wilhelm Friedrich Schlegel，一七七二～一八二九，德國哲學家。
43 Friedrich Wilhelm Joseph Schelling，一七七五～一八五四，德國哲學家。
44 Friedrich Daniel Ernst Schleiermacher，一七六八～一八三四，德國神學家、哲學家。

15

搬家了。每次躁鬱一發作至少要搬一次家，這次從普倫茨勞山下來，往十字山的方向，直接搬到寇特布瑟大門，我向塞子搬家公司租了一輛貨車和三個家具箱，用來裝我的細軟實在大材小用。「這裡真可怕」，一位搬家工人驚呼，我不確知他說的是十字山、公寓、我那幾個紙箱或者我本人？阿悠俠笑得前仰後俯。

搬家後有幾星期我都靠那些紙箱過活，把音樂放得震耳欲聾，向鄰居自我介紹，以偉人之姿出沒於街道。夏天很熱，所謂的夏日童話[45]又讓我陷入妄想。太鮮豔了，好刺眼，世界冠軍隊閃閃發亮，國旗與隊旗，電視機與綿延數里的足球迷陣容。我變得憤世嫉俗，一會兒到城東，一會兒到城西，有時挑釁德國，有時對某人搧風點火，在街頭跟人踢足球，把球踢給汽車。

在十字山的一間咖啡館裡，我開始賴著不想走，或者說是：自我放逐。服務生被我搞得緊張兮兮，但我沒看出來，不然就是不當一回事。但我知道，他們內心深處一定歡喜莫名，因為我在這裡他們居然好端端的。我在這間咖啡館度過夏天，偶爾回應一下館裡的常客對我的冷嘲熱諷，我專心寫短

45 二〇〇六年德國獲世足賽冠軍凱旋歸國紀錄片。

篇小說，痛飲至醉，鮮少進食，回到家後，能睡多久就睡多久，但我睡得很少。帶女人回家，閱讀《編年史》，賣掉《編年史》，扔了它們。我什麼都不想知道，卻又統統想知道。

16

帶女人回家，看起來簡單，大多時候確實很容易。躁鬱症患者赤裸裸的自我意識夠讓他達到目的。他放鬆了，但得靠誇張與效果來放鬆，我可以東拉西扯，廢話轉個意思就變成笑話，修辭的保護色、戒律，說真話，默默向「普通」談話靠攏，都算盡責，使我不至於像個徹底瘋狂的人站在那兒，而是一位瘋了的藝術家，我不尋常的傾向因而獲得包容。我傾向於典型的躁鬱，縱慾，在床上有若魔鬼也像動物。她們終於射殺了她們的撒旦，她們的色情明星，而他表現得像個誇張的瘋子。他確實是個瘋子。「這是練習，不然咧？」一個與我上過幾次床的女人問道，服藥讓我有時表現欠佳，但我不歸咎於藥物，而把帳全算在壓在我肩頭上的壓力，畢竟我要突破幾百萬次討論與冒險，而躺在我下面的始終跟我一樣是個默默無名的軀殼。

那位裝置藝術專家，大膽隨便，實則無動於衷，我兩句話就把她帶出了「歐拉夫家具」酒吧，等她看到我的書時一定會哈哈大笑。玫瑰酒吧裡那位迷失的美人，在我眼中就是凱莉-安．摩絲[46]，摩絲在《駭客任務》裡面所扮演的角色；某位朋友的前女友，也是我熟識的女性友人，我對她有道德上

46 Carrie-Anne Moss，加拿大女演員，代表作有《駭客任務》系列等。

的愧疚；很想發瘋的女記者；女畫家、彎腳的女律師；「暈船」酒吧那位沒有特徵的女子；胸脯下方有疤的失業女子，這個女人和其他女人，還有這一位，跟這一位。

野蠻、孤獨，嘗試用幾乎殘暴的性來解決問題，早晨又是一人走在路上，早晨下床進入這座混亂城市的熙攘中。

17

法蘭克福的Suhrkamp出版社邀請我去，這期間我已經用一種病態、真實占有的方式，把這家出版社看成是我的，從實現年少時的夢想變成了一個草率的註解。如果這部世界史的整體構造不偏不倚都指向我，那麼這家德意志邦聯知識界的巨大碉堡隸屬於我乃實至名歸。因為，本來屬於一體的，現在要一起成長[47]，終於合而為一的我們將發出新的光芒。我不忙著高興，我先接下拯救這家出版社的任務，借用查克．羅禮士[48]一夕爆紅的話：不是我在Suhrkamp出版社，而是Suhrkamp出版社在我家。

與出版人進行過感情洋溢的對談，驚惶失措地跟戲劇部門打過招呼，以及參觀了一座樸實無華、充滿歷史感的六〇年代建築之後，我回到招待所，冷靜下來。有人，我想是溫瑟爾特[49]的祕書，貝克女士，在我打開冰箱的時候說：對，全部都是為我準備的。裡面有大概是前一位客人忘了帶走的幾瓶啤酒及一瓶穀酒，我立刻在心裡為這瓶酒命名為庸森紀念酒。貝克女士告辭後，現在我茫茫然坐在哪

47 柏林圍牆倒塌時德國前總理Willy Brandt語。
48 Chuck-Norris，美國演員，一九四〇年生，世界空手道冠軍，演過《猛龍過江》。
49 Joachim Unseld，一九五三年生，一九九四年接下Suhrkamp出版社在法蘭克福的業務。

裡喝穀酒。這裡德國味十足，真的，你會有身在六〇、七〇年代的感覺，冷戰的負擔，從形式上嗅聞得出可能來臨的世界末日，地毯有老男人的味道，是對著它吃吃笑的柯彭[50]，是一瞬間充滿了感情而暴衝的韓德克。紀念酒喝夠了之後，我跑出去，黑暗中穿過醜陋的法蘭克福。一家餐館前，一位廚師問我能不能借他二十歐元？我爽快地答應。他認識我呢，和所有人一樣，他會想辦法還我錢的。我跑到歌劇院，然後回去，我沒見過比這更沒生氣的城市了。後來在招待所裡，我手上拿著菸睡著了，清晨時才看見厚實的麻布燒出了幾個洞。此後，在精神病時期，二〇一〇年亦同，我都很清楚，英格柏・巴赫曼才不是像大家寫的那樣死去的。怎麼可能光靠在床上抽一根菸就失火了呢，尤其不可能發生在七〇年代漿過的床單上。巴赫曼活得好好的，可能在九〇年代的某一天才默默死去[51]。我把這個叫做「巴赫曼謊言」，事實上，我真的寫過一篇短文，是一倉促寫成的譏笑策蘭的文章，後來刊登在《時代週報》上。

50 Wolfgang Koeppen，一九〇六～一九九六，德國作家。

51 英格柏・巴赫曼於一九二五年九月二十五日深夜嚴重燒傷，起火原因是她拿著一根點燃的香菸入眠；她長期大量服用鎮靜劑，死於戒斷幻覺引起的癲癇，得年四十七。

18

我的妄想系統中有一個牢不可破的想像，就是大部分的死者仍然在世，死亡太黯然神傷，我眼前有一家殭屍畫廊，我強烈質疑許多死亡事件其實是死者矇騙了我們，正如我所注意到的，那種熟識的感覺彷若一架銷毀機器正在發揮作用。樹敵無數，外頭街上、城裡都是。當下空氣中飄浮著法西斯主義，所以某個地方，譬如阿爾卑斯山上，一定有一間Suhrkamp贊助的地方，是幽靈士兵被宣告死亡後，得以退居隱世並且呼吸著山間空氣的地方。巴赫曼、伯恩哈德、貝克特坐在一塊，他們在那邊等待我從長睡中甦醒，施瓦珀還在那酗酒，早起運動的肯恩剛剛路過。伯恩哈德天生放浪不羈，所以看似不得不一度從田園風光出走，或者他只是其他人的先鋒？反正這些話大概別人也不太相信。那段日子裡，我有一次看到他坐在烏珀谷（Wuppertal）火車站的麥當勞內，狼吞虎嚥一個大麥克，狐疑的眼神往側看，與《解體》[52]平裝版的紅色封面一模一樣。他覺得味道不好，我讓他靜靜地吃。

已經真正到了我從長睡狀態甦醒的時刻。我清楚自己的角色，透過網路、信件、在大街上發出相應的訊號。我期待的反應是，這些重新活過來的死者收假歸來。最後傅柯也出現了，想當然是第一

52 *Auslöschung*，Thomas Bernhard 一九八六年出版的小說。

批，身分是普倫茨勞山的**普拉特**餐館老闆。死了一個作家，人類消失的道理，就像海岸邊的一張臉埋進了沙土中？

他還站在那兒，不巧他也自稱「湯瑪斯」。

好吧。

19

嗨！今天要好好慶祝，我打電話給朋友們，他們都會來：阿悠俠、派崔克、柯努特、康拉德，甚至達歌妮也會來。我們要去**東部舞廳**[53]度過一個魅力無限的夜晚，劇院開門之前我就已經把音樂和文稿都送過去了，那兒的人看起來汲汲營營、活力四射。今晚一定很棒。這是最恐怖的地方。

我們在劇場的酒吧內，我剛剛一個人看了在隔壁首演的《瑪莉亞．布朗的婚姻》[54]，這會兒卻一點內容都不記得。只隱約記得有一個女希特勒的角色，開始時在舞台前吃吃地笑著；其餘的我都漫不經心。我打算偷拿主辦人冰箱中的一瓶啤酒，被逮個正著。這樣很沒「格」，巴爾曼如是說。我知道，但是，嘿！我不是把我的稿子連同音樂都留給他們，在自己燒錄的光碟上，而且他們也大肆引用其中的詞句，不是嗎？不是這樣嗎？他們是波雷煦[55]嗎？還是誰？不久前他也發生過一樣的情形，他至少應該說一聲，他都把東西用到哪裡去了。他先是收到電子郵件和稿子時不聯絡，然後大量引用我

---

53 Ballhaus Ost，一個演戲、表演及跳舞的場所，類似文化俱樂部的地方。
54 *Die Ehe der Maria Braun*，Rainer Werner Fassbinder 一九七九年導演的電影。
55 René Pollesch，一九六二年生，德國劇作家、導演。

的點子與句子。我們很樂意啊！我離開表演場地時，聽到技術人員對他噓了一句「王八蛋」，罵的好啊。但那是厚臉皮波雷煦，你不會和他計較的。好萊塢早就是這樣了，所以我不會為了雞毛蒜皮的小事而情緒失控。

開始放音樂了，我立刻被提升到虛幻世界，我一口乾掉啤酒，再拿第二瓶，分攤到一輪請全桌人喝酒，接著跳舞。派對尚未真正開始，但我沒有耐性，我在的地方就有派對，我天生如此，也是派對的本色。朋友們無言呆立，各位！今天我們將被救贖！而且只有幾小時，所以囉！

達歌妮看起來好吸引人，我不很確定那時我倆為何分手，但現在感覺上我們又在一起了。無須言語，眼神與細微的接觸就夠了，面對面就夠了。我忘情地和她跳舞，帶著她轉了又轉。這裡的燈光有小老百姓在地下室開派對的色調與味道，但我覺得恰到好處，剛剛好。來的人也很好，人愈來愈多了，也都是好人，只有好人。我和安娜．緹絲門[56]閒扯了一下，她害羞地笑了，當然囉。

不知什麼時候我吻了達歌妮，就是感覺對了，但我必須再次把她從我身邊推開，因為此刻應當有別的大事要發生，我們可以等到稍晚再親吻。關於這點我們都很清楚。甦醒後要預告一場盛大的婚禮嗎？我四下張望，陌生人在我周圍跳舞，讓我置身於快感之中。我跟著跳，大家一起跳。陌生人能多靠近彼此呢，播放的又是什麼樣的音樂？

音樂溫和地把我們引誘到無拘無束的集體世界，我邊想邊感受到每一個節奏。那節奏進入腦子裡，高潮深入靈魂，至於低音，低音直達雙腿。

才稍微沒留意，達歌妮就受到一群年輕人的騷擾，這怎麼可以，我因此呼吸急促。我很大方地視而不見，但他們不能太過分！我的心情神聖不可侵犯，他們不該讓我厭煩，但他們惹我厭煩。我感受不到節奏了，心情像一個被父母監視的貧血孩子用積木堆疊的高塔瞬間崩塌。喂，喂！我問達歌妮時，她說根本沒注意到那群輕佻的年輕人想挑逗她，他們是遊客。儘管如此，我還是稍稍挑戰了這群狂放的遊客，姿勢和話語都有挑釁的味道。他們先跟著說笑，然後神情暗淡了下來。我在背後批評他們，讓我揪出禍首了嗎？我得先保留實力。

突然間我躺在地上尖叫，我沒這樣尖叫過。那三人中的一個用拳頭狠狠地擊中我的左眼。他們先是變得比較嚴肅，密商之後，接著就莫名其妙地用拳頭回答了我提出的和解。我微微一笑，然後就倒在地上了。DJ把音樂關了，現場只有我的尖叫聲。朋友們站在我四周，作勢威脅這些鬧事的人。康拉德說，如果這群卒仔想打一場群架，他絕對讓他們稱心如意。阿悠俠蹲下來安撫我，我的眼睛立刻腫了起來。

我們躲到一間酒館，我繼續閉著眼睛說話，康拉德說：「跟瞎子一樣。」我看起來肯定像是一個壞掉的預言者，眼睛睜不開，繼續腫脹。我雙眼緊閉，稍解疼痛，說了好多話。

稍晚我與達歌妮做愛，充血的眼睛閉著。為什麼以及究竟是怎麼發生的，她為什麼和那些人打情罵俏，而我才……鬼才知道。

早晨在電車上，乘客們靜默又驚駭地瞅著我，那隻眼睛想必很嚇人，有個女孩祝我「早日康

56 Anne Tismer，一九六三年生，德國演員，「東部舞廳」實驗劇場創辦人之一。

復」，我馬上覺得好多了。但我很不適應，踏過雪地到布倫茨勞爾山，把自己埋在雪中。這裡的什麼地方應該有間醫院吧，或者沒有？那間醫院在哪裡？我向來都知道的呀，為何現在又沒概念了？我癱坐在恩斯特－泰爾曼[57]公園裡，一點兒主意都沒有。身體又累又冷，我的眼睛需要就醫，但不管醫院在哪，我都沒辦法走過去。我撥手機給阿悠俠，他從此展開一場電話的奪命連環call：康拉德打電話給柯努特，阿悠俠撥給派特里克，派特里克向塞普爾借了汽車，我投降了，沒辦法每件事都自己來。一小時後他們撿到了我，把我裝進車裡。我只想上眼科診所，他們的計畫當然不一樣。

他們把我載到位於布赫（Buch）的醫院，治療我的眼睛。

「對，是裡面疼痛，眼睛內疼痛，我們必須把它拿出來。」憂心的女醫師細聲說道，診療室內她俯身向我，近距離觀看我的眼睛。我實在搞不懂，她幹嘛這樣講話，怪極了。拿出疼痛？那是一個譬喻還是她笨到不會說話？

接下來去魏森湖（Weißensee）的精神病院，朋友們似乎都準備好了，給我留了一個床位。又是一次密謀，我先是反抗，後來屈服了，很失望也很震驚。人們老是想要「押送」我，正如凱文．魏內曼[58]說的。「他們又把你押送到哪裡去了嗎？」有一回他在寇特布瑟大門前高架軌道的拱門下這麼問道，然後驚恐地向我致歉，可能是因為我的臉吧，乍看之下我好像燒傷了。

住院部的那位醫師頭髮稀薄還分岔，滿臉愚昧的問號，很不討喜。他背著燈光呲牙裂嘴，一副根本沒聽懂的樣子，毫無同理心。光線反射在他戴著的菲爾曼（Fielmann）眼鏡上，躲在後頭的眼睛得不到完全的遮蔭。後來我獲悉，他打電話給我的朋友說，下次要立刻通報警方。

我的年輕室友克里斯揚活力充沛，幹勁十足，一刻不停地談論與聰明才智有關的東西。不難看出他是資深的躁鬱症患者，猜想他以城內每一間俱樂部為家。但我依舊相信他說的話，幹嘛懷疑呢？都是真話。

朋友們棄我而去，他們也累壞了吧。從早晨開始到現在，救援行動已耗去了一整天，我吃麵包當晚餐，心裡很清楚：不，我不要待在這裡。

病友們遊魂似的從我身旁走過，我對他們不再有任何感覺，也沒有任何記憶。這一次，我不在乎他們的命運，這裡無聊到不可思議。

兩天後我自行出院，回到荒涼凌亂的公寓。

---

57 Ernst Johannes Fritz Thälmann，一八八六～一九四四，威瑪共和國時期的政治家，德國共產黨主席，一九三三年效力於納粹政權，後被槍殺。

58 Kevin Vennemann，一九七七年生，德國作家、譯者、大學教師。

20

瘋子如何保護自己（其他人又如何自保免受傷害），要回答這個問題很不容易。法律上的基礎是精神保健法，這是何時頒布的一部聯邦法，規定剝奪一個罹患精神疾病的人自由，必須緊急治療並強制其服藥？在此的關鍵說詞是「危害自己或他人」，危害自己或其他人（無論權益或財物），經過醫師證明為罹患精神疾病，可以因官方機構之決定而「緊急治療」，實際上就是關起來。這裡說的也包括維護公共秩序，公共秩序就是不明文規則的總和，以使大眾的共同生活順利進行。我們已來到**常識**的模糊地帶。「未明文訂定的規則」由誰定義？我必須知道，當我破壞秩序，我的行為將產生哪些法律結果，會發生什麼事——至少所謂的明確性原理是這麼立下的。再者，「未明文訂定」十分廣泛，基本上都涉及感覺界線。

我還是可以買我想要的東西吧？有些人只是因為稅務而舉債，一旦債台高築，且未來成為一場賭局，這種經濟體系不也一樣既躁鬱又不理性，只不過我們不知道賭上的是什麼？

住院有沒有阻止我犯下傷天害理的事？也許有，我無從知曉。住院後造成的損害何其巨大，起初幾次住院的創傷經驗，不知何時變得微不足道。不，幾次住院一點兒用都沒有，或者有用：其他人偶爾可以喘一口氣，至於復元則有別的因素。

瘋狂、精神疾病，究竟是什麼意思？我覺得謀殺很瘋狂，我會立刻為每位謀殺者開一張瘋狂診斷書，並且因此胡亂宣布他無罪。

二〇一五年，一位德翼航空的駕駛故意撞上法國阿爾卑斯山，造成一百四十九人死亡，我仔細追蹤公共論壇，每天爬文及評論不只一次，分析評判與論據。我很不誠實地希望，這位那時公認為躁鬱症的罪犯，憂鬱的成分多於最後確認的說法，基本上我一直都這樣認為。

我傷害了我自己，但未損及別人，其他人只是被我搞得很煩，有些則心存畏懼。我全都說好；但我指出法律的模糊地帶。為所欲為的時刻，花再多錢也治不好躁鬱症，僅能減輕或轉移。支援與干涉之間的界線模糊，使得整件事更加複雜和棘手。

把一個人變成官僚體系的目標，卻沒把病人的尊嚴當一回事。健康及社會事業的私有化和資本化，使得邊緣化的病人變成被壓榨的物品。你身邊忽然冒出一堆你平常看都懶得看的人推推搡搡，一堆市儈氣、無精打采的人，讓你感受到他們擁有卑微腐敗的勢力，想幹嘛就幹嘛，必要時他們也必須留心一下營業額，因為零和遊戲不被允許，獲利是一種義務。

如果你不順從，他們就慢慢地讓你入甕，毫不寬貸，像老式的萊茲（Leitz）檔案夾裡的夾箍。援助工作的官僚化為這複雜的體系帶來更多專橫與不人道，以至於每一個脫離此強制規範的人，對於自己居然辦到了，莫不嘖嘖稱奇。

但有別的解決之道嗎？

21

傷口癒合的速度比結疤慢，隨幾次住院而來的有鎮定措施、好度錠[59]、自行出院。時間愈來愈靠近，什麼樣的時間？我不曉得自己病了，諷刺地為初版的《空間需求》（*Raumforderung*）潤飾幾篇有關一九九九年生病的稿子，我只更動一兩個字，很滿意文字的精準度。我還丟棄了三篇故事，不僅因為有很多地方缺乏意義或趣味，更因為那些段落只會讓整本書令人厭煩，譬如《Kippy Game 2》。沒錯，那時我也很迷馬汀．柯鵬貝格[60]，他同樣是個活死人，我在**摩瑞那酒吧**裡為他下了這個定義。我買了一本畫冊，一本展覽目錄，兩篇關於他的學術文章，草草翻閱過，在書裡寫字，亂塗一通，發癲似的大笑，在他的作品與長才中，一眼清楚瞧見我歇斯底里地酗酒。他現在到底在哪裡？那裡！他在那裡！馬上就不見了。哎，他們都來幫我，他們都在，那些善良、不死的幽靈。

我重拾畫筆，彷彿燃燒起來似的。年少時我畫過一些，大部分是臉，有的是城市切片，先畫下來再加以扭曲。現在我要揮霍我的才華，活出全方位藝術家的樣子，只要能畫的地方就畫上幾筆，在一份沒人要的《日報》（*taz*）上改編凱特．布希[61]的新專輯《Aerial》（太好了，她從監禁中出來了，我高興得不得了，請代我問候她！），我把《日報》留在**聖雷默**（San Remo Upflamör）音樂咖啡館，晚上我在一張DJ預先錄製的塗鴉房[62]的曲目中又聽到那首改編過的曲子。大夥兒都連上線了！感謝老天，他們沒把我趕出去，不像最近花田樂團或者米亞樂團（Mia）那樣。聽花田樂團演唱時，一位保全從背後把我提起來拖走，我尖叫，我叫得很大聲，害迪斯特麥爾[63]不得不中斷他的演唱會。米亞樂團演出時，也是在漢堡，守門人揚言要斷了我兩條胳膊。這樣沒法做事啊，兄弟。在我位於十字山房間內的「工作室」，我完全像史溫．雷根納[64]的小說《雷曼先生》（*Herr Lehmann*）中的精神病患似的，用衣服、熨斗、油漆、床墊彈簧、衣架以及報紙做成一件雕塑品，將來有一天它會被鑑定為一個類似老鼠的怪物。一隻老鼠？那**它**現在應該是什麼呀？嘿，熨斗的電線剪短一點兒，就是現成的尾巴，老鼠完成了。對面的土耳其鄰居疑惑地往下看，然後關上她那貼了錫箔紙的窗戶——依我看，是永遠地關上了。

沒多久一股無名火上身，我把雕塑品打爛了，接下來我把貝多芬命運交響曲的樂譜用力抄在床頭牆上的粗纖維壁紙上。怒火未熄，於是我把書和唱片都往窗外扔，因為這些充滿精神與創造力的作品又令我嫌惡起來。高深莫測的吸血鬼信仰！這些東西在後院發生一連串爆裂聲，製造了很大的噪音；

---

59 Haldol，精神安定劑。

60 Martin Kippenberger，一九五三～一九九七，德國畫家、裝置藝術家。

61 Kate Bush，一九五八年生，英國歌手、作曲填詞人。

62 T.Raumschmiere，流行歌手Marco Haas的藝名。

63 Jochen Distelmeyer，一九六七年生，花田樂團主唱。

64 Sven Regener，一九六一年生，德國音樂人、作家。

我把能拿到的東西全丟出去，大約丟了五分鐘，盛怒下走上柏油路，進入灌木林，直到我終於察覺，連這樣也無法消滅我的怒氣為止。鄰居無一人抗議，我關上窗戶。幾小時，或許一天過後，我把丟出去的東西又撿起來，在背包裡塞了幾本我仍然喜愛的書，其餘則全進了垃圾桶。

我轉身以丑角之姿重新展開我巍巍顫顫的人生。

22

恩岑茲貝格搭火車去漢堡，假扮成女生坐在隔壁車廂裡。很狡猾吧？恩岑茲貝格式的狡猾，不斷故技重施？這個「鬼靈精」！他讓我很興奮，早上又在總理府前看見柯魯格[65]，旋轉中，微笑。他身上散發出一種在他的電視節目[66]裡所沒有的平靜。

回頭談漢堡，當我要理解事實真相的時候，漢堡總是吸引我來。我沿著北阿爾斯特河跑，身上的皮夾克是天鵝的誘餌，我往市中心的方向走時，牠們老跟著我。這些禽鳥美麗嫵媚，難怪荷爾德林一看見牠們就陷入妄想。我突然痛恨起皮夾克來，便把它塞進垃圾桶，去死吧，天鵝。但不穿夾克很冷，何處有溫暖？我跑得如同慾火焚身，來到下游一間滿是灰撲撲、瘦削、吸食海洛因的人的酒館。她們是妓女嗎？有個狼吞虎嚥的變裝癖跟一個住在城市醫院裡的一位病人長得好像，大家為什麼會聚在這裡？他幫我口交，或者只是我自己想像？我看著這些施暴與受虐的把戲，想像大街上有一個男人像狗一樣給拴著鍊子，被鉚釘項鍊扯來扯去，皮膚磨粗了，污痕累累。噁心、紛亂，我要離開這裡，

---

65 Alexander Kluge，一九三二年生，德國電影製片、電視製作人、作家。
66 Dctp = Development Company for Television Program。

寧可去星星堡壘區，走過一間間酒館和酒吧，和旁人說些莫名其妙的話，我又招誰惹誰了？要怪苦艾酒，我不能再喝了，在名為聖喬治的廉價旅館租了一間房，但幾乎難以成眠。若我死了，連覺都沒得睡囉。心中頓了一下：都是過眼雲煙了，這裡，就在這一區，我曾經兩度快樂賽神仙，現在卻連蛛絲馬跡皆不可得。我上錯了火車，在車上一路睡到奧爾登堡（Oldenburg）。我在奧爾登堡要幹嘛？滿腔怒火湧上，用拳頭伺候車廂通道上的電子看板，劈斷了，可惜啊。我像個雕像似的站在奧爾登堡火車站前。靠《圖片報》找老婆的政治家卡斯騰森[67]，匆忙走過我身邊（或者是個貌似他的人？），對著我發出淫穢的聲音，我還沒搞清楚他說啥，就被兩位警察發現，他們向我跑來。我動也不動，他們把我的手扭到背後，拖我到牆邊，死命抵著我，雖然我根本沒抵抗，也沒說猥褻的話。他們想立刻為我戴上手銬，我說，我跟去就是了。他們偏偏沒法解開我手腕上該死的手銬，還刮破我的皮。看來他們比我還激動，好不容易才解下。我被押著穿過火車站，成為眾人焦點，他們驚訝地望著我，來到派出所，填寫個人資料。

「您為什麼那樣，梅勒先生？」

聳肩。

「現在沒事了。」

他們讓我離開。即使我沒喝酒，但若把我送去名氣響亮的醒酒專用牢房，我也無所謂。我再次站在火車站前，和之前一樣兩眼發直，混蛋奧爾登堡！上哪兒去好呢？完全沒有頭緒。我向一位計程車司機打聽旅館，跑了三、四家，都說沒有空房。他也不曉得怎麼搞的，提議以優惠價載我去不來梅；

他兒子也有過這種遭遇。我感激地接受他的建議。

我隨便住進不來梅的一間旅館，努力不留下痕跡，為何如此，我不知道。我突然成了間諜，激動地在躺椅和電視機之間來回踱步，從窗簾縫隙觀察街上，早餐吃得極少卻擺盤豐盛，我雖愚蠢但非常機靈。

我在一間網咖裡（蓋瑞．歐德曼[68]在我旁邊，醉得一塌糊塗），向八位劇作家提議共同寫一齣劇本，任何題材皆可。其中有些人當天就回覆，甚至交換了可能會寫的主題。我覺得好振奮，期待共同創作，希望寫出一九四五年以來最好的作品。

我又來到烏珀谷，慶祝《鄉下的凱旋》[69]演出成功，拿著一罐可樂坐在山坡上，凝視滑行的懸掛列車[70]，和我的編輯通電話，把她當成〇〇七電影中的女祕書——風情萬種。後來我自己也有奇思妙想：我離開時房間要像沒人住過似的，不留痕跡，真的**不留**。真好玩，我帶走房間鑰匙，所有東西都屬於我，不久後或者現在，不然就是有朝一日統統是我的。

我很快到了波昂，我母親很怕我，我打碎了我十四歲時畫的葛拉斯畫像的玻璃框，我還在畫像上

---

67 Peter Harry Carstensen，一九四七年生，德國基督教民主黨員，二〇〇四年他同意《圖片報》為他徵女友；此舉他日後坦承不當。二〇〇七年他公開宣布律師 Sandra Thomasen 為生活伴侶，兩人並於三年後正式結婚。

68 Gary Oldman，一九五八年生，英國演員、導演以及製片。

69 *Triumph der Provinz*，德國劇作家 Felicia Zeller 二〇〇二年搬上舞台的作品。

70 一九〇一年建於烏珀谷的單軌懸掛式電車，名為 Schwebebahn。

寫了一句祝福話呢。玻璃碎了一地，我把碎片從陽台扔進花園。他應該感到羞恥。

在柏林時我差點兒死掉，當時我正在等地鐵，看見一位眼熟的人站在對面月台上，我很荒唐地一步向前想朝他走去，因此跌進月台下的卵石上，幸好地鐵還遠得很。另一次我幾乎要死了，我站在華沙橋上，沒留意往來的車輛，差點兒被一輛駛過的車子捲走。「多一步你就翹辮子啦。」兩個嚇壞的年輕人笑著說。晚上我出其不意來到一間畫廊，加入那兒正舉行的電玩與藝術討論，我提出一個關於柯鵬貝格但基本上毫無意義的問題，又在接下來的音樂會裡窮攪和，一位策展女士對我怒吼，還說了一個字，說她要「幹」我。當我打翻玻璃杯時，樂團中斷演出。

幾天後我又在漢堡跑步，跑到一個遊樂場旁邊的陡坡上，我把手指埋進土裡，奮力地向上攀登。我只想宣洩心中那股抑制不住的力氣。跑到上面後，我俯瞰這座城市，我長了翅膀嗎？我躍入沉思中，也真的一躍而下，啥動靜也沒。我到底在尋找什麼？火速下坡，跌了一跤。後來我在柏林把我球鞋上的污泥稱為「來自漢堡的泥土」，散發著嘲弄的自豪感。「來自漢堡的泥土」，我笑了，其他人也跟著笑。

23

漢堡是我的基地，也是一種徵兆：如果我沒有行程上的安排，卻來到漢堡，那你可以想像我是如何地處在一個躁鬱症的階段。當我不知道接下來該做什麼才好，當我在精神病的滑梯上胡思亂想時，漢堡總是吸引著我。我把這座城市當成我的故鄉。對漢堡的思慕之情打哪兒來？因為這裡有磊落的氣氛、市民、漢堡學派[71]、漢堡港嗎？歲月和時光總是混淆不清，有時候我不甚確定，哪些屬於二〇〇六年，而又有哪些是屬於二〇一〇年？看到天鵝的時後我又不得不想著，這會兒我想起來了：二〇〇六年準沒錯，對吧？對，不對嗎？是這樣沒錯啊。

或許是漢堡本身，因為我所謂的一九九九年的網路戀情就因它而起，我發作時仍舊強烈渴望回到那幾個開始的地方：波昂、漢堡、網路、論壇。像一個必須偷偷來到犯案地點的縱火者，只不過我遲疑了好多年；或許就只是渴望，無意識的說出對所有發作時間的渴望。

漢堡火車站，我又來了。廣告依舊閃閃發光，我在卡爾城百貨公司買阿斐斯．吐溫[72]的唱片，到

71 指一九八〇年代興起，一九九〇年代達到商業的一個流行音樂運動。
72 Aphex Twin，愛爾蘭電子音樂歌手 Richard David James 的藝名。

塔莉亞劇院（Thalia）看劇，到處亂闖，理查·庖爾斯[73]晃晃悠悠走過，我跟他說聲你好。我剛好順便給一個不怎麼熟悉的朋友，帶去我自己烤的威士忌洋芋片，我把洋芋片裝在強尼·凱許[74]的光碟盒套裡。回到火車站，又錯過了火車，在這樣混亂的狀態下出門，找出可以搭回家的正確班次，不要老是站錯月台，不要因為怒火中燒和不耐煩而崩潰，可是一點兒也不輕鬆。去程總是順利，回程則好似地獄之旅，到最後錯過了所有列車，坐在露宿的公園椅子上冷得發抖。二〇一〇年我就這樣在維也納過了三天。

終於回到柏林，我老在外頭奔波，帶著很少的錢，很多地方都禁止我進入，但錢仍不夠用，花田樂團的事一直在我腦中盤踞，我怎麼偏偏在聽這個樂團演唱時被拖走，而主唱迪斯特麥爾甚至沒大叫一聲？我對著舞台回嗆他時，酷薩法斯[75]還是保持一貫冷靜的態度！我查出花田樂團演唱會主辦人的名字和地址，要跟他們好好解釋一番。他們就坐在角落，我走過去，和一個壯碩的傢伙進行一回合的咆哮對決，一位女職員實在聽不下去想當和事佬。幾天後我出現在鼓擊樂團的場子時，她坐在售票處，說：「哦，是你呀。」她沉吟半晌後說道：「我請你聽鼓擊樂團的演唱會。」那天沒出意外，氣氛美妙，吉他悅耳。

我滿心懷疑卻還是貪得無厭，耶誕節快到了，這一年即將告終，我書寫完畢，力氣也終於消耗殆盡。他們希望在出版社內與另外三位作者合辦一場活動，**沒有任何事物對我們友善**[76]或者諸如此類的名目。都可以、都可以、都可以。

我去波昂，我恨死了波昂，但非去不可。如果一定要寫一本關於我出身的書，可能要幾十年之後我才會動筆。我到達波昂，這裡一切都好小，如昨日一般。我突然想到，要在哥德斯堡（Godesberg）的某間旅館租一個房間，這麼說吧，扮演間諜的想法依然存在，**當臥底**，沒有人會知道這件事，但消息會馬上傳開。我在波昂期間又被尤麗・策給迷住了，意思是說，到處都有她的身影。我們就是主流，**嘻哈波昂**，或者諸如此類的東西。我邊笑邊在柯布倫斯街上的一間普通的旅館辦理住房登記。

早晨六點我筆直地坐在旅館房間的床鋪上，別指望還能睡著，我辦了退房，在麵包店喝咖啡，吃了一個可頌。映在窗玻璃上的我瘦了許多，有意思啊。這座城市讓我謙卑至極，近來交通秩序良好，有阿拉伯風。我有個新點子，想回到位於山上的母校瞧瞧，我在那兒體驗到社會化，以及他們如何教育那些身不由己的野孩子，而所謂的費希特模式[77]又為我開啟了哪些可能——去看一下應該不錯，合乎邏輯又符合計畫。我不希望看見誰或遇到誰，只是到那個地方回味一下。時間點剛剛好。

---

73 Richard Powers，一九五七年生，美國作家。

74 Johnny-Cash，一九三二～二〇〇三，美國鄉村音樂創作歌手。

75 Kool Savas，一九七五年生，土耳其裔的德國饒舌歌手。

76 二〇〇四年在柏林舉行、作者參加的一場朗讀。

77 費希特（Johann Gottlieb Fichte，一七六二～一八一四）是德國教育家和哲學家，幼年家貧，一次一位錯過了牧師佈道的地主來找他，因為聽說他有本事把當日在禮拜上聽講的全部內容重複一遍，而他果然不負旁人宣傳完成任務，那位地主從此贊助他上學受教育，他才有了後來的發展與表現。

24

學校曾是我的救贖，那本失敗的教育小說也是從學校開始的，我會在這本書中一併敘述。一開始是小學一、二年級，我受到一位老納粹校長專橫的管束，學習很快就成了我的快樂之源。一個反傳統的世界敞開了大門，我在其中暫時拋開家中的逼仄與殘暴，將它們趕出我的腦子。我開始熱愛上學，我非常喜歡字母，開心地在紙上寫字，簿本上的橫線每年多出幾條[78]。我想當醫生，治什麼病都行。但字母的吸引力更大，高中歷史課讓我迷上拉丁文，這個古老新奇的語文，帶著傳統味，卻與我毫無關聯，非常陌生。我寫下我第一首詩《木炭頌》，獻給我年復一年從地下室拖上樓的煤球，我同時從這首頌詩的多重涵義中約略感受到，其中隱含著某種屈辱，可以讓我的過去閃閃發亮並留下記錄。它現在是我的詩，誰都拿不走，語言和虛構組成的感染力包融著我，力道比以前更強大。與此同時，我每天都在學校裡得到公開的肯定，逐漸變成我的一種身分：這個野孩子是班上中產階級以及貴族子弟中成績最好的一個，卻還是得處處提防他。青春期耍酷和其他種種叛逆的行為，也不得不藏身在學校的光環背後。我在各方面暫時沒有受到傷害，而且不容許任何人接近我，除了那些文字。

群體生活之外，則逃避現實：先是小孩子的電視癮，再來是漫畫，成堆的漫畫，還有天文學，整個冬天我就帶著星象圖穿梭在各個社區。再來是小本的偵探小說，譬如《提姆、卡爾、小圓仔與嘉比》[79]和《三個問號》[80]都是卡爾．麥[81]的作品。還有朱爾．凡爾納[82]的作品。我一位已婚的叔叔有一間令人驚嘆的藏書室，我因此很早就讀了《玻璃玫瑰》[83]，布雷希特[84]的書以及《鐵皮鼓》。當時我就是處在這樣的環境裡，一切都過去了。我心裡就是想、也願意**這麼做**，道路都規畫好了。

若有機會，人們大概會建議像我這樣背景的少年選別的行業，中產階級的職業如律師或醫師之類，穩當又能向上爬？或者往電視界發展？但我不想，沒錯，我辦不到。我想成為作家，至於文學圈子也有面目可憎的階級分別，如果我事先預料到這一點，憑我日漸養成的狂妄自大，我根本不會在乎。

那段時間裡，我母親在一家專門出版「如何」類型書的小型出版社上半天班，所以我買書有優惠價。我買書並一一讀完，只要逢年過節及生日，我總希望收到愈來愈多的全集，而我大多時候也如願以償。我沉浸於書中，那是一個與外面世界無法比擬的天地，是我所遇過最奇妙的事。人生在那些書中扮演舉足輕重的角色，在書中被出賣、撕裂、投射，最醜陋的可以轉變成美麗的。就是這個，我心

78 小學生練習寫字，隨著成熟度從斗大的字逐漸到較小的字，簿本橫格線愈來愈多。
79 *TKKG*，一九七九年開始出版的兒童偵探故事系列，後來改編成廣播劇；作者為Stefan Wolf。
80 *Die drei*，一九六四～一九八七在美國出版的青少年故事系列，作者為Robert Arthur Jr.。
81 Karl May，一八四二～一九一二，善寫冒險故事，是德國作品被譯介至外國最多的暢銷作家。
82 Jules Verne，一八二八～一九〇五，法國小說家，現代科幻小說開創者之一。
83 *Homo Faber*，瑞士作家Max Frisch一九五七年出版的暢銷小說。
84 Bertolt Brecht，一八九八～一九五六，德國深具影響力的劇作家。

想，就它了，其他一概不要。

突然間這部戲出現了。我去波昂劇院看表演，年輕的沃夫朗・寇荷[85]在那兒登台，我懂得不多，即使偶爾被惺惺作態的人給唬住，卻自認這是我該來的地方，在一架激盪人心的機器旁，你彷彿可以和它連結並產生觸電般的悸動。那是一個值得探索的廣大世界。慷慨贊助我的耶穌會學校，讓我發狂似的爬上那座古老的山頭，開始籌劃劇本。母親除了歇斯底里，對我的青春期已無計可施，所以，最後兩年，我靠教區長幫我申請到一筆獎學金，進入一所附屬的寄宿學校就讀。這所教會學校後來捲入一件性侵醜聞，這件事我已經在別的地方說過（也一定要繼續說下去）。我驚愕的程度和一般人差不多，我是一個在愛恨交加的關係中長大的人，這種關係後來消失了，我才得以重新評價我的青少年時光。我一直心存感激，但傲氣不改，盡可能利用機會，讓適應和叛逆組合的大雜燴變得更完美，持續至今。

一切從這裡開始，現在我想馬上到那裡去一趟。

85 Wolfram Koch，一九六二年生，德國演員。

25

我穿越一座可舉辦各種活動的公園，爬上那座山，想著耶穌會效忠教宗的精神。這和我多少有些關聯，幾百年來耶穌會士的神祕態度，那種陰謀的氛圍，但我今天應該不會在乎它。我今天沒事，校門口站著兩位少年和兩位成年男人，就快八點了，頗有放假前最後一個上學日的味道。我沿著彼得堡街走上去，「彼得堡街」在我腦海中迴響，「伊莉莎白街」也是，我憶起這些字彙如何在一個孩子的腦袋裡，從抽象得使人畏懼，變成口中輕蔑的街名，從此便只有不屑了。我快要穿過校門時，第三位成年男子不知從哪裡冒出來，示意我停下腳步，我照辦。門口出現了一位戴眼鏡的男士，八成是位老師，打量著我。男人們盯著他看，他指了指我並點頭，然後就走開了。男人們抓住我，使勁兒拉我撞大門。怎麼啦？

「手舉高！」

拍電影？

我沒反抗，前不久才見識過。直到此刻我才警覺到我身上掛了太多東西，有兩個唱片封套，別人看起來可能挺怪異的。唱片封套裡裝了書、光碟、電腦、一個盥洗包。我的連帽及膝厚夾克的口袋裡也裝了書與光碟。口袋裡的東西都被掏了出來，便衣警察漫不經心地讓所有的東西落地四散，書都刮壞了，光碟套四分五裂。

「這什麼意思？」

「安靜。」

「您好好對待我的東西！」

沒有反應，一輛車門打開的小汽車裡坐著第四個沒穿制服的強壯男子，肥胖的大腿把他的警察制服綳得好緊，他呆呆地看著我。奧芬安爾先生走出來，我認得他，音樂與哲學老師，好人一個。

「湯瑪斯，你好嗎？」

他一副不敢相信眼前所見的樣子。

「好得很，您不都看見了嘛，奧芬安爾先生。」

我仍然站在校門口的牆邊，雙手平放在石塊上，警察在我屁股口袋裡掏摸，另一名警察向奧芬安爾走去，附耳說了些話。

「喔，您現在連**我**也懷疑了？您現在要逮捕**我**嗎？實在太過分了！」奧芬安爾氣得大聲說。他又對我點了一下頭，但被擋了回去，他必須離開。

我身後幾位保持安全距離的學生露齒而笑，我後來才知道，其中有一位是我的堂弟亨德利克，但我們互不相識。

又過了一小時才有新的動靜，上手銬，打開手銬。我不懂這是為什麼？我總算恢復了正常人具備的理解力，以及感受公正與否的能力，我問，我到底做了什麼？

「我們到了警察局會解釋。」

於是我被帶走，事出必有因，我騙自己，畢竟我是亙古以來的陰險救世主，確實懷有對國家不利的思想。他們儘管短暫拘留我的靈魂吧，我夠狡猾，並沒有真正犯過什麼罪。儘管調查我吧，在救援無望的情況下，以我這一整年來幹過的壞事來說，這可是我最微不足道的練習之一。

26

他們先是開車送我回到哈利寶[86]貧民窟的家；大概是我在網路上幹了些好事。又來了？我應該停止對我母校的威脅，我沒有啊。我母親非常慌亂，再三保證我絕不會做這種事。不是我！她哭了，刑警居然找上門來，到處搜查，審問！他們寸步不讓，把我帶到警察總局，我進入內心流亡的狀態，我帶了約阿信・費希特的《不是我》[87]，這本書足以應付任何局面。

如果他們把事實弄擰了，我該怎麼辦？我想起福爾曼狡獪的微笑，當時他告訴我：「網路很邪惡，他們會竄改數據。」果不其然：為了欲加之罪，他們可以操弄以及改變一切來對付我。而我只能任憑他們擺布。前不久，五月一日那天，他們不是才把我踢成腦震盪？他們什麼都做得出來。

時間在警察局靜止不動，那位有張蜥蜴臉和深綠色眼窩的警察，很做作的解下他的配槍，一邊意味深長地盯著我，然後慢吞吞地把槍放進桌下的一個保險箱內；顯然意在威脅。這當兒我讀起《不是我》，也同樣做作地端出一副自命不凡的嘴臉。

「梅勒先生，你把我搞瘋了。」他說，一臉認真。

---

86 Haribo，以生產小熊軟糖而聞名於世的德國企業。

87 Joachim Fest，一九二六～二〇〇六，史學家、記者，青年期自傳《不是我》（*Ich nicht*）為〇六年出的最後著作。

27

真的不是我，我沒那麼瘋好不好，我當然知道自己做了什麼、沒做什麼。幾星期後查出來，是貝爾吉施區（Bergisches Land）一位青少年在某個網路聊天室出言恐嚇搞鬼。這位少年與學校毫無干係，但我在旅館過了很無聊的一夜，帶著沉重的袋子走在路上，精神異常又混亂不堪，剛好自投羅網讓警察順理成章地逮捕我。所有人都想，已經等了好幾個鐘頭了，要逮到那人就是現在了；於是我成了刺客。

奪命連環call再起。柏林也有人透過廣播通報意外，幾小時之後又來一個通知，嫌疑犯被抓到了。朋友們打電話到學校，彼此磋商，他們儘管不相信卻仍舊拿起電話打聽的同時，我幾乎已經進了監獄。他們拷貝了我電腦裡的資料，把我的皮夾翻一遍，東搜西搜。警察局裡有如搬演著喜劇頻道：「對對，芬斯特麥斯特太太，這樣不行，這樣不行！」，「這樣很好，老兄！」以及諸如此類的戲弄。他們稀哩呼嚕喝著典型的警察咖啡，說著典型的警察笑話。有人以譏諷中夾著恫嚇的口氣對我耳語，這裡可是「權力中心」啊。那隻蜥蜴對我不太友善，他那個留著滿頭捲髮的同事也好不到哪裡去，他的兒子也上那間學校。他們假設我和學校有些問題，我隨意地敘述自己的過去時，可能提了一下吧，我完全誤判情勢有多嚴重。

等待，張望，腿**抖個不停。**警察進來，提問，離去：《不是我》。幾小時過去了。

「不是他！根本不是他！」，不知何時，滿頭捲髮的警察突然對著鋪了地毯的走道大吼。我一開始就是這麼跟他說的。

他們在耶誕節假期裡扣留了我的電腦，並把我送進萊茵邦的邦立醫院精神科。

「哇，你們現在是朋友了？」我和滿頭捲髮的警察無關痛癢閒聊幾句之時，剛好經過的蜥蜴臉開玩笑地問。之後我就什麼都不說了。

守門的人從報紙抬起眼來。

「刑事警察局，您好。我們這裡要交出一個人。」

28

重新鎮定，氟呱啶醇[88]，我待在吸菸室，一個小個子、長得像特倫特．雷澤諾[89]的看到了我的怨恨，舉起手臂按下彩色牆面上的警鈴。警鈴是畫上去的，五分鐘後他站在警鈴前，一副搞不懂的樣子，一再用力地按著畫在牆壁上的那個警鈴。

我阿姨為我送來一塊肥皂和香菸。

她聞到肥皂的味道，她認得這房間。

88 Haldol，抗精神疾病藥物。

89 Michael Trent Reznor，美國九吋釘樂團主唱。

29

幾年之後，我在二〇一〇年夏季號的《愚人》雜誌[90]上列舉了警方對我的不當行為，特別有意義的是，當期雜誌正是以〈警察〉做為主題，我一直都知道，什麼文章適合在哪裡發表。我至今留著那本雜誌，我激動不安的筆跡在第二和第三頁畫了八至九個句點，雙頁的中間有一則「伊旬先生」服裝店的廣告，我還記下了我躁鬱導致的損失總和，粗略地估算了一下，共計：「一百萬歐元」。

我一直都認為這個數目很合理。

90 *Dummy*，二〇〇三年創刊之文化雜誌，每季發行四萬五千份。

30

接下來的是長達數星期的崩潰，你可以把它想像成一個發出轟隆聲的電影配樂，伴隨著不和諧的絃樂演奏以及電子樂器組成的音軌，全都在描述一種獨一無二、無比頑強的絕望深淵。躁鬱症延續到新年，變得更有威力。我在柏林與朋友見面，嘻笑怒罵地描述我的經歷，這讓我感到不安，因為我根本就是無辜的。但沒人聽懂我的話，唯有君特說：「你本來只是想去母校看一看的！」就是這樣，就是這一句話，讓所謂的心靈短暫地舒了一口氣。

我認識了伊鳳：兩個徹底混亂的精神病患暫時連結在一起。快快灌下啤酒能讓我立刻重拾歡顏，但我不久便發覺，那股精力只是借來的。城市的黑暗幾乎快變成一種實體，阻攔了我的腳步。公寓呢？怪了，我在這裡想要做什麼，我為什麼會搬來這裡？到處都是羽毛，牆上還有一些裂縫。

偏執狂的問題解除了，最後剩餘的妄想關係網絡也瓦解了，恢復了與日常習慣的連結，但有一種寧靜跟著它一起進入，那是一種麻痺，麻痺的身體與精神。然後是寂靜，讓思維與感覺變得遲鈍。浴室通風機又擠進意識中；換一間公寓，問題還是一樣。每當我踏進浴室，它就發出乏味的嗚響，空氣中還伴隨著陰森森的毀滅感。我記得這種聲音。破蛹而出之後的反璞歸真，終究讓我在幾小時之內意識到這個結果。一年以來，對其他人而言如此明顯，活生生出現在他們眼前的事，現在我突然都看明白了：一場災難。那一整年就是一場災難，我是一場災難。

一片漆黑。

31

巧克力榛果醬和香菸，伊鳳在她的日記裡寫下，他躺在那裡，三餐靠巧克力榛果醬和香菸打發。記下這類事情，我覺得很不得體也嫌草率，但我無可奈何，何況寫作的本質就是背叛，只是未必是背叛自己。有誰比這幾行字的作者更了然於胸？

鬱悶，鬱悶：**鬱悶**。我已經沒有東西可以果腹了。住在這間位於寇特布瑟大門附近公寓的主人彷佛是個陌生人，房間裡的羽毛多得清不完，我當時大概拆掉了整張床墊。書不在了，這地方燒焦了。我避開朋友，悄悄來到凱撒超市，也許買點兒東西，鮮乳、可樂、巧克力穀片，再悄悄回去；試著稍微打掃一下。

隨著憂鬱症神經元推進的過程，壓抑的羞恥感又冒出來了，回憶最近發生的事令我驚駭。我真想鑽進地洞裡，我真想消失，自殺的想法每小時就來報到一次，盤旋不去，掩蔽所有其他念頭，在背後窺伺著，到最後增強為每種衝動的暗黑基礎。

阿悠俠坐在我前面的書桌看《日報》，我不懂他怎麼還笑得出來，這種報紙究竟給了他哪些樂趣？我一點兒都不懂。

《空間需求》出版的日子快到了，我一點兒都不覺激動，沒有感覺，沒有喜悅，我向來冀求的東西，不全都在那裡嗎？裝著樣書的小包裹寄來時，我差點兒哭出來，我畢竟還是會激動的：因為認知到再也不能感到愉悅而悲傷莫名，即使失去了所有生活刺激，我還是為一無所有而哭泣。我翻了翻那本書，不知如何是好。這是失去一切的感覺，就在此時此地，而且它永遠都不可能變成別的樣子。

我坐下來翻譯之前答應接案的福爾曼的《歐洲中心》[91]，作為我的無罪證明。但譯了三頁就無法繼續了，面對這頭怪獸似的內容，我簡直要崩潰，我的網路哪兒去了？關閉了。

然後是萊比錫書展，這本書將於書展上推出，但我沒辦法參加，我通知他們我病了。我吞下大把的抗憂鬱劑，但無效，那些藥從來沒在我身上發揮過藥效；副作用倒是有。日子停滯不前，每天始於負面思考，以投降作為結束。

我仍在乎的，是與Suhrkamp出版社另外三位年輕作家，一起出席在人民劇場**紅沙龍**舉行新書發表會的日子。我認為自己有義務前往，力圖振作，吞下抗焦慮藥，以便盡可能，或許，說出幾個字。真怪，二〇一一年《時髦病患》新書發表會的情形也很類似，那天我憂鬱難解、心靈晦暗，卻表現得體，以半開玩笑的八行詩節，回答流行文學專家提出的問題；那首八行詩彷若根據書中情節組合而成，如一齣荒腔走板的續集，究竟尚未定稿，還是臨時起意？我從這個起點開始談，藥物甚至讓我輕鬆多了，比身心健康時期還擅長鬼扯。這是一種自由的悲傷形式。

天下太平，又是那樣：還有一天，還有一天，而且還有一天。熬過一天又一天，負擔愈來愈沉重，愈來愈糾結，愈來愈緩慢。

它沒有變成你想要的方式
它沒有變成你想要的方式，對吧？[92]

91 *Europe Central*，二〇〇五年出版，一本一千多頁的小說。
92 出自美國九吋釘樂團的一首歌。

32

我的腦袋有個不算罕見的特點，它會不自覺的哼歌。當我看到一幅畫，讀一篇文章，聽到一個主題或一個名字，開關便自動打開。然後這縈繞耳畔的旋律會跟著我穿越大街小巷，其實我對那旋律毫無概念，但它一路陪伴我，寫稿、看書、吃飯，猶如一首循環的改編曲。我躊躇地前思後想，其中最讓我驚奇的是，這首歌究竟打哪兒來的？

阿巴（ABBA）合唱團的〈Fernando〉在我的播放清單上占有一個特別位子，怪哉，這首歌我並不愛呀，以阿巴的風格而言，它太甜美也太慵懶；但遇到某種特定情境，它就會像一首被遺忘的童謠從遠方響起。

我猶豫著是否繼續寫下去，雖然並無噁心的細節，但整個過程之親密程度實在讓人難為情。想當然這和一次愚蠢但差點兒成功的自殺嘗試有關。「成功」，「卓有成效」，「達到期望的結果」，這類正面的詞彙，其實不應該用在這件事情上。因為，「成功」之後啥也沒了，「卓有成效」在這類的描寫中實在不倫不類，「死」是否真的符合自殺的「期望」？即便有人如我，主張簡單無痛苦結束生命權利的人，也是一肚子疑點。尤其此處關於「一事無成者」的弦外之音，不外乎軟弱以及無能：連退場都不能理直氣壯。

我很害怕，我不想臥軌，也不想跑到某個地方縱身一躍，血肉模糊結束生命。這些可能激烈又露骨，同時也肆無忌憚。我應是缺乏最後跳下深淵的勇氣，況且我和大家一樣，苦於腦袋裡浮現坐著輪椅、截肢後殘廢的身軀、以及半身癱瘓的畫面，拜託不要。但我非常想走，這種渴望十分強烈，雖然我時不時倔強地堅持活下去，但始終無法擺脫自殺的念頭。說不定哪天它又冒出來，這就是我的生活，我的感覺？

為徹底絕望的人開辦一場自殺論壇。請原諒我這麼說，但這絕非玩世不恭的想法，恰好相反，它應該是個消除疑慮的地方。它就像看電視似的，大家懶散地拿著遙控器不停地轉台，渾然忘我。事實上，和所有聚在那兒尋找死亡策略的人一樣，參加過這種論壇之後，你會比之前更加六神無主，而苟活這件事突然間變得沒那麼糟，甚至很反常地覺得自己得到消遣和理解。大家鉅細靡遺地探討著匪夷所思的自殺方式，譬如在密閉的浴室裡窒息而死，你不會相信的，防毒面具和飲水過量，所有其他的細節我就省了吧。幾小時過去了，痛苦也暫時因為這個問題而被分散了：好啊，然後咧？

我聽說有一種不需醫師處方就能取得的止痛藥，若大量服下，讓其中的合成物質至少在體內停留一天，就會造成肝臟不可逆的損害，三、四天之內便能讓人痛苦不堪且終致死亡。網路上早就傳得沸沸湯湯，所以那家藥廠已經把包裝減至十顆。不過，因服用這種藥片而死的說法實在不可靠，這種事哪兒都不會發生。也可能是我自己頭腦太過簡單，以至於無法閱讀和理解這些資料。

我開始一家一家藥局跑，收集一堆這種藥片存起來，我不急，我還不太確定是否真要吞下它們。但我想擁有它們並貯存起來，把它們統統放在洗碗槽下面。一旦我真的有勇氣，一定毫不猶豫付諸行動。

此外，我們多談點兒阿巴的〈Fernando〉。我浴室裡暖器的恆溫器上端掛著一根電線，我在上頭打了一個活結。這間公寓沒有別的地方可以綁繩子了，我又沒那個力氣去樹林找一根適合的枝幹。我就在浴室裡做死亡實驗吧，我希望讓自己愈來愈靠近死亡的邊界，也許有一天能超越這個邊界。

我自己也不是很清楚當時隱約感到死亡接近是種什麼感覺，雖然我就是那個度日如年然後死去的人。我都沒辦法向自己解釋清楚，又如跟您說明白呢？

是的，現在我想起來了。我記得波茨坦街上一個從窗台向外看出去的目光，我憶起那無意義的燈光，我記得時間與空間之難以應付，憶起空虛的重量，記得走路時夾克的簌簌聲。我憶起每一個拖著的步伐，記得肺部之混濁，四肢之麻痺，面對自己命運時的懷疑。記得那熟悉的感覺，與其他感覺都不一樣，類型也不相屬，混亂且四分五裂，再也活不下去。我記得與世隔絕就是這樣。

寫下這些句子，我又有這種感覺了。

上面描寫的自殺方式算是「溫和的」，根據統計，女性比較傾向這種方式。若論自殺技巧，我是一位女子，而我嘗試過的方法，表面看來，僅具有「普通名詞」的特徵：那些自殺嘗試只能算是求救的呼叫聲。然而又沒那麼簡單，因為求死的意志是確實存在的，而且比其他任何意志都來得堅決，只不過不想以一堆爛肉結束，以及若不成功拜託千萬別變成殘廢。

我認識的一個人，把在瑞士安樂死組織的協助之下離開人世的躁鬱症患者安德烈．李德（Andre Rieder）稱為「膽怯」的表現。你可以在YouTube上觀看這支紀錄片。膽怯？為何大家總認為男人就要有果決的行動力以及貫徹到底的意志力？女人可以靜靜地服毒自盡，而男人則非得在圓鋸下喪命？那我願意馬上變成女人。跨出最後一步，從高樓往下跳，也許真的很勇敢，但這種逆向操作的事情我可不幹。為什麼一個經過痛苦的考慮，忍受長達二十年的折磨之後，毅然決然借助毒藥了結自己生命的人，竟然被說成膽怯之徒，我無論如何都不懂。這總比突然的死亡惡作劇來得堅決，也比較有人性吧。

（再者，安德烈．李德的模樣就是典型的躁鬱症患者，甚且更加虛弱、緊張、總是激動不已：一個圓滾滾，被稱作「人熊」、遲緩又殘障的大個子，有那麼點兒公務員或者保險業務代表的味道，腫脹的臉上幾乎沒有表情；相形之下，強烈的衝動卻摧毀了他的生命。凱．傑米森有著相似的表情，但其實根本面無表情；二〇〇七年在大庭廣眾之下，出示寫著躁鬱症的診斷書，又於二〇一三年撤回的西尼德．奧康娜[93]，曾經是最美麗的女人之一，這期間又深陷糾結之中，無法自拔。容貌粗俗、無動於衷、感覺遲鈍，絕非偶然，而是說明了那些人之所以死亡，不僅是心死而已。）

我避免在脖子上留下勒痕。當我蹲在那裡，把臉套進活結裡時，經常是兩眼發黑，勒得幾乎昏厥過去，我因而想到幾位關押在史當海姆（Stammheim）的紅軍旅裡的幾位女性恐怖分子[94]，也是用這種方式（或許不是？）完成任務的。而浴室裡的通風機不停地嘲弄著我，我的四周環繞著白色磁磚。

93 Sinead O'Connor，一九六六年生，愛爾蘭歌手。
94 RAF，德國一個左翼恐怖組織。

有一次我實驗過頭了，血液凝固，腦袋一片空白，此時〈Fernado〉那首歌又在耳邊響起。我想起它是打哪兒來的：幾年前凱西曾經笑著承認，她好喜歡這首歌，所以我倆一起聽，既歡喜又驚訝。那以後我再也不曾想過這首歌，現在更不可能，但我聽到了，聽起來像人生最後一次問候，唱進幽冥地府：**那晚空氣中有種奇異的成分／星光燦爛／Fernado。**兩眼發黑的狀態使我下墜，將我吞沒，我重新往上提，吸氣。光線回來了，血液開始流通，又能抬起頭來。我迷惘的躺在光禿禿的地上，不明白這首歌現在想傳達給我什麼？顯然，其中有好好共同生活的畫面，同時銜接上那段人生開放且依循正確軌跡的時光。幸福快樂的可能，在最後一刹那藉由一首我並不愛的歌，透過流行歌曲平淡、庸俗的承諾，當下卻正中下懷，潛進瀕死的意識中。我深呼吸並站起來，讓那首歌繼續在腦海中迴旋，接著我拆掉電線上的裝置，丟棄。不要這樣。

這次留下了一道勒痕，我那自戀的治療師卻沒發現，於是我再也不去找他了。

33

我從來就沒全心全意接受過任何治療，朋友們認為我太輕忽了，像我這樣的人不治療？不負責任嘛。我對心理分析師以及其他無論嘴碎或緘默的醫師都沒有好感並非一朝一夕。你只需要看接受這種心靈按摩的是哪些人：幾乎所有人。至少在我住了很久的十字山就是這樣，他們在治療師那兒把自己的平生吹噓成古典神話，再相互把戀母情結別在翻領上，與戀父情結放在一起。很家常的對話變形為複雜萬分的投射，出門買醉迅即被美化為苦思冥想。他們不思解決衝突，寧可去找治療師，再一次吹噓自己對那些東西的觀點，言之鑿鑿。於是他們成了渺小又自我的畜生，把自己可愛的缺陷鑲嵌在具有深遠意義的人類史詩之中，然後將重點情節誇大為在無意識深處上演的一齣心理分析劇。生命因不斷截彎取直而顯得傻氣，是可忍，孰不可忍；所以，必須仰靠父親給的生活費為過往的胡作非為配上文字說明，反覆訴說，直到對那份空虛重新感覺到棘手且有趣。他們隨便掘開某些深淵，好讓他們叫嚷起來時會發出回音，詎料啥也沒有。

他們沒有問題，卻認真對待問題。

我長久以來恰恰相反。

34

沒有解答，沒有任何立足點，死亡只是被推開罷了。五月一日來了，傳統上來說，是十字山的背心口袋革命[95]加上街頭慶祝活動。我去到那裡，在人群中被孤立了，重新迷失在居住在另一個空間的想像裡。我和他們毫無交集，他們與我亦無干係。我在麵包裡吃到一塊牛肉，不得不把它丟掉。舞台上傳來不知名的音樂，毫無活力的騷動。我們幾年前在這兒喝香檳，碧央卡、柯努特、阿悠俠和我，還興高采烈參加了革命性的民俗創作。現在這裡卻只剩下空虛的熱鬧。我回到家，心裡很清楚：就這樣了。

電視正在播《袋子裡的貓》[96]，是我本來就認識的尤樂．波雯主演的。我看過這部片子，但仍讓它繼續播放，想再看一次尤樂的胸脯，手淫但沒能達陣，然後服藥，超過兩百顆，一顆接一顆，或許我再也不會醒來。

當我第二天仍舊醒過來時，痛苦非常，全身上下作嘔到不行，我勸自己，現在就是要挺住、等待，直到肝臟無藥可救為止。不過要證明這種事其實很困難，我熬過了中午，一直等到傍晚，根本無法再忍受下去。我動彈不得，疼痛加上情緒激動，每一根神經似乎都想嘔吐。身體好像想從毛細孔吐出來。我撥了急救電話，結結巴巴，我的情況很不好，我企圖自殺。又是專有名詞，今天的我這麼想，覺得可笑至極，我這次沒當成英雄，到底怎樣才算「英雄」呢？

電話另一端的男人說，我應該搭計程車去醫院。荒唐啊荒唐，我拿了幾樣東西裝進袋子，試著走出門。烏爾班河岸醫院離我家不遠，但才十步我就走不下去，噎住了。我真的打電話叫計程車，我想，身上的錢應該夠付車資。

急診室的人開給我醫療用的活性碳，我一陣狂吼亂叫之後，又把東西全給吐了出來。接下來是打點滴，解毒劑一滴一滴注射進去。看來有必要移植肝臟了，這是我為什麼被安置在另一間醫院加護病房的原因。關於肝臟移植，我還不知道，我不說也不問，只是聽天由命，精神上幾乎在游離狀態。接著，我發現自己在這間新成立醫院的三樓，躺在一個窗戶打開的房間裡，打開的窗戶好像在嘲弄我，它也可能是我最後一條尋死之路，名正言順又一本正經。但我沒跳，我可不想這樣折磨我同房的病友：一位上了年紀、寡言的男士。我每次都有藉口。

我希望阿悠俠能來，他真的來了。我打電話給我的編輯，那熟悉的聲音有撫慰作用。我的胸膛在幾小時內長出膿包，但聽說肝臟恢復了元氣，聽說若再來半瓶伏特加，它就真的嗚乎哀哉了。我有一個非常強壯的肝，我的人生究竟是怎樣一場鬧劇啊。

---

95 指左派與極左派團體舉辦的街頭慶祝活動。

96 *Katze im Sack*，德國導演 Florian Schwarz 二〇〇五年的作品。

35

結果是我在烏爾班河岸醫院的禁閉病房住了好幾個月，我言聽計從，甚至信任幾位醫師。他們的對應措施是餵我一大堆藥，而我乖乖地吞下去。我和一個臉色蒼白的巨嬰躺在同一個房間裡，他就愛在我們病友面前發表種族主義的想法，我沒問，他卻向我推薦手淫的最佳地點。這我也忍受了。

伍賽德－貝克維茲女士給我一份Suhrkamp出版社的獎學金以表支持，這我一定得提，因為我倆後來鬧得不可開交，而我不希望好像是她起的事端。我確實記得，這些支出並未包括醫院的費用，原因是我仍在領失業救濟金，勞工局一位職員日後才在電話上逐項計算。既然我住在醫院裡，有得吃，他說，我就應該歸還一大部分錢，每天那麼多的住院費，而床位費則是用週數來計算，還有這個那個都要花錢。這點錢根本不夠用。

售貨亭裡只有可樂，沒有報紙，但大多時候連可樂也沒有，大概像小熊軟糖那種東西是有的，香菸也絕不能少。馮．羅索夫[97]上了《星期五週刊》[98]的封面，但我覺得與我一點兒關係也沒有，雖然我曾為《星期五週刊》評過他的專輯《Tocotronic》。成為粉絲這件事是絕不可能發生的，而且一旦被破壞，日後也難以重建。我欣賞的流行歌手姚阿信．德意志[99]住進了隔壁的病房。

我對面那床是賽諾兒[100]，我經常光顧他父親經營的便利商店，是一位活耀在RTL電台和獨立製片中的演員，我們常在病房區聊天，但到了外面，我倆卻一副互不相識的樣子。這種緘默隱藏很不健康，也許賽諾兒會因為別的理由來談談他對這種事情的看法，只可惜他辦不到，因為他後來自殺了。

三人房。其中一位是患有偏執狂的精神分裂症患者，他是律師，笨拙但脾氣很好，我定期和他下棋。他也是被網路給搞瘋的，當我說，我看過他的網頁時，他嚇得縮成一團，雖然昨天明明是他自己要給我網址的。他想像中網路上的病毒已經移居到他的腦袋裡，但我猜，他會康復並且恢復正常，他的病並非毫無希望。

與其他約三分之一病患截然不同者，是所謂的「旋轉門病人」，所到之處無不喳喳呼呼。都是些無從擺脫病症，每隔幾個月就回到這裡的人，他們的生存已經完全被有害的東西消耗殆盡，但也是他們自己導致疾病的發作。皮開肉綻的鼻子，腫脹的皮膚，邏輯思維被徹底摧毀。回顧這一切時，我感到心痛。但在當時，我幾乎就是他們其中一員啊。

於是，記憶在無止境的千篇一律中，變得模糊不清。感知遲鈍，頭腦因憂鬱症而關機，成了精神病藥物、抑制劑以及抗憂鬱藥物的化學人質。當我和一位病友獲准收看完整的《過關斬將》[101]時，我

---

97 Dirk von Lowtzow，一九五七年生，德國流行歌手。
98 *Freitag*，一份發行於全德國，總部設在柏林的週刊。
99 Joachim Deutschland，美籍但長居德國的流行歌手 Christof Johannes Joachim Faber 的譯名。
100 Şenol，土耳其名（姓）。
101 *Schlag den Raab*，二〇〇六～二〇一五年在德國播出的競賽型的電視節目。

們對護理師感激涕零。早餐（小麵包是一天中唯一的亮點），吸菸室，十分鐘運動時間。有一回，我在一間小休息室裡，不是做韻律體操，而是試著用木棒、球和彩帶，把皮拉提斯軟球投到籃框上，就把我痛得要死要活。我曾經也是一名籃球運動員，自上學讀書開始一直都是，但那也是很久以前的事了。

有一天我的經紀人來接我，送我回公寓。住在高我幾樓的鄰居卡爾-伍文，一位十字山的資深親左翼黨人士，以及住在我對面的藝術家佩拉，在後院看到我時都嚇了一大跳，先擔心我可能會搞新的恐怖活動，其次是因我全身散發出的毀滅氣味。

我任憑擺布，不加抗拒，但賴活著，甚至又去了日間醫院住了好幾個星期。日間醫院這期間調來了一位我喜歡的醫師，一位與人為善、聲音愉悅，以人性化和適當距離來診治病人的醫師。太陽高掛天空，不必與我們有任何瓜葛，我們無論如何都有事可做，捏陶、鈎東西、修飾什麼，即使我很多時候覺得勉強，比較想畫圖，但我還是加入。一個躁鬱症女病患說什麼都要和大家一起觀看《默默》[102]，我嘆著氣，然後也陪著看。**米歇爾．恩德**[103]**，都是你的錯——**.

我慢慢地恢復工作，《歐洲中心》擱置一旁以後（這本書後來又折騰了好幾位譯者，過了幾年才終於開花結果），我爭取到作者同樣是福爾曼的《騎乘到天涯海角》[104]的譯書工作。我在躁鬱症發作的最後幾天中，也去應徵這份差事的伊鳳鼓勵我去試一試；於是我真的跑到這間我從未聽說過的舍平根藝術家駐村基金會[105]，遞交了我的申請資料。荒謬的是，我的申請通過了，伊鳳卻沒有。現在我不知道自己該何去何從，反正這一切也無所謂了，於是我前往舍平根。

102 *Momo*，德國作家Michael Ende一九七三年出版之全球暢銷的青少年讀物。

103 Michael Ende，一九二九～一九九五，德國當代奇幻小說和兒童文學作家，《默默》的作者。

104 *Riding Toward Everywhere*，二〇〇八年出版。

105 Stiftung Künstlerdorf Schöppingen，每年有三十個提供作家、藝術家、作曲家以及新媒體工作者獎學金與駐村名額，位於舍平根的基金會。

36

火車站、發出冷光的自動販賣機，裡面都是用塑膠薄膜密封的商品，購買指令，商品離開架子，火車誤點的警鈴聲。站在月台上等候，等什麼呢？應該是火車吧。你雖是個幽靈，卻感覺得到身體的重力，所以你不可能是幽靈，但是什麼呢？在僻靜的地方，被塞到空隙和座位上，悲傷簇擁著我，不肯放手，停留在沒有意義的一個又一個地點中間，我的袋子裡有一本書，卻又看不下去。因為腦袋上了鎖，被世界孤立。

37

在駐村藝術家那裡，有一棟令人昏昏欲睡、毫不起眼的房子，裡面住著幾戶居民，我就在那裡得過且過的混日子，偶爾和人打打交道：烤肉和說話，偶爾喝點兒酒。日子一成不變，擺明著一點一滴地落入空無之中。有一次我穿越整片小麥田，就再也沒走過第二次。咬緊牙關，吃，多吃一些，別想太多，隨意東走西走，躺下來，去對面的超市，躺下來，躲開對面的超市。

超市、超市、超市，我本來可以沿著些超市來描述我的生活。那些超市是我在各個階段裡經常光顧的地方。根據我對它們憎恨的程度，每一間個性化的超市和我的每一個人生階段，都有著細微的差別。這些差別被常去的超市的特色染上了色彩。沮喪、絕望、神思遨遊，在這個一模一樣的燈光中流露出無動於衷，或者什麼都沒有；目光投向購物推車裡無用卻不可少的東西，我把這些東西硬拉到黏呼呼的地上，猶如把我那些無用卻必須的思想硬拖著穿越那些黏呼呼的意識；那些推車和那個燈光，好似源於黃色系的玻璃杯。那邊有堆成山的貨品，這邊是洗衣粉，大部分商品還沒登記呢。無論價格較高的購物天堂或有油耗味的廉價折扣，那份屈辱始終未變。自從我開始購物之後，我就不喜歡買東西，我總是來到錯的地方，必須盡可能快快離開。

好吧，躲開超市並躺下來。狼吞虎嚥地吃掉玉米片，想死。

去年我又瘋了，失去了裡裡外外的一切，餘悸猶存，深入骨髓。因為迷上巧克力，我的四肢快速長出脂肪。這是一場多麼懶散無力的悲慘生活，只有閒聊還行，與英國的菲比之類的人聊聊天。晚上偶爾談一談，卻還是一如既往地感到陌生：所有的人。

一天夜裡，我那驚惶失措的母親打電話來，說她當下就想自殺。我的阿姨們趕緊送她到醫院。

我想著，到底還有什麼事啊。

38

我只復原了一小部分。我在一九九九年之後的那幾年痊癒，過著一種沒有前景，卻又充滿無限可能的生活，認真經營人際關係，重整了精神與情緒，只有稍微受點傷，被青春期的墮落嚇到了——以致我內心還有一種我無法擺脫的崩壞。它已經回不去了，破絮兜不成塊。然而，我召喚出新生、破碎的勇氣、積聚新的力量，這股力量尤其來自抵抗，對自己命運的抵抗：我們當然要瞧瞧，像我這樣的魯蛇，是否也有生存的權利？

我住在獎學金得主分配到的屋子，屋裡好安靜。我伏案工作，構思新文章，在筆電上看希區考克早年的影片，那是我在躁鬱症發作的時候買的，現在想來都不知道為什麼。閱讀柯爾曼[106]和葛藍文淇[107]的書，但無斬獲。

我參加杜賽道夫劇院的作家實驗室，一群年輕劇作家，其中幾位患了憂鬱症。我很喜歡主持研討

106 Daniel Kehlmann，一九七五年生，德國—奧地利作家。
107 Thomas Glavinic，一九七二年生，奧地利作家。

會的湯瑪斯．游尼克[108]，開朗又聰明的傢伙。人生顯然還是可能成功。我沒寫出堪用的劇本，只交出三份半草稿和一篇膚淺的短劇。

耶拿（Jena）劇院給了我另一份劇作的寫作合約，我同意了。在那兒的一個劇團裡，我重新找到自己的定位，劇團為我帶來樂趣，我的心情為之開朗起來，事情進行順利。寫的劇本堪用，是一齣改編的科學怪人[109]。此外，我還把一部科幻小說改編成劇本，過程中我學到很多，可見工作對我有益。

回到柏林，只有腦袋遲鈍的人才會搬到這裡。我堅持待在寇特布瑟的公寓，感覺上它就是一間破舊的旅館客房，在十字山我還好過些，有點兒第二故鄉的味道，到處是一堆怪胎與邊緣人，每個人都有自己的過去。有些酒吧我老遠就繞過，處處可見觀光客的蹤跡。

我可以埋首於新工作，或者選擇一事無成度日；我選擇了工作。我在這座城市的吧台上買醉，偶爾合併半躁狂的譫妄，隔天便為我招來揪心不已的內疚，叫人痛不欲生。但我只是想要忘掉，在這選邊站的世界裡，我的人生究竟還剩下什麼樂趣？不生病時，這個世界反而更難以忍受。

我引用一位權威人士愛倫坡的話：「我天生敏感非常且神經質，我瘋了，發展的過程很漫長，但清醒得嚇人。每當發作徹底失去意識時，我就灌酒，唯天知道我飲酒的頻率，又灌下了多少黃湯。我的敵人當然認為是喝酒導致妄想，而非妄想造成酒醉。」你仍在狂飲，或者已經停杯？你酗酒是因為病了，還是因為酗酒而生病？

我的《空間需求》獲得兩個獎，讓我又驚又喜，即使隨之而來的體驗比原先設想的還要單純、平靜而且平凡。領不來梅文學獎時，我想不出致詞稿，我該說什麼好呢？「如果那對你來說是個問題，就以這個問題為主題。」游尼克建議。我照辦，現在也是如此。那時我在演講或朗讀時，還不會發作恐慌症，可以流暢地在尊貴的前輩以及被迫參加頒獎典禮的學生面前致謝詞。在議會用餐時，我坐在記者洛塔・米勒（Lothar Müller）旁邊，他說了些關於波陀・史特勞斯[110]以及美洲好玩的事。我像個嚇呆了的小孩沉默不語。

議會外有個瘋女人在規勸我，我們臉上的陰影交融在一塊兒。

我體會不出箇中的真義，但有些事情就這麼繼續下去。

---

108 Thomas Jonigk，一九六六年德國作家與劇作家。

109《科學怪人》（*Frankenstein*），英國作家Mary Shelley於一八一八年問世的科幻小說。

110 Botho Strauß，一九四四年生，德國作家暨劇作家。

39

二〇〇八、二〇〇九年倏忽而過，但我未被擊垮。一個再次有這種感覺的開端，是晚上在運河旁時，有些孤獨又不孤獨。我整理了一下公寓，母親也康復了，我繼續拼湊《時髦病患》，看著咖啡館裡的人然後想著，他們究竟在哪兒做什麼？四處閒逛，依舊感到羞恥。我看了好多書，即使不是整本看完，至少看了部分內容。

對自己感到失望又疏離，想了、做了那麼多蠢事是一種負擔，我大部分的人生計畫均落空，撐過去，起床，寫出新文章；如果真有所謂人生意義和明確目標的話，我也已經失去。心裡有裂痕，對一切感到失望。起床，日復一日，和重力抗爭，和需求抗爭，索性永遠躺著，直至今日。只要三杯咖啡，馬上就輕微發燒，但忙亂讓人愉悅——情緒起伏仍大，這種病獨有的暴怒和消沉一直間歇發作。基於健康理由，睡飽總是適當的，只是千萬別把壓力給別人；但也不要睡太多，否則會導致情緒消沉，而抗拒惡劣心情的防禦行動，就可能引發躁鬱症。如果睡太少，那麼躁鬱症又會立刻出其不意地威脅。**天啊。**

和人群相處是一種義務。在談話中迷失自己，務實地思考並以某種方式和外界連結，有時覺得或許一切沒有表面看起來那麼糟。

40

這是一件蠢事，但我停止服藥，我不想永遠都在吃藥。我不相信妄想症立刻又會來侵門踏戶，畢竟上次的事件已把我整到身敗名裂。那個系統會如何製造足夠的力量，才能再度讓我暴跳如雷並發動攻擊？整個身體被藥物給麻痺了，太遲鈍、太肥胖也太虛弱，此外，身體也和思想一樣，奇形怪狀地膨脹了起來。

要理解終身服藥這件事並不容易，醫師也不會鄭重其事地告知病人如下的大致內容：躁鬱症是一種會復發的病，過程通常極度辛苦，於是一般的個案治療不會只是間歇性的治療，而是終生以藥物支持的治療。如果你只吃過一次藥，只會覺得有一些副作用而已。年紀愈輕，愈不易察覺副作用。

我慢慢地減量，丙戊酸，一種具階段性穩定作用的抗癲癇用藥，也是血清素抑制劑。**抗憂鬱藥中斷症候群**，後果就是得在腦部和身體施行小型電擊療法。現在已證實停用血清素抑制劑會有哪些症狀，且能清楚描繪出來。但那時可不是這樣，當我告訴醫師們，他們看著我，一臉不可置信。一位藥學界的朋友研究後發現，抗憂鬱藥中斷症候群確實存在，但未被收錄進官方的副作用說明書中——這要拜遊說、謊言、金錢之賜；副作用於兩三個星期後消失，並不危險。隨著腦部電擊療法那種赤裸，擴散至四肢非常不舒服的感覺，也帶來無與倫比的憤怒感。我一點兒都不能控制自己了嗎？難道一切只是神經化學的一場賭局？要不要從我心裡也來一次電擊療法！

我不明就裡等待著，我只是撐下去。

中產階級的生活和我緊密相連，人們稱它為婚姻。婚姻裡有小孩、結構與未來，而我連個現在都沒有。

41

我寫下「中產階級的生活」當下，稍微思索了一下何謂一般差異，真想拿起皮耶・布赫迪厄的《區判：品味判斷的社會批判》[111]來讀。那只是一念之間，一個前意識的願望，實現不了的。伸手向哪裡拿書呢？沒有書了呀。我的藏書室本來有三、四本布赫迪厄的作品，現在都沒了。我看著曾經屬於我的一本書的封面，譬如昨天看見巴布・狄倫的《搖滾記》[112]，一陣隱微的疼痛便席捲全身。與一本書不期而遇，我立刻就知道，我是否以前擁有過它。我仍然被動的記得所有擁有過的書，從未遺忘。

111 Pierre Bourdieu，一九三〇～二〇〇二，法國社會學家；《區判：品味判斷的社會批判》（Feinen Unterschieden）被譽為二十世紀最重要的十部社會學著作之一。

112 *Chronicles*，中譯本由大塊文化出版。

42

二〇〇九年耶誕節，阿悠俠和我搭飛機去土耳其的伊斯坦堡。我們住進大倫敦旅館的房間，也就是電影《愛無止境》[113]的拍攝地點。我們偵測這座城市，伊斯坦堡比預期的更繁忙也更擁擠，確實是一座大都會，只不過它不像人們以年來計算，它是以世紀為單位，它既不屬於今日，也不屬於昨日，或者以上皆是。我們漫步穿過貝伊奧盧（Beyo lu），在大學區邊走邊喝艾菲斯啤酒（Efes），在加拉塔大橋[114]上吃魚，並在托普卡匹皇宮[115]裡觀賞佩刀。要等到站在渡船上才看出這座城市籠罩在鬧哄哄之中，伊斯坦堡的趕路者似乎唯有在那裡才能靜下心來深呼吸。那幾天很愉快。

旅行結束前一天夜裡，我像是死了似的，以至於回程的飛機上，坐在阿悠俠隔壁的乘客擔心地問，他的朋友到底怎麼了。沒事，我說，真的沒事。怎麼會有事呢。

除夕夜我迷路了，到處都積著雪，雖然我就在荷姆禾茲廣場（Helmholtzplatz），舉行派對的地方，而且對這裡很熟，卻找不到我的朋友。我可沒耐心等計程車來，走路吧，手機沒有網路，我在雪地上滑了一跤。

未來雖然坦率卻被拘束，過新年時我這麼想著，接著寫下為耶拿劇院所做的新劇本的最後幾行字，劇名為「心是一個糟糕的娼妓」。一齣迎合大眾口味的喜劇，介於通俗喜劇和音樂劇之間：一方面**開門、關門**[116]，另一方面穿上綠色晚禮服耳畔呢喃，情緒激昂不斷抽菸。我有了新點子。

我不知道，不久後這些點子將被名為躁鬱症、愚蠢又致命的滅絕機器給砍成斷片；我知道的如此之少。日子穿過土地也穿過我，也許我已經進入倒數階段了，我仍然和阿悠俠、柯努特在**老柏林酒館**見面，他們後來說（總是說來簡單），那天晚上我又「有些不一樣」。要怪就怪我新開的部落格，因為我不停地談它；這些我無從確認也無從辯駁。但惹出了點兒事來，而我甚至還開了部落格，並且向停藥下戰帖。

上帝在等，災難也在等。

113 *Gegen die Wand*，土耳其裔德國導演Fatih Akin於二〇〇四年的作品。
114 橫跨金角灣，史上第五長的橋梁。
115 Topkapı-Palast，建於十五世紀，鄂圖曼帝國蘇丹的官邸及主要居所。
116 人來人往。

2010

1

Uh huh him[1]

一直到四週不斷的簌簌、沙沙、滴答以及嗚咽聲，猛地從海洋升起，清清喉嚨，麥克風試音，一、二，一、二，好，好好，設備看來沒問題，總而言之，開始了嗎，或者？現在就開始嗎？但做什麼呢？傀儡無言地點頭：你先說吧。我非常確定我曾經來過這裡，我哼哼唧唧，至於確切到過哪些地方，我記不得了。每個音節都像是踏在沼澤地上的一步。而另一頭的樹林邊，土耳其男孩們點燃除夕夜時偷偷存起來的爆竹，發出震天價響，爆炸成雪泥。

日子要這樣過下去，直到書出版那天嗎？
而您，就是您：還敢再上網嗎？
您明明知道，您，我該怎麼說呢——還是別說了？
除此之外，您都好吧？

這當兒，我按壓頭部緩解我的呼吸困難，啊，茫然的感覺再次湧上心頭，空氣中揚起些許灰塵，又慢慢回落，我毫無頭緒地讓自己平靜下來，一次把話說完的壓力也獲得舒緩。歡迎回到《時髦病患》身邊，在部落格用手指頭發言，然後變成書，牢牢記住所有的弱點與裂痕，獻給所有的偉大與粗俗。您沒來過這裡嗎？別偷懶啊。有人認為腔調很假、偷學別人、過於優雅甚或太誇張，因此希望給予處罰。但地方多的是，或者，我心想，地方好大呀，別擔心，小子，儘管開始，**讓自己自在感受對自由和詭異的感覺吧**，還有，心甘情願讓你的病重拾它的話語權吧；讓那些使你沉默的東西被聽見。

如果我們重逢，二〇一〇年將是我的時代[2]；以前我只覺得這個條件式的假設，是唯一命定，事實上卻一點兒也不實際，甚至是一種完全瘋狂的想像、無法實現的東西，只不過很幸運地，隨著時間的推移，它變成了一種具可能性的語態。到最後，話說夠了，許多想法都浪擲了，到最後，總有個時候吧；小小的濾過性病毒般的質點，在此又變成純然的電荷，在摩擦力與張力之間相互增強或抵銷，通常兩者都是，最終，把我這可悲、停滯不前的人生，寫進我的小說裡，在部落格裡，連同現有的以及想像的功能都消失了；然後我們等著瞧，盯著地平線，進入杜撰的殿堂，好不容易、好不容易唷。**我們靜觀其變，然後見招拆招**，足球皇帝[3]用他慣有的自戀與滿不在乎地對著記者的錄音機引述這兩句話，當然要排成斜體，沒錯，徹頭徹尾斜體，女士們、先生們，斜體斜體斜體斜體，**就是這樣**；上升的

1 美國男歌手 Adam Lambert 的歌。
2 出自德國一九九四年成立、二〇〇二年解散的樂團 Echt 創作並演唱的歌曲。
3 Franz Beckenbauer，一九四五年生，德國傳奇足球員、教練、總教頭，國際足總和全世界輿論戲稱「足球皇帝」。

管道乾涸了，他快速地補充著，變得又禿又呆，因為維根斯坦、杯中的蒼蠅[4]還有天性使然的緣故，現在便承諾消失；因為往上升的必將迅速被擊中；那位小丑，一頭捲髮沒有絲毫的惡意，聆聽的同時還在削鉛筆。裸體掃描儀近距離拍攝中，初始的愁緒被一個稱為「洞」的房子飄過。

（二零一零年元月一日我第一次寫部落格）

4《布哈里聖訓 4:537》穆斯林學者布哈里（公元八一〇～八七〇）輯錄，記載先知穆罕默德生前的言行，地位僅次於《古蘭經》。

2

我們坐在一家名為**糕點王**的餐廳裡：女編劇、導演、舞台設計師和我。我必定又被拴住了，因為我身上有個什麼東西正在醞釀。

我試著討論、談話，開誠布公，但遭遇阻力。我來之前戰線就已經部署好了，戰爭名稱叫：戲劇與文本與導演與舞台設計大對抗。導演和舞台設計師顯然反對文本，他們不喜歡，卻又說不出個所以然。或許他們不想說，也或許他們雖然喜歡文本但決定無論如何都要反對一番。或許他們自己也不清楚，雖然並沒有特定立場，但基於謹慎而以一種傻氣的冷漠加以反對。他們坐在我對面，如在迷霧中，散發出一種不專心的傲慢，讓我很受不了，因為他們既沒有重點也沒有個方向。

我不太熟的舞台設計師剪掉了他重金屬樂迷的馬尾，現在梳一個時髦的龐克造型蓬鬆油頭，頗有從八〇年代新浪潮酒館的霓虹燈裡蹦出來，缺乏自信的鄉巴佬初次嘗試都市人造型的味道。只不過我們現在是二十一世紀[5]，人在十字山，一間小市民的酒館裡，而且只想討論一篇新的文本以及如何修改而已。怪哉。

5 二〇〇〇~二〇〇九年。

在劇場界，這樣的戰爭堪稱稀鬆平常，導演視作者為天敵，作者又把導演當成必要之惡。沒什麼好大驚小怪，就是樂池[6]裡很普通的虛榮戰爭，被這兩位有點兒操得四分五裂。後來女編劇恰如其分地因為「那些年輕的藝術家」而激動起來，我笑笑，鬆了一口氣，原來不只我一人察覺出他們的行為舉止異常呢。

我就是敏感。那兩個人出現時特別讓我惱火，我觀察到他們的虛榮猶勝以往。欲拒還迎的姿態反而更無遮掩，自我吹噓的表情遊戲逃不過我的法眼。可笑之事令人印象深刻，我試著為這種行為找些理由，應該不只和劇本有關吧？那就太蠢啦。我想到：難不成他們看過了我的部落格，所以很害怕？

6 舞臺前面樂隊伴奏的地方。

3

十二月時我在部落格上寫了一堆計畫，如果可以這麼說的話。總之我光是處理原始碼就花了一天，改變原先的顏色，在文本標記的編輯程式上刪除我不喜歡的插入模式，邊做邊學。原始碼應該新年時上線，也確實在九吋釘樂團「稍微損失」演唱會現場錄影帶的陪伴下實現了。演唱會上的雷澤諾，左手臂比出一個強而有力的順時針手勢，然後足足敲了十二次。我傳送一封通函給朋友、熟人以及所謂的有力人士，然後愉快地開始寫文章。部落格同時要點評我那重新被接受的書稿《時髦病患》，迫使我每天都要工作，用部落格記錄作品，也是工作日誌，同時降低了自傳與虛構之間的若干困難。單純地敘述如何與躁鬱症共存，無預設立場地談這本書，同時也為另一本書添加素材，並且反映出別人如何在部落格上開心聊天，凡此種種對一個頁面來說，已是相當豐富的內容了。

那時我不認為自己身處險境。如同之前那一次，我應該要知道，如果有未經編輯的東西逕行在網路上發表，有可能引爆發病。但我迷戀工作，希望快快動手，不想讓生命懶散地從我身邊流逝，我在堅持與快速寫作中找到解決生命停滯的辦法。但我的朋友們對此存疑。

首篇貼文便造成震撼，我不斷修飾文稿，無暇顧及那本書，可以為了文章該配哪支音樂錄影帶而考慮幾小時，寫出來的東西很難不逾越私密的尺度。我的《時髦病患》的主角突然間成了一位電影製片，他應該把他，其實是我，有多痛恨「柏林學派」[7]的想法一吐為快。我為我的書及部落格致歉，但讀者不太領情，因為誰也不相信瘋子又變回正常人；我寧願對一切保持緘默，在該為此事負責的人背後被人嘲弄。我寫了我祖父的事，一個我童年時很壓抑的場景，他在廚房裡清洗他的陰莖，還一邊咧著嘴對我笑。我激動不安地將這段故事貼上網路，如今回想起來，祖父咧嘴笑應該沒那麼糟，但那種激烈的情緒侵襲著我，回憶不由自主地被放大，無比巨大。我已經迷失了。

有一天早晨我醒過來，大概是元月十號左右吧，我改寫這個場景，添油加醋，縮短篇幅，寫進《三千歐元》[8]裡。

7 指一九九〇年代中期形成之德國電影風格的方向。

8 *3000 Euro*，作者第二本小說。

4

再來談談我和我書中人物的關係。目前為止，我筆下的主角面貌都與我極為相似，並都分配到基本配備，即和我類似的命運格局，但除此之外，各自具有新的特質，直到能成為獨立的人物，並且自主出發為止。有些虛構的細節與我的生活吻合，許多地方則否。我想這是一種十分普遍的寫作方式。

但我不希望老是在自己的湯汁中攪拌，所以這本書應該也是一種嘗試，讓我藉由書寫從無盡的鏡像中釋放出來。如果我不因寫作重獲自由，我將進退維谷，這我很清楚，於是我的稿子可能繼續作為那些面貌相似之徒的寄居地，何況寄居者到最後也變成不斷對我指指點點，暴露出我的弱點。

在上述的狀態下要說出「我」，真不是件容易的事，因此就更果斷採取行動。倘若我並沒有真正試著採集自己的故事，把它們找回來，以自己的方式大聲說出來，我將仍舊是一具活殭屍，一個我自己的鏡像，和我書中的人物沒兩樣。

同時，我反正已經被邊緣化，也就繼續被邊緣化好了。我被「躁鬱」收押已成定局，獨自站在角落裡好些年了，所以，再來一些讓我可以藉一枝筆反抗的東西反而更好。

也可以有截然不同的作法：我孤單站在角落裡已經好幾年，如今揚長而去。

5

大概元月十日左右，我在驚慌失措中醒來，腦袋沉重，我抓著頭，四肢麻痺。到底怎麼回事？我感到頭疼，一躍而起，驚慌傻住。我該何去何從？太費力氣了，讓我說不出隻字片語。我不知道那些在我體內流竄的惡劣精力都到哪裡去了。我弓著身在房間裡跳來跳去，橫衝直撞，情緒激動，究竟怎麼了？茫然不解地杵在掛滿衣服的衣櫃前，那裡也不再是名叫「我」的收集站了；那裡只有感受，環繞著動物本能般的感覺，以及上帝。

上帝？我望向窗戶，看著窗外灰濛濛的天空，祂回望，千真萬確是上帝。哪一位上帝呢？什麼？我感覺到祂，**它**，祂的目光。天空真的盯著我瞧，可惡透了：上帝。我不舒服。

6

當我想盡可能地好好祈禱時，上帝卻已離我而去。我很小的時候，每天晚上都要念兩篇很長的標準祈禱文，我用一種沉悶、虔心的慢速念著，只為了不要因為匆忙與敷衍而挨罵。我總在兩篇祈禱文之間展開一場與上帝冗長的對話，扼要地報告當日所為，包括為第二天以及不久的將來所列的願望清單。對話是這個於黑暗中進行的宗教儀式的重點，它為兩篇標準祈禱文建立了一種模式。到了十一、二歲的時候，我愈來愈加速、單調機械化地背誦祈禱文，兩頭的對話則侷限於最重要的事物，不久後，便開始不斷重複並以文章充數。我正在努力從時間與形式上讓祈禱達到最佳狀態，實用主義搬進了我小時候的臥鋪。那些規定的禱告愈來愈飛快地順口背出來，而真正的對話卻幾乎不再出現。十字只是手指在胸前隨便比劃一下的踢踏舞。當整個過程到最後堪可比擬為草率馬虎、如機關槍掃射似的胡言亂語時，我也不在乎什麼祈禱禮儀了，如此一來，上帝也死了。我大吃一驚，但已沒有回頭路。這種對存在的信仰也隨著例行的事物不復存在。後來，有一位老邁、瘦削的**渴望**神父，就是洪恩神父，他讓我想起電影《鬼哭神號》裡的那位教士，我還記得很清楚，他在告解時問我，手淫對我來說是否很重要時，從此那些教堂、還是修道院什麼的教會機構便都與我無關了。我再也不去告解，並且回絕了即將舉行的堅信禮，學校裡一定會舉行的彌撒聖餐儀式，我同樣敬謝不敏。我不喜歡，現在我是無神論，我意識到：形式一旦瓦解，內容也會崩壞。

7

可是此刻的我崩潰了。才幾分鐘，我的存在便分解了。然而銀灰色的外頭仍有那股勝過我的力量，就在空氣、大氣層、遼闊的天空中。我和它們連結起來，我是它們所**指稱**的人，以外界奇特、包羅萬象的方式指稱，宇宙認識我，將我個性化，心領神會。分解時它還找得到我，接受了我，但懷著敵意。其中並無具象的東西，沒有歸因於外在的真實情況及其前因後果或者什麼相關的起始點。它還不是偏執狂，也不是精神異常，單純只是形式之突變。有個什麼東西進到我的身體體，沒有氣閥且非常火大，直到融化我的界線為止。妄想仍然無名，沒有連結，孤零零杵著，赤身裸體，沒有遮蔽，沒有意念。

我又感覺不舒服，不是想吐，而是全身上下都不舒服，從頭到腳。我不知如何是好，坐立難安，一切都不對勁。一種內在的壓力向四面八方捶打，呼吸與心跳都好快。爛泥似的思緒在我腦海裡沸騰。我的腳上有什麼？我似乎走了好遠的路。誰走路？我？第一批回憶與意念回來了，是我！我和我的腳，昨天，有這麼一回事，是另外一天。一天？好幾天！確實是那幾天。我到處轉，又望向窗外，上帝還在那裡嗎？

當我的意識焦點對準小腿時，它抽筋了，我想這是證明上帝存在的病態心理的證據。沒錯：上帝是闖進我意識裡的敵人。現在我同樣是神聖的，一旦我想像痙攣，就會發生痙攣，就在我的意識聚焦的那個地方。我把我的身體抛向床墊。

人躺著，我久久沒有回神。慢慢地，認知才和感覺連結起來，鬆散地捆綁在一起。那不是昨晚的「我」，也不是一星期前的「我」，這會兒重新聚集起來的東西其實無比複雜，早已混雜了許多錯誤的東西。但是：「我」在「這裡」。從前不是有位講師就講過「我思故我在」這個論點嗎？人們可能將整個認識論寄託在這個論點上：**我在這裡嗎**？他那時給我這句作為咒語，或類似的東西，有朝一日，他若與我這百無一用之人見了面，會提供我臨時抱佛腳的方法？

意念又跑掉了，但：我似乎有一個過往。一位講師索達緹[9]曾經有過「我在這裡」的說法。但這是好幾年前的事了，我也已經活了好些年了。這稍稍讓我回了神。我還在痙攣，而且愈來愈強烈。不知道是否只要伸展小腿就不會痙攣？我現在曉得了，但我卻縮起了小腿。疼痛加劇，我無從抵抗，動彈不得。好不容易痙攣過去了。

我一直躺著，再度驚慌起來。我有問題，這很明顯。我生了某種病，某種急症。如果我現在不叫救護車，我將永遠無法原諒自己；恐將終生癱瘓，失去雙腿，上帝這個敵人會永遠待在我體內。我抓起電話撥號。

在等待救援前來的同時，我稍微平靜了一點，甚至想取消呼叫急診的請求。但當急救員來時，不見醫師，卻是個留著鬍子、孔武有力的男人，我幾乎啞口無言，除了依然驚慌失措。他們檢查了我的腿，沒發現任何問題。不對，那兒，他們說，是香港腳。

在說笑嗎？如果是，以誰的立場說？

他們蹲下來，亂七八糟的鬍子後是幾張麻木、腫脹的臉，狐疑地看著我。我致歉時聲音哆嗦，說我不清楚怎麼回事，我啞著嗓子說，我可能太驚慌了。

他們走了。

他們大概以為我嗑藥了，也許在回程的車上大笑或者咒罵。

我靜靜躺著，那熟悉的救世主妄想又慢慢地籠罩在我的思緒中，比上次更汙穢、更模糊也更奇形怪狀，但少了從前那種持續閃亮的精確性，比較像一種兇殘、重新整隊的蓄勢待發。偏執狂已經消耗殆盡，碎裂猶如一隻舊手套，戴上它，皮膚也幾乎感覺不到它。

我跳起來，迅速穿上鞋子，衝出公寓。

上帝已被遺忘。

---

9 Gianfranco Soldati，一九五九年生，瑞士人，任教於弗萊堡大學哲學系。

8

這一年的大事件，部分可從我所參加的文藝活動重建起來。首先是波列許[10]的戲劇首演，我得查一下正確的日期：二〇一〇年元月十二日。我們已經約好了。我不安地和派崔克站在人民劇場前，我不知道我的行為舉止看起來有多令人費解，也許我只是假裝正常地跟人寒暄著。已經很晚了，我們仍在等阿悠俠，病重的史林恩斯福搭著計程車趕了過來，他下車登上階梯，容光煥發地看著我們，他大方地點點頭。

「好親切啊！」派崔克說，「我根本不認識他呢。」

我認識他。他和我早就認識了，我想，從一九九九年到現在。我半清醒的腦海裡閃過一個念頭，史林恩斯福之所以發瘋和生病，也和我有關。

因為我也病了，我心裡想為突發的身體不適找到一個理由，我自己的判斷是愛滋。我確定我得了愛滋，一九九九年時我一直否認得了這個病。我大概是在土耳其感染上這種病毒的，我胡亂幻想自己是故意被感染上的。阿悠俠對我的照管不夠嚴密，甚至還把病毒源——一個土耳其女大學生——介紹給我；我在我的錯誤闡釋下如此想像著。累積在我胸中怒火，於是有了一個理由和目標。

阿悠俠跑上樓梯，我們進場。

我們設法讓自己在豆袋椅上坐得舒服一點兒，但我怎麼調整姿勢都不對，戲開演之前，我一再地站起來又坐下去。最後有位陌生女子把我塞進座袋裡，竟然讓我安靜了下來。結果當然是皆大歡喜。

前面在演什麼我已無興趣，法比央・殷里熙[11]的鬼臉讓我毛骨悚然，幾個特定的句子讓我跳腳，不是與我密切相關，就是與我毫無干係。我沒法安靜下來，約二十分鐘後起身離去，重重的摔門。這歷史性的一刻啊，日後阿悠俠一定會這樣嘲弄我；難道不是嗎？我愈來愈看不懂什麼是諷刺劇了。

我活動活動雙腿。找地方喝了一杯啤酒，在外頭等待首演結束，然後在派對上重新現身。我要阿悠俠相信是愛滋病沒錯，而且我很驚恐。阿悠俠一反他嘲弄的態度，試圖向我保證，感染這種病的機率有多低。他不再和我多說什麼。我走到喬許・卡梅隆[12]那邊，向他坦承我把他們「金檸檬」樂團[13]的一首歌放到我的部落格上。卡梅隆認為現在才說太遲了，我應該之前就問清楚。我還在來來回回跟他耍嘴皮，派崔克和阿悠俠決定把我押到**啪拉斯尼克**[14]聊天。來到這間冒牌的東德氛圍的酒館裡，我更加深陷於對愛滋病的恐慌，同時帶著長久已來嚴重遭人背叛的委屈和憤慨。最親近的人又成了最遙遠的人，他們存心讓我處在一無所知的狀態，甚至想將大事化小。怒火一波波起伏，我或沉默或咒

10 René Pollesch，一九六二年生，德國當代知名導演及編劇。
11 Fabian Hinrichs，一九七四年生，德國演員。
12 Schorsch Kamerun，一九六三年生，德國歌手、作家、劇場導演以及俱樂部經營者。
13 Goldene Zitronen，一九八四年於漢堡成立的流行樂團。
14 Prassnik，柏林一家仿東德裝潢的餐廳。

罵，預言道：「現在我又要變成孤家寡人了。」不知什麼時候，派崔克已經不辭而別，只剩下阿悠俠苦口婆心地勸我。我變得愈來愈憤怒，後來克制住了，試著安靜，但行不通。

到了外頭，我賞了阿悠俠一耳光，力道大到讓他摔倒在街上。這一次，我越界了。我發作時雖經常逞勇鬥狠，但從不曾把侵略性化為肢體上的攻擊，把朋友打趴在地。現在竟然發生了，經過這一巴掌，我與阿悠俠的友誼再也回不去了；而這還只是未來絕交的開始。我眼中的他是個叛徒，他從不告訴我到底發生了什麼事；他眼中的我是個瘋子，難以捉摸，竟然還攻擊自己的朋友。我錯了，他才對。兩種孤寂於焉成形。

9

然而，即使躁鬱者的行為舉動無上限、令人費解，他仍舊不會覺得寂寞。至少在我的腦袋裡，我會不斷與一切事物和每個人對話，這種「腦中對話」向來就是我思想世界的一部分。每個人都有自己的方法認識它們：事先推想、修飾，虛構與某些人的談話過程，時而激昂、時而冷靜。但我現在不再能掌控腦袋裡的對話，無法聚焦的討論在我的思想世界裡橫衝直撞和失控狀況。此外，文化與新聞又朝我大量放送，我在部落格和論壇作出回應，和幽靈對談；但從一開始，語言就跟我脫鉤，筆下只剩下達達主義式的瑣碎，連我自己都難解其義。偏執狂那龐然大物立刻安裝完畢，沒有造成震驚或者騷動，那已經成了例行公事。

耶拿首演的日子近了，我聽說排練很不順利，導演把文本的風格與結構小小改寫了一下。這事立刻讓我抓狂，大刀闊斧修改我能忍受，但細節上我有我堅持的風格，儘管偶爾會稍微過度修飾。一個角色說，他現在想聽「刻板的古典音樂」，或者只講「古典音樂」，這中間其實很不一樣，但導演似乎沒弄明白。躁鬱者於是為他的推土機找到了下一個目標。

看來有人向耶拿通風報信，說是這齣戲的作者瘋了。有些演員立刻想到，這樣一種疾病究竟對他們演出的這齣戲有何意義，台詞是否也因此叫人害怕和瘋狂呢。我能想像，面對語言可能會出現的障礙，徵兆改變了：那些台詞很可能有毒。

我沒通知任何人就前往耶拿，干擾排練，一次、兩次、三次，劇場裡的人不知拿我如何是好。劇場經理馬文，一個懶散的好人，鎮定自持並嘗試調停。我記得有一晚我坐在劇院宿舍的廚房裡，完全失控，整件事已經和劇本沒關係了，一股強大的悲傷與恐懼向我襲來，我大吼大叫，痛哭流涕。舞台設計師大聲罵我，叫我閉嘴，也許這是一個不錯的嘗試，以另外一種方式制服我的瘋狂狀態。導演心平氣和，女編劇一聲不吭。我走回宿舍時，惶惶如喪家之犬，我猜有人想在這裡殺了我。要消弭這種恐懼，恐怕我得在門前放個小心易碎的標示，導演打趣說。六神無主的我真的照辦，然後又覺得太荒謬，於是把玻璃杯放回桌上。我聽著廚房裡進行的討論，莫衷一是的爭論著現在到底要幹嘛，我跳起來，倚門站立，說了些廢話。我說，我在這裡根本睡不著，就是這裡，敵人的國度，絕對睡不著。

他們送我去一間我覺得有著邪惡妓院味道的旅館，吃了一顆阿悠俠剩下的鎮定劑，接著又想到，這種抑制恐懼的藥劑會讓人產生幻覺。我想像看到圖案和畫面從眼前滑過。鎮定劑就只是鎮定劑，並不會引起幻覺。問題在於，幻想出來的幻覺是否也是幻覺？總之我繼續幻想，我快死了，阿悠俠偷偷毒死了我。

我打了緊急求救電話，他們過來想把我接走，但我不願意跟他們一起走。第二天早上，他們向豪克報警，他是負責劇院的導演，他打算把我送回柏林的醫院去。我溜了，大家都在找我，說有人打破劇院的一扇後窗，而我涉嫌重大。這當兒我在耶拿的巷子裡狂奔，心裡想著早期浪漫主義者席勒[15]，有種回到那個時代的感覺，真的活在過去的歷史裡，從來不曾如此真切地想像費希特的思路，那是一個真實的行動，此處，在我體內，自我設定，騙不了人，再來一次實實在在的行動，現在，再來一個。馬文不知怎地找到了我，他是僅存幾位我還能信任的人之一，我坐進他的車時，心裡是這麼想的，然後我的目光落在沿著車窗接起來的電線上。也許是一根普通得不能再普通的收音機電線，但，等等——昨晚不是有人斜眼看我，拿我尋開心說道，馬文在警察局嗎？這到底是一根什麼樣的電線？想必非等閒之物！肯定是一條通往警察局的電話線。荒謬的責難還沒來得及開始，馬文突然間不再是劇場經理，而是警察。他一直是警察，劇場只是他雙重生活的偽裝，很多人都知道，只不過又是只有我不知道而已。

我投降，他們逮到我了。馬文耐心地送我到耶拿的精神病院，我在那兒過夜。經常待在精神病院的人都知道，那裡是世界上最無聊的地方，任何風吹草動也沒有。

第二天我又溜了。

15 耶拿是早期浪漫主義（公元一七九五～一八〇二年）的發源地。

10

康妮找到我，我逃走；豪克逮住我，我逃走；豪克又抓到我，帶我坐上回柏林的火車。可是我始終不想讓自己永遠關在屋子裡，苦口婆心全部不管用。

我又在世界史裡鑽來鑽去，時間與空間上都一樣。我讀了幾本《編年史》，找到想找的數據，卻過目即忘。因為事情何時發生的，並不重要；重要的是，事情發生了，這是世界施展於我的一種無恥作為。但我只是有點激動而已；潛在的侵略性卻超過往常，然而我從往日中找不到目標，只找到現下的衝動。我是躁鬱症的一位迷途遊客。表面上它不再如此籠統，不再如此明顯和刻板，內在卻蜷伏著更深、更模糊、更陰暗，也更頑強的心靈。

萊比錫最近對我頗有吸引力，於是我到那兒轉轉，瞧瞧一切是否「如常」，我當然話中有話。我來到一間四年前和朋友們光顧過的餐館，和服務生聊到說唱歌手希多[16]，然後搭車回去。從小酒館出來，就立刻到了一個十字山樂團的住所裡待了兩天。又搭車回萊比錫，在火車站閒晃。

16 德國饒舌歌手Paul Hartmut Würdig藝名開頭大寫字母縮寫後的新解：聰明絕頂的毒品犧牲者。

11

「你不會記得的，但上次你在這裡喝了幾杯酒後衝出去，闖到馬路上，開始指揮交通。你還拖了一塊招牌到馬路上，製造了一場大塞車。現在我不會給你酒，至於以後，到時候再說。」

「好吧！」

「你被留校察看，如果再犯，我們就得請一位辦事員照顧你。」

「好吧！」

「你知道我們應該怎麼對付你嗎？應該用毒氣把你毒死。」

「可以嗎？」

「來呀，攻擊我。」

「好吧！」

「從診斷上看，在國際疾病分類的六項標準中，您符合兩到三項，也就是從濫用酒精過度到酒精成癮的階段。肝指數稍微偏高，檢驗發現大紅血球貧血，這是你持續大量飲酒的另一個線索。」

「好把！」

「真該狠狠甩你一耳光。」

「怎麼了？」

「唉，應該呀，有很多理由。」

「好吧！」

12

去倫敦的機票還是我在漢堡時買的，我一時興起，非要去倫敦不可，臨時起意的瘋狂念頭是想去看看流行音樂的發源地。多荒唐，我從未去過那裡，柏林目前對我來說太小了，只是我還在禁止外出期間，但即便沒有我，交通照樣一團糟。

在飛行過程中，我坐的當然是**商務艙**，我用新申請的信用卡買了一瓶修臉潤膚露和一個外接硬碟，主要是因為空服員說話時，帶著優雅的英國腔。「流行尖端」樂團的主唱安德魯．費萊契（Andrew Fletcher）就坐在我前面三排的位子上（真的）。這陣子我在我那個唱片袋上塗滿一堆樂團的標誌和名稱，其中就有「流行尖端」的「DM」，我把袋子擺在他轉身時一定看得到的地方。我很低調地耍心機啊。

接下來我們全都睡著了，一記聲響搞得大家頭昏腦脹，我覺得那像衝破音障的聲音。我們真的衝破音障了嗎？經驗值不再有效，知識也不可靠，我們在一個時間膠囊內，在前往宇宙的路上，說不定這次意外的接觸讓飛機駕駛開心得不得了，難怪他要加速前進。我在天體運行軌道上喃喃背誦公式。

我醒來時，安德魯．費萊契若有所思看著我。也許後來再也沒有人像當時去倫敦的飛機上的「流行尖端」樂團的安德魯．費萊契那樣如此若有所思又嚴肅地看過我。

我一句話也沒說。

下機後，我上了一輛計程車，彼得．蓋布瑞爾[17]為我開車。車上不准抽菸。他問我要上哪去，市中心，我說，隨便哪家旅館，我沒預訂。他在一家看起來很昂貴的複合式旅館前把我放下來，我辦了入住手續，然後立刻打電話到耶拿找康妮，當天晚上我還想再打第三次、第四次電話，後來我從櫃檯處證實，我把自己都打窮了。康妮和我無話不談，平靜地規勸我。我一邊講電話，一邊打量房間，巨幅複製畫，地上鋪著精美的織布而非地毯。我掛了電話，出門，去了三、四家俱樂部，像個雲遊四方的僧人跳著舞。如果你前不久才理解到，這些派對是為某個人而準備的，即便人不在場還是照樣舉行，就好比快樂丸不是真正的毒品，而是一種類似聖餐餅的東西，在聖餐儀式中，大家紀念這某個人，把分享而來的幸福感受當成一種獎賞——那麼你當然願意大肆慶祝，正如幾年前，由於失去了意識只能拚命節制。

我大肆慶祝了一番。

白天我瀏覽倫敦，就好似瀏覽一本教科書。特拉法加廣場、皮卡迪利圓環、演說者之角、白金漢宮——我覺得比較像是走馬看花，浮面的，而不是真正站在它們面前。我最後還是退了房，帳單十分驚人，我打算換一家旅館，但我當下就忘了，在一間酒吧前喝了兩品脫，依然健在的柯特．柯本[18]在我旁邊滿是怒氣地喝著啤酒。我再度走進夜色中，跟一些我想是我最近在社群網站上認識的人說話。我身體還好時，有一次康拉德．柯立在聽完「死亡蹤跡」樂團的演唱會[19]之後，悄悄地推薦給我。然後我弄丟了我的智慧型手機和夾克，夜深時我想領錢，但提款機卻吐不出鈔票來，我又試了一次，有點兒擔心是否忘了密碼，果然馬上應驗。現在一切變得嚴重起來。

又是新的一天，我必須想辦法籌點兒錢，因為還要三天才搭飛機回去呢。但事情變得比預期更艱難。我踉蹌走過這座節奏飛快的城市，好多次差點兒被撞到。我問一個女孩德意志銀行怎麼走，她建議我找一家商店用信用卡購物，然用要求多找給我一些現金。我當然沒能辦到，因為我快要癱瘓了，腦袋愚蠢，反應又遲鈍。我走進一間銀行，櫃檯職員從我的一身酒氣判斷我是「撒野男孩」[20]，甚至和我打情罵俏，不斷對我說，我是一個不聽話的男孩。但奇怪的是，她無法接受我的信用卡，她說，我可以到海德公園的某一張椅子上等她，她會私下幫我忙，兩小時後見。我猜想這是她甩開我的妙招，才不是什麼優待呢。我在海德公園隨便找個地方坐下來並睡著了，操著俄國口音的流浪漢走過來，說願意幫助我。我不相信，拖著沉重的腳步離開了，口袋只剩下幾英鎊，在別的地方躺下來。我根本搞不清楚自己在倫敦的什麼地方。

上銀行不管用，信用卡形同廢紙。

後來我逃票搭巴士去希斯洛機場，到了機場我累壞了，得先坐下來打個盹兒。等我驚醒過來，猛

17 Peter Brian Gabriel，一九五〇年生，英國成功的歌手；此處作者幻想為他開車的是這位紅歌手。
18 Kurt Cobain，一九六四～一九九四，美國流行歌手，因慢性病與抑鬱飲彈自盡；此處作者也是幻想與名歌手一起飲酒作樂。
19 Konrad Kelley 是美國搖滾樂團「死亡蹤跡」（Trail-of-Dead）主唱。
20 Naughty boy，一九八五年生，英國饒舌歌手，詞曲創作人。

然間意識到自己的處境，我困坐倫敦的機場，身無分文卻還有三天要捱過去。這不正常啊！我心想。當我需要戴蒙·亞邦[21]時，他人在哪裡？

我試圖改機票，不加錢當然不行，我根本無法支付多出來的票價，我痛恨這張處處被拒絕接受的信用卡，一張無意義、無比荒謬的塑膠卡。櫃檯後的那位小姐不斷重複「這種事要請經理處理」，但經理不見人影，於是她就讓我一無所獲地走了。我是否該跑德國大使館一趟，告知我遇到了緊急狀況？我知道可向大使館求助，是因為小時候有一次在布拉格受困。但我的手機不見了，而且我再也沒有力氣，跑到這城市很遠的地方。我完全失去方向，饑餓難耐。

我從新開的臉書帳號上與兩位英國女孩結為臉友，她們甚至曾到柏林看我。我把最後幾塊零錢湊起來，找到一個可上網的地方，登入臉書，然後給這兩位女生的其中一位寫了求救信，我請在倫敦讀大學的菲比借錢給我買回程機票。事屬緊急，絕非玩笑，我強調再三。然後我登出，在機場裡遊蕩，伸手討菸抽。兩小時後我重新登入，沒有回覆，我剩下只夠再登入一次的錢。我一分一秒數著，餓得難受，想盡辦法消磨時間。距離上次登入又過了兩小時後，菲比不但回覆我，甚至還正在線上。她寫道，三小時後人就到。我告訴她在哪一個入口碰面，並把入口號碼寫在自己手背上。

當她終於穿過入口進到機場大廳來，我覺得彷彿女王駕到，而她的確有此架勢。她意氣風發推開自動門，逆光下，她的側面閃耀著顯靈的光。我不敢相信自己的好運。我們排隊買機票，閒話家常、互開玩笑。菲比問，我為什麼不通知露比呢？她一定非常樂意帶我逛遍倫敦的。是呀，怎麼沒想到她？我問自己。菲比沒露出這一切多怪異，而我又多莫名其妙的表情。也許這種奇特也是一種英式作風?終於輪到我了，我打聽下一班飛機。有。金額顯示出來時，菲比微笑說道：「我請客。」

我們又吃了點兒東西，菲比留心不讓我錯過飛機，真是不可思議。幾天後我把錢匯給她，謝了又謝。

回顧往事，我的感覺是我從未到過倫敦。

21 Damon Albarn，一九六八年生，英國知名音樂人，Blue樂團主唱。

13

「您認識一個叫梅爾勒（Merle）的人嗎？您認識一個叫梅爾勒的人嗎？您跟她是親戚嗎？很好，太好了，哈哈。不久您也要面臨生死交關的時刻了！」隱藏在流行歌曲中的訊息，現在重新大喇喇地向我吐露心事。我愈仔細聽，就愈能聽懂箇中含義，我著迷似的豎起耳朵，走路時就用耳機聽，因為磨損極大，我一直換用新的耳機。我動作粗魯地扯著耳機線，竟把耳機線給扯斷了。只因為這個名字聽起來與我的姓很近似，一個八〇後名叫梅爾勒的女學生被殺害了，傷心不已的家庭還得承受接下來發生的電話恐怖事件，警方基於調查理由而將一切公布，「塌陷新建物」樂團則將部分情節改編進他們的歌曲〈梅爾勒（電器設備）〉中。這個樂團很顯然打了匿名電話給我，把我那一句唱得不是很到位的「哈囉？」，稍作改變之後，放入他們的歌曲〈那就是我〉。從這首歌發表的年份算來，倒是相當吻合。

因為一切都與我有關，只要一想到我，都會提供給我可能接受或不可能接受以及繼續天馬行空的訊息，所以，整體文化，特別是通俗易懂的流行音樂，就成了我用之不盡的推薦園地。巧的是，大衛·鮑伊在他一九六九年創作的〈太空怪談（Space Oddity）〉裡，猜中了我的名字，意外命中使得他非常開心，同時也預見了我的嗑藥人生，一九八〇年時又把它放進歌曲〈塵歸塵、土歸土〉

（Ashes to Ashes）中。不久後，彼得・奚霖[22]也有了靈感，於一九八三年寫出他在新德語浪潮[23]中的暢銷歌曲〈湯姆少校（完全脫離了）〉。「韻律體操」樂團[24]的歌曲〈性犯罪（一九八四）〉（Sex Crime（1984））以熱情無比的節奏，把發生在我老家的暴力行為以及環繞在我四周的監控設備都打上眩目的燈光；瑪丹娜愛死我了，悄悄地把我的名字（唯有在高潮時才聽得見），穿插在每一個慾念高漲的段落，用來增添性誘惑，鞏固並擴建她巨星歌手的地位。「碎南瓜樂團」[25]則要求我再往後退一些，也就是退到〈一九七九〉[26]，我們應該相聚的時空。

在每一首歌，每一首曲子裡，還有在Fever Ray[27]深沉的電音節奏裡，她以海妖似的誘人嗓音，在〈椰子〉（Coconut）一曲中呼喚著我的名字，用德語請我如此這般地繼續做下去，繼續對所有人「手淫」（還要變裝成求婚的樣子）。〈你將藉由死亡蹤跡瞭解我們〉（And You Will Know Us by the Trail of Dead）等等歌曲，都是從住在奧斯汀的康拉德所傳來的問候之意（「你會為我再寫一遍嗎？」），康拉德不僅問我，是否能再為他，是的，就是為他而寫，還問感覺究竟何時結束以及創作何時開始，

---

22 Peter Schilling，一九五六年生，德國歌手。
23 NDW-New Deutsche Welle，指一九七六年至八〇年代初的德語的流行音樂。
24 Eurhythmics，英國流行音樂二重唱。
25 Smashing Pumpkins，美國一九八八年成軍之另類搖滾樂團。
26 碎南瓜樂團創作的一首歌名。
27 瑞典歌手，刀子樂團主唱Karin Dreijer Andersson的藝名。

是誰命令我停止這種活潑的藝術，現在我是否真的完全忘我，不得而知，可惡，我到底是誰？九吋釘樂團悲傷的敘事詩（「你無法拯救我的孤單」（You can't help my isolation）是我痛苦的化身，感傷而憂鬱的旋律釋放出的痛苦正是最純粹的偏執狂。有一次我經過科隆，聽著平時不怎麼欣賞的「里昂王族」樂團[28]的歌曲，那句「也許這就是終點」老在我耳邊和腦海中縈繞，讓我巴不得趕快結束這趟旅程：拜託趕快到吧。鬼魅也似，如同迪斯特麥爾直接在他的專輯「老混混」標題為〈有一天〉的序言中，以抒情的圖像呼喚我，作為德國人真的不容易：「有一天／你會忘了他／你走出陰影／看著自己被拋棄／他不是幽靈。」

寫上姓名地址，對著「你」唱流行歌曲，它直接把聽眾當作會質變的空間，是個非常適合給偏執狂繼續無病呻吟的機會。每一個你都可能是我，所以凡我傾聽之處，我便不停地被追求、被攻擊、被鄙視或者惹人愛憐。這種玩弄音符的功能成了我的預言，愈來愈多的酸民們也聽出隱藏在流行英語背後的言外之意，正如我從「千罪之國」（land of a thousand guilts）所感受到的被禁錮的語言。阿姆[29]的〈我行我素〉（The Way I Am）、龔薩羅斯[30]的〈帶我去百老匯〉（Take Me to Broadway）。大衛・鮑伊的〈哈囉，太空男孩〉（Hallo Spaceboy）、哈薇[31]的〈擺脫我〉（Rid of Me）、檔案樂團[32]的「幹」（Fuck U）、凱特・布希的〈咆哮山莊〉（Wuthering Heights）、瑪丹娜的〈慶祝〉（Celebration）、強烈衝擊樂團[33]的〈慣性蠕動〉（Inertia Creeps），妃絲特[34]的〈Mushaboom〉、叉叉樂團[35]的〈卡式錄放影機〉（VCR）、布錫道[36]的〈太陽燈浴床味道〉（Sonnenbank Flavour）、Yeah Yeah Yeahs樂團[37]的〈零〉（Zero）、蕾哈娜的〈小雨傘〉（Umbrella）、Tocotronic樂團[38]的〈17〉、〈這男孩是Tocotronic〉（This

Boy is Tocotronic）、湯姆・約克[39]的〈Harrowdown Hill〉、卡蜜兒（Camille）的〈蒼白的九月（Pale Septembre）〉、王子的〈我願為你而死〉（I Would Die 4 U）、麥可・傑克森的〈他們不在乎我們〉（They Don't Care About Us）、〈莫斯科的陌生人〉（Stranger in Moscow）。

披頭四、滾石、門戶樂團（The Doors）

正義

有史以來的所有作品

一切、一切、一切。

---

28 Kings of Leon，美國一九九九年成軍之搖滾樂團。
29 Eminem，一九七二年生，美國饒舌歌手。
30 Chilly Gonzales，一九七二年生，加拿大歌手。
31 PJ Harvey，英國歌手。
32 Archive，英國樂團。
33 Massive Attack，英國樂團。
34 Leslie Feist，一九七六年生，加拿大歌手，崩世光景團員。
35 The xx，二〇〇五年成立之英國印度搖滾樂團。
36 Bushido，一九七八年生，突尼西亞／德國混寫饒舌歌手。
37 美國獨立搖滾樂團，二〇〇〇年成立。
38 一九九〇年中期成立於漢堡之德國搖滾樂團。
39 Thom Yorke，一九六八年生，英國歌手，「電台司令」主唱。

14

只有一個更準確的例子：稜角樂團[40]的〈我看見了〉（Ich hab' s gesehen），我聽出裡頭有一種抒情懷舊的氣息，想起二〇〇一年的一個週末，柯努特與我去漢堡探望正在電視公司實習的阿悠俠；那是在九一一事件發生前不久的日子，剛好在漢堡市議會競選期間。我是這麼想的，主唱和歌曲創作人彼得．提森（Peter Thiessen），一定留意過我們的動靜，因而幾年後決定用這種搖滾歌曲當成反宣傳的工具。

「那是心醉人迷／那是一場慶典／我看見嘉年華遊行穿過漢堡的大街小巷」：我們三個萊茵蘭人，看在高貴的北德人眼中，肯定是不甚靈活的嘉年華遊客，而我們果然過了一個喧囂後煙消雲散的週末；走訪了與嘉年華有關的酒吧和俱樂部，去了**捲毛狗**、**勝寶麗舞廳**朝聖。清晨時分，漁市場尚未開市，我們於是轉往大市場，除了買下一箱香蕉之外，我們想不出更好的點子。我們扛著這箱香蕉搭車到火車站，分給晨間乘客，他們一開始猶豫不決，然後我們借助一句臨時想到的口號：「吃香蕉、反席爾[41]」。這麼一來，我們手上的香蕉立刻一根接一根被搶拿一空。那真是一場嘉年華。奇特的是，火車站裡和我們喝得一樣醉的流浪漢，卻對我們的行動破口大罵，乘客們則微笑並伸手拿香蕉。

「我看到不請自來的客人／在金色的吧台前」：我們作為飯店不速之客早已臭名遠播，正如我曾經是誰，做過什麼，所有的一切在我的生命中早已註定。我們常常在柏林的豪華飯店騙吃騙喝，在通宵達旦跳舞之後，擺出搖滾巨星的姿態，報出事前探知的房號，騙取鯖魚和拿鐵瑪琪朵。有一次，柯努特竟然狂笑到從椅子上跌下來。一切得來不易啊，提森可以就此演唱一首歌[42]。

「我看見自我懷疑的魔鬼／以及茶中餿掉的牛奶」：說的顯然是我。「魔鬼」，自人類有記憶以來，始終就是上帝的反對黨，一個投射的角色，禍害的引誘者與管理員，這種惡常常能釋出善：具備毀滅一切的潛力。它卻也是一個可憐的魔鬼，這會兒縮在舞池邊緣，因為心醉神迷而一頭栽進了憂鬱，蹲坐在火車站抑鬱難消，手上拿著反席爾的香蕉，目瞪口呆地直視空無，沒完沒了的自我懷疑。「茶中餿掉的牛奶」其實塑造了一幅靜止而且暖心的畫面：和上層文化的格格不入，我的人生已然逾期，也餿掉了，還有毒——當我向柯努特和阿悠俠說起我阿姨的茶杯裡結成塊的鮮奶時，提森真的就在現場嗎？

「我看見了／我在現場」：反對所有間接的傳說、轉讓、謠言以及耳語不斷——堅持要有目擊者。他看見了我們，他確實知道如何報導，將他的知識美化成模糊卻充滿暗示的畫面。

「若我願意／我便歸去／我懂那些花招／關鍵字／我認得路／因為我去過那兒」：向我發出訊

40 Kante，一九九五年於漢堡成立之德國流行樂團。
41 Ronald Barnabas Schill，一九五八年生，漢堡法官及從政人員。
42 此處援引的歌詞皆出自提森寫的歌〈我看見了〉。

息，向深淵中的目光點頭致意。只要願意，隨時可能被我們引發的妄想攫住。主要功能應歸於這個「關鍵字」：這並不一定是一個可以進入某個地下派對的密碼，不，這裡強調的是文字的關係，用以重新喚醒那個絕對的時刻，引導出跳舞和爆裂的關係，這無疑呼應著諾瓦利斯所言：「在一個神祕的單詞前飛翔／遠離整個錯誤的本質。」[43]

因此，我總是可以很快重新解讀一切。所有的歌曲，大部分是「死亡蹤跡」的，但也有阿巴合唱團、U2樂團，不管是誰唱的歌，我不僅能具體解釋，還能指明年代以及可能的地點。這些乖謬的說法多到夠我寫成一本書。每當我在街上或在酒館裡聽見這些歌，這樣的反射動作便不斷升起。而當整個世界只剩下反饋的時候，我最能明白那是怎麼一回事。我知道什麼是偏執狂，而且清楚那樣有多糟。因為如果我願意，我就回去。我熟悉這些花招與關鍵字，我認得這條路，因為我曾經在那裡。

43 出自諾瓦利斯的詩，反映德國浪漫主義者的典型思想：真正的世界隱微不見，需尋到那個神祕的字方能看見它。

15

接下來是在耶拿舉行的首演，開演前我在劇場附近漫步，走進劇場的咖啡廳，希望他們准許我夾帶一瓶威士忌，但被發現了，半開玩笑地跟我解釋不准帶的原因。我喝著啤酒等待，表演開始，我走到後台。馬文安撫我，每次觀眾發出笑聲時，他就在牆上畫一條虛線。多年以後我才知道，在演出的同時，我還帶著面具批評了一下演員；大家可以在不很清晰的螢幕上同步觀看演出。演員們恨死我了。我記得鞠躬謝幕時，我在說著「就是我」的時候，猛然向前一衝，好讓這群手牽著手的演員想起剛才他們到底演了什麼：世界情結。我毫不保留又病態地展露我的虛榮心。

16

現在我是那些人中的一員，之前我將那些人視為死而復生的人。一個人在流亡中、不再存活但屬於阿爾卑斯山度假區，多年前我還向班哈德、貝克特、肯恩[44]介紹的地方。我在哪兒找到它呢？我幾乎沒有任何感覺，嘴巴像被封住了，被流放到一個平行的世界；我接收不到任何反應。

我想思考一下這件事，把它描摹下來。或許對某些死而復生的人來說，情況正是如此：他們不得不退隱到被偽裝的死亡中，因為他們從日常生活被放逐到一個未知的世界。因此我明白了，並非所有的個案都是心甘情願。

我在部落格裡為自己寫了一篇訃聞（「我們忠誠的夥伴兼鬥士去世了」），然後在我幾乎從來不碰的維基網頁上，寫下我在萊比錫遭一名警員槍殺；也是就說，我已經正式死亡幾個小時了。

電話一通接一通。第一個獲悉我死訊的是豪克，他立刻打電話給羅伯特和阿悠俠，他們當真並通報警方。警察闖入我的公寓，毫無斬獲。我人在萊比錫，手機沒電了；我死亡的謠言也在一個論壇上傳開了，有些人毫不掩飾地表示，他們並不特別感到高興，但……是啊，但是什麼？但還是感到高興。

我待在萊比錫火車站，耳機裡聽著阿姆的歌，四仰八叉躺在一張長凳上，人群細瘦的大腿從我旁邊快步走過。我真的覺得自己在另一個世界，好像是剩下的人類，生活在一個迥異的空間裡，卡在一個夾縫中。我死了，沒有人看得到我，我是一個幽靈。摸起來也是。

我回到柏林時，我的公寓門是開著的，門鎖四周的圓形切口看起來怪嚇人，我無法判斷是否公權力已介入？一切皆有可能，也通通無所謂。

只不過：這次我給了他們一個法律案件。我的訃聞可以解讀為自殺威脅，即使我在另一個世界，也不太可能懷有這種企圖。但現在，經官方證實的自我，構成了可能違反我意願的安置，也就是強迫安置，他們要我留多久，我就得留多久。馬上就要出事了。

44 Kane，本名 Glenn Thomas Jacobs，世界摔角娛樂（WWE）旗下摔角明星，目前效力於世界摔角娛樂下的 Raw 陣營。

17

我在一家名為**懶人**的酒吧和阿悠俠見面，沒多久豪克也來了。兩人審視我的狀態，在酒吧外談了片刻，我不太聽得見他倆談話的內容，站在原地喝啤酒、東想西想。我說了一車的話，但一點兒用都沒有。

他們真的來抓我了，突然間有警察站在酒吧裡，阿悠俠被那些人嚇了一跳，脫口而出：「這麼多人？」一個非常完整的小組，整齊的戰鬥裝備，如果我沒記錯的話，是穿戴厚重防護措施、真的準備要攻堅的人馬。或者，只有五至六位街上執勤的警察？他們一定不懂「躁鬱」這個詞。

即使那個時候我差不多忘了自己的存在，這件事仍讓我不舒服。酒吧老闆和客人們驚愕地看著我，然後我被架了出去。阿悠俠在酒吧外再次強調，「這麼多條子」把他給嚇壞了，他的用詞立刻讓他受到其中一位警察的指責。是他打電話他們才來的，不喜歡聽到這種稱呼，懂吧？

警方也不知道如何是好，也許他們把「躁鬱」想像成一種新的伊斯蘭教派。如果我記得沒錯，我沒戴手銬就上了車，駕駛座上是一位金髮的漂亮女警，她配戴識別證，我莫名所以地說著一個又一個的笑話，而且每次都把她的名字編進去。郝恩荷爾絲女士，您事情做得漂亮，待會兒我們要為此乾一杯；郝恩荷爾絲女士，前面右轉，我認得這條路。她果然大聲笑個不停，迷人又大方。坐在後面簸箕[45]上的街頭戰士則個個愁眉苦臉不說話，大概在想，他們到底是抓了，或者救了，一個怎麼樣的白痴呵？

45 押送犯人警車後座的術語。

18

到了城市醫院，他們給我使用一劑藥，讓我往後幾天完全失去戰鬥力。這些我現在想不起來，就算那時也什麼都不知道。我服用高劑量的氟哌啶醇，徹底被癱瘓，還有其他各種抗精神病藥、鎮靜劑。都很厲害。

「您的確安靜多了。」幾星期後，治療我的諾伊曼醫師看著我的病例報告說道。我忘了我曾經是安靜的，時間悄然消逝，而我還在幽微中搖擺了好長一段日子。那個我在腦海中臨時拼湊起來的中界，是生與死之間的裂縫，這會兒僅僅透過神經化學方式就抵達我的腦部，消滅了腦袋的強大活動力。我只能閒扯淡。

但我被激得要反抗了。我把吸菸室的一張桌子塗得滿滿的，速寫出一張巨幅世界地圖，還標記出當地的流行樂團。這一天來看我的約翰娜，兩年後明確地向我描述：我讓披頭四定居在紐約，Tocotronic的團員則落腳北極附近。一位護士被我「專做蠢事的手」搞出來的作品給氣炸了。我試著擦掉那些熱情奔放的圖畫，但白忙一場。我拍下拴緊的窗戶，放到我的部落格上當作配圖，而我的文章和我的人生同樣被禁錮在這個的美麗的框架中。我用他們忘記沒收的那支智慧型手機登入部落格，但它已經不是部落格了，只是失去理智的火焰，有時只有一些無意義的東西，我刪除後或許放進一首歌，再貼上幾張特別的照片。每天清晨四點我就坐在吸菸室裡，抽菸、想事情以及閱讀。五點開始幹活兒的清潔婦，總會和我聊上兩句，她想把我介紹給一位護士；那位護士，我光憑她的名字就認定她是記者彼得・李希特（Peter Richter）的妹妹；她說我是個「理想丈夫」。我們兩個都笑了，我喜歡這位清潔婦，想必她也喜歡我。

19

荒謬的是，我在精神病房的住院生涯中，以這次經驗還稱得上尚可忍耐。唉，我其實說不出「尚可忍耐」這種話，但是，即使這種已經習以為常的閉關令人憎恨，即使體驗過被藥物毀滅的徬徨無助——對於那段時間，我依然保存了一些正面的回憶；原因在於那兩、三位病友。

柴可夫斯基，年約六十五的男性，一開始我有點摸不清他的年紀。他常抽著廉價小雪茄，靜靜地望著窗外，鼻頭仰得高高的，好像一條驕傲的狗正眺望遠方，瞧見了別人看不見的東西。望遠的同時，他甚至也像一條狗兒似的，不由自主地講話帶著鼻音，流露出來的沉穩氣質和精神病院這種地方非常違和。在他身上幾乎看不出任何病徵。當他加入談話，最後總結發言時，經常以格言的形式做結束。他告訴我他之所以在這裡的原因——他老婆把他的存款都偷走了，他想上吊，「我不想活了」——他指著地板補充道：「下面，泥土裡，冷喔。」然後他鄭重地看著我，神情突然轉為快活，目光再次轉向外面望著遠方，抽出一根小雪茄，齇齇鼻子。他的格言都走這種風格，我並不全懂：墳墓裡的溫度應該就像冬天一樣是好事嗎？管他的，這是一種觀點，大概吧。或許寒冷真的意味著和平，或許並不是，光是他出口成章這件事，就讓人感到安慰。

柴可夫斯基經歷過人生的磨難，包括游過施普雷河叛逃共和國[46]，他鉅細靡遺地描述給我聽。那時候他把如今已過世的第一任妻子緊緊綁在背上，結果差點兒淹死，但他們還是逃出來了。我好驚訝，聽到入神。他沉默不語，興味盎然地看著我，直到他再次把目光投向外面的天空為止，鎮定非常。柴可夫斯基是個安靜的人，只要他在場，氣氛便趨於和平，他殷勤周到中有種校準過的和諧，只消走進房間，便能把氣氛凝聚在他身上。每次我看見他都很開心，感謝麗娜讓我們走得更近。

麗娜和所有人說話，和每一個人互動，直到冒犯了每一個人為止。她是龍捲風，隨波逐流，整天在外流連，易怒，和癲癇發作差不多，癡癡追求無解的問題。她情況特殊，所以住單人房，經常被禁足不准出房門，我倆於是挨著門檻聊天，有時她蹲在門檻旁，彷彿蹲在塑膠跑道的起跑點上，尷尬地笑著，手臂上有割傷的疤痕。我稱她「母老虎」，她疲憊地笑了笑。二十多歲時，她有張類似奧托．迪克斯[47]瘦削的臉，配上一嘴狼牙，活力充沛，原本住在寇特布瑟大門那一區，是個吸毒者。她很聰明，反應比誰都快，但太容易衝動。她被關在這裡，沒有人反對；當看護們臆測她和一半的病人都上過床時，她對著看護破口大罵。大家都摸不著頭緒，真相到底如何。事實上，她真的和一位病患在一起，如果可以這麼定義的話，她甚至打趣地把對方的名字冠到我頭上，然後興高采烈地說，她很少像在這裡這樣，有那麼多位男朋友。到處都是「法蘭屈」！她的善良本性不斷被自己的歇斯底里攻擊，導致邊緣性人格障礙，海洛因成癮。我和諾伊曼醫師提起她時，他嘆了口氣說道，現實生活往往會堵

46 指未經政府機關核准，擅自離開東德、前蘇聯占領區以及東柏林的行為。
47 Otto Dix，一八九一～一九六九，德國畫家、版畫家。

住天才的去路。我的情況亦然，我的病有時候跑出來拐我一下，真他媽的把我害慘了。他真是這麼說的。這是我周遊各家醫院的生涯中，從醫師嘴裡聽到最好、最簡單明瞭的一句話。

跟麗娜在一起，可以天馬行空地聊天。有一次，我倆坐在餐廳裡，從我們所在的三樓望向外面白雪皚皚的河岸草地，這條戰時後備軍用運河已經結了冰，黑黝黝的小人分散在草地四周。「哇，太好了，我們溜冰去！」她說。當下我真的感受到那種衝動，對溜冰的想像一下子就成為真實情景，沉浸在突如其來的想像中，一發不可收拾。我們根本不需要到外面，在這裡就能溜將起來，從斜坡往下滑行，四處嬉鬧，完全不覺得此景只在腦海中發生。山丘就在我們眼前，山丘就在我們的腳下。

葛涵是另一位我遇過最友善的人之一，然而你很難和他攀談，他緊緊關在自己的世界中，而他的世界只圍繞著一個問題打轉：我究竟有幾個小孩？他不清楚，也沒有答案。約莫十九歲，肥胖，像個大象男孩的他是年輕的丹尼·德維托[48]的翻版，他坐在那裡，當有人跟他說話時，他便開心微笑。他會突然開始自言自語，偶爾興高采烈地說著他不甚確定的生育事業：「不知道我有幾個小孩，六百？七百一十個？我真不知道！」我懂他的意思，確實無從得知嘛，一夜情之後可以發生很多事呢；我也開始數起來。我多久與人上床一次？有多少個孩子呢？我不知道哇！

瘋子都很容易看出別人的瘋狂，唯獨對自己的視而不見。一個把賓拉登當作父親的女孩，我直截了當告訴她不可能，與此同時，我卻猜想自己是流行巨星史汀的兒子。每天就是這樣，我和這些無依無靠的瘋子相處樂趣無限多。精神病院當然也有所謂的黑名單，不僅瘋狂、而且還懷有惡意，能讓人抓狂的那種（我經常列名在冊！），即便他們一再希望自己具備好的本質。譬如那個一臉橫肉的年輕皮條客，他和他那個愚蠢、沉默、俗氣，鴨舌帽歪歪的戴在頭上的女友，老是在走道上來回溜達，彷彿兩人在某一條林蔭大道上閒逛，而他的狀況正是他會蠻橫地喝斥他的病友，不准這樣不准那樣。後來有一次我在達勒姆碰見他，他剛好要去一間社會機構報到，他說我倆哪天該聚聚，他可以弄到古柯鹼及女人，而且都是上等貨。我只是搖搖頭說：「好啊。」然後，那個圓滾滾、鬆垮垮的龐然大物，我認為他不是納粹就是戀童癖，一聲不吭，一股勁兒衝著自己傻笑，像頭豬似的吃得唏哩呼嚕。還有這位空靈的少年郎堅稱，貝可汗（Berghain）夜總會著名的保鑣司文・馬可瓦特（Sven Marquardt）曾經幫過他，兩肋插刀，他把這件事告訴每個人，每個人一天裡都會聽到三次；我另外覺得拉斯・凡・提爾[49]也是病友之一。我很生氣凡・提爾纏著我不放，我一句話都不跟他說。

有一天，柴可夫斯基被接走了，被安置在城郊的一處社區，有人管理照料。這對他更合適，他皺著鼻子，對我們眨眨眼，揮手道別。麗娜恰恰相反，她被記錄的次數更頻繁了；一回看護加上保全人員大約有十位圍著她，強迫她趴在地上，我無計可施。那個畫面殘酷極了，她讓整區的病人陷入恐慌。

我希望這些人都還活著，我喜歡回憶與他們相處的點點滴滴。

---

48 Danny DeVito，一九四四年生，義大利裔的美籍導演，身材矮小圓胖。

49 Lars von Trier，一九五六年生，丹麥電影導演。

20

有一次，因為某種傳染病肆虐，病房必須進行隔離措施，每個人都得依序在自己的房間待上一、兩天，而且非常時期人人都住單人房。走進房間的人，必須戴口罩、穿防護衣並戴上手套；我當然覺得這就好像裝作生了一場大病。我隔離的期間剛好伊恭・尼爾曼來探病[50]，這讓情況顯得更刺激有趣。聰明的尼爾曼喜歡惡作劇，他曾穿越沙漠和熱帶，造訪過世上的獨裁專政國家，這些五光十色的經歷既虛假也真實萬分。現在他戴著口罩，穿著防護衣坐在我對面，有如置身一個流行病爆發的第三世界國家，或者一齣很兩光的科幻電影中。非常虛假、超現實，像一場藉真理之名舉行的化妝舞會。

我啥也不相信，懷疑所有事物，每天被我找出的錯誤就有一打，都是無的放矢。我保持沉默，慢慢恢復了體力。我逐漸能夠說服醫師們，我的訃聞當然不是威脅著要自殺，而是開一個玩笑；我讓他們明白，根本沒有傷害自己這回事。我的辯解滴水不漏，我甚至弄了一本相關的法規，幾乎把精神保健法背起來了。我另外還買了《德國民法典》以及《刑法》，不管有沒有什麼前因後果的關係，我把這兩種法規分開來研究。近來我認為自己也是律師了，國家加諸在我以及其他人身上的傷害，有朝一日我要知道如何算帳並且報仇。我的躁鬱雖減輕了些，但餘孽猶存。枷鎖鬆開了，我獲准可以經常回到我的公寓，我很想把它改建成一個密不透風的藝術家之屋。改建後不准任何人進來，我想。我躺在床墊上，享受著自由的滋味，想法有些混亂，但其中一個非常明確：我不想再回去了。麗娜要接受藥物治療，哪兒都去不了，柴可夫斯基被安頓在別的地方。回去幹嘛？我注意到，大夥兒通常不太注意到有誰不見了，也沒有人會追究，幹嘛老是打電話找警察呢？我們又不是在法醫科。我何不也來個一走了之？

50 Ingo Niermann，一九六九年生，德國作家、記者。

21

我不記得後來是怎麼做的，是哪一天乾脆沒回去，或是根據醫師的意見辦理出院的？反正結果都一樣。總之我回到自己的公寓，緊張，非常緊張，久久未能恢復正常，這樣反而很不健康。過度用藥只是偶爾把反覆發作的症狀給壓下去，臨時填補了那些黑洞。現在它承受不了壓力爆裂開來，被抑制的病症毫無阻撓地大爆發。我在網路上寫些瘋瘋癲癲的東西，像個倒數計時的炸彈對著生活嗆聲、對著大街小巷挑釁，對著無法確定的事物一再地暴跳如雷，火氣愈來愈大。我已經進入倒數階段了，只不過我忘了。

二月份我通知屋主解約，這間所謂的「工作室」，看在我這會兒的眼中，是一個向下沉淪的洞，配不上我，何況我住在這裡時從沒快樂過。於是我退租，簡單明快，一刀砍下。總會找到新住處的，況且那段期間我每天都很忙。反正我以後會很有錢，趕快**買**一棟就好了。

這不幸的一步，是我採取過的不幸策略中，後果最嚴重的一次，不久就變成一次離奇的逃亡，基本上這場逃亡一直持續到今天。

我被捕了。

22

裹著睡袍的卡爾-伍文一邊走下樓梯，一邊對我和警察喊道：這不是拘捕。那到底是什麼呢？「這不是拘捕」，我被押走時，他又說了一次。我猜這是要安撫我，對門的佩特拉從後院跑來找我，親我的臉頰並保證她愛我，就是要我堅強的意思。我們走上街，兩位行人對我行注目禮時，我覺得這一幕很像一九六五年那張照片上的強尼．凱許。過往行人的眼睛就是照相機，強尼．凱許在艾爾帕索縣（**El Paso**）因走私毒品被捕，照片上的他很酷、穩操勝券的樣子，那絕不是策畫過的表演，手銬充其量只是一個隨興的配件。尤其他們都戴太陽眼鏡，警長與凱許都是。我們這兒沒人戴墨鏡，我們也不酷，至於手銬，現在我注意到了，簡直就是恥辱。我不是凱許，我是我，這裡發生的只是另一場災難。

我被塞進巡邏車，警察的手放在我頭上，把我往下壓，免得我撞到，這同時也是一種權力宣示，你一定看過那種畫面。一位警察說，他必須再次「拘捕」手銬，「拘捕」，他真的這麼說，這個詞根本不對。「拘捕」意指：在警察局裡查明此人來歷。但是，他現在得「拘捕」這些手銬，他是這麼說的。也許這個詞是我脫口而出的，說錯了，而他接收了這個詞並用來耍嘴皮。手銬很緊，我問為什麼比剛才還要緊，他答：**這叫拘捕。**他這裡扭一下，那裡旋一下，把它拉緊到嵌入我的皮肉。車子這才發動，前座的他們說著我聽不懂的一種斯拉夫語，我不反抗，一定有理由的，他們把我送到城市醫院。

怎麼啦？音樂，我聽到音樂，挺大聲的。我的音響早就燒壞了，所以我用電視和ＤＶＤ播放器聽音樂。不然我還能怎麼聽？我不知道。音樂聲響起，還不到晚上十點，確切地說，現在是九點半，如同我在曾經提過的「替身」版上查閱到的那樣。我打開門，他們看了我兩三秒鐘，我也看回去。然後，一個字沒說，他們抓起我的手，把我頂到牆邊，立刻幫我戴上從此刻開始將終生陪伴我的手銬。

我問：「有什麼指控我的理由嗎？有人告我嗎？」

「告得可多了。」警察回答。

外面，暗黑城市正從我身旁飛逝，房屋、紅綠燈、混凝土上處處可見的黑色琺瑯。閃閃發光，嗡嗡作響，我馬上就要回監獄了。

23

之前還發生了別的事，一天早晨我醒來時，抖得特別厲害，一股無名火讓我從床上跳起，我站在那兒一籌莫展。拿起桌上那疊信件，一封封讀將起來，一位公務員的來信引起了我的注意，裡面是一個約定的時間，要我去莫肯橋附近見一名女法官。他們想拿走我的什麼嗎？公民身分？他們想派個護理員來對付我。我走到樓下，把這封信丟進廢紙桶（生性極端的人也懂垃圾分類的）。我後來又把它撿了回來，燒掉。為何？我不知，就是有種乖戾的趣味促使我把那張已點燃的紙扔回垃圾桶。會燒起來嗎？還有什麼是真實可信的？桶子起火，我想立刻滅火，但我通通忍下來。我把燃燒中的紙張鏟出來，但餘火已經蔓延，我往桶子裡吐口水，一點用也沒有，仍在燒，我想從樓上提水，但太費時間了，等我下樓來，搞不好垃圾桶早就一片熊熊烈焰了。一個我從未打過照面的傢伙走過來，也想撲滅火勢，他手上有一個水壺。「老兄，你想放火燒我們呀？」他罵起人來。我搖頭：沒有，當然沒有。火持續燃燒，桶子底部有一個洞熔化成藍色的塑料，引人注意。那個傢伙和我，不知怎地，竟然把火給撲滅了，火勢停止，但仍有餘燼閃著微光。十字山上方有一根煙柱冉冉升起，我想到教宗選舉，**我們有教宗了**，然後回樓上的家。我覺得良心上過不去，想要告解，但我早就不相信這種聖事了，現在不信，在這裡也不信。

24

之前還發生了一件事。我樓下的女房客搬走了。那天我在城裡遊歷一番之後，回到家，剛好看見她在搬家，於是我想幫那些朋友和助手一起拖大木頭箱子。

她緊張兮兮說：「你現在不必來幫忙！」

「為什麼哩？」

「我就是因為你才要搬走的，老天！」

這可稀奇了，我不懂。

她的一位朋友看見我臉上的表情，說：「但現在我站在他那邊。」

我根本不曉得還有選邊站這種事，我們其實並無往來，她從未埋怨過音樂太大聲。

對她來說，我一定很可怕。

25

之前還有事，還有事發生，每天都要出點兒狀況。那些事件交織演變成為獨一無二又模糊不清的電影風格。我坐在警車裡，就快到了。是的，他們送我去城市醫院，不是進監獄，我佯裝一派輕鬆。然後就進了緊急收容所，許多收容所中的一個，它們早已沒有什麼區別。上面的人又給我一些藥，靜脈注射之類。我就沒有知覺了。

我好幾個星期都沒有知覺。

沒有記憶。

26

但我約略記得社會精神病學服務部門的那位女醫師，這個部門名稱的簡寫跟社民黨一模一樣咧，「夭壽喔，梅勒先生，夭壽喔！」她站在禁閉病房的走道上對著我大喊，有時候戴著她的假牙，有時則忘了。「您在女病患的房前遊蕩！」她尖叫著。這個我完全忘了，一個由劇場人組成的小團體，其中有一位我不太熟的女導演，他們請我參加一場朗讀會。不知怎地我一肚子火，大概是邀請卡內放肆的文辭吧。我去工作室找他們，惱怒地敲著門，但沒人應門，於是我留下一封想必措辭紊亂又惡毒的信，但我明明就很喜歡那些人呀。

我一星期會去門診一次，找那位沒有牙齒的女醫師，聆聽她的訓斥。回憶起這個片段，我立刻知道自己有點不太對勁，而且是非常不對勁兒，我驚愕之餘也感到愧疚。把我安置在禁閉式病房裡面治療，早就沒什麼效果了，我把這一點登記在國家的祕密敵對行動之下，它衝著我來，一種傾國家之力對我展開的敵對行動。曾經與我在劇場共事的朋友們，現在似乎認為我是公共場所的危險人物，使得我陷入苦思。

接下來，一把新的神經元之火把這些疑慮銷毀了。

27

我曾描述過，我的躁鬱症伴隨著一個特定的耶穌妄想，一種救世主情結，還集合了種種怪誕可笑的行為。我常想，我應該與所有病人以及被世界遺忘的人和解，畢竟他們都是因為我才生病或被遺忘的；我應該為迷失的人以及失敗者，遭現實排拒以及飽受命運打擊的人提供一個庇護所，可能只是虛擬、想像，在幻想中建造起來的地方，或僅僅只是我說的一個詞，也可能是一個句子，是我在一本書、一首歌，或在郵件或部落格上想到的，於是我逗留在那兒，思前想後地提供協助，偶爾甚至真的與他們有所聯絡。然而這期間語言變得不足以信賴，傳來傳去竟變成荒誕不經的說法，想法也被歪曲，與我有關的消息聽在別人耳中，尤其是女士們，就變得有威脅意味，而非善意相助。躁鬱症患者自我感覺良好，在無意識的情況下，也許還引出對於情愛的興趣，局面於是發展到令人不快甚至難堪的地步。信口開河也口無遮攔，這一類的指責直至今日依然傳遍了全世界以及網路，就算提出生病的事實並致歉，以我的例子而言，效果十分有限。有些人甚至偏愛這類故事，忘了坐在另一端因躁狂而失足的，也是人；而這個人經年累月地對付著這些事情，直到流血，直到流出受到病菌汙染的血液而依舊奮戰不休。

28

抗精神病藥物毀了我好幾個星期的時間，不知道我是怎麼熬過來的。對病患而言，精神病院是一個要掙脫出去的監牢，而不是可能把病治好的地方。我差不多快跟大家失聯了，朋友間的社交往來正一一瓦解，或許我也這麼希望，因為我常得罪人。我沒有阿悠俠的消息，其他人仍會來探病，但次數愈來愈少，人愈來愈少，訪客們來探病也覺難受。他們不是到醫院送花給跌斷腿的人，而是走進毛骨悚然的集中營，甚至會被那些鬼里鬼氣的人捉弄。有些人不知如何應付，這我可以理解，恐怕我自己也應付不來。

作為真正自由的極端份子，我在這一區東奔西走，心思如謎。我去科隆旅行，參加某場文學盛事，雖然平常避免參加這類活動。我受邀朗讀，結果出了紕漏；因為我又沒趕上火車，所以遲到了；還無視禁菸規定，自以為瀟灑地吐菸圈，回答問題時殺氣騰騰，廢話連篇，還差一點兒弄壞了麥克風。要不是主持人派崔克．胡契（Patrick Hutsch）深思熟慮，我可能更加失控。我母親、阿姨和姨丈出其不意蒞臨朗讀會場，好荒謬啊。在籌辦這場朗讀會的人面前，我的舉止也沒來由地逞強好鬥。那天晚上，我（真的）和派蒂．史密斯[51]握了手，與愛麗絲．史瓦瑟[52]打招呼，隔天早上，對著羅格．威廉森[53]胡扯了一些關於夏洛特．羅榭[54]的話，然後坐在旅館大廳彈起鋼琴來。我應該不必告訴你，我其實不會彈琴。

我在科隆又待了兩天，下榻切爾西旅館，因為我又受了馬汀．堤本貝爾格[55]的影響，他認識那邊一位屋主，成功地達成一樁交易：用藝術品交換住宿。堤本貝爾格覺得合情合理，我卻只覺得彆腳。兩天後，我把塗得滿滿的筆記本扔在房間裡，前腳提著後腳溜了，沒付帳。

---

51 Patti Smith，一九四六年生，美國創作歌手和詩人。
52 Alice Schwarzer，一九四二年生，德國記者與出版人，女性雜誌*Emma*創辦人。
53 Roger Willemsen，一九五五～二〇一六，德國出版人、電視節目主持人以及電影製片。
54 Charlotte Roche，一九七八年生，活躍於德國電視、廣播和出版界的藝文人士。
55 Martin Kippenberger，一九五三～一九九七，德國畫家、裝置藝術家等。

29

我站在貝可汗夜總會前，正是中午時分，幾年前阿悠俠和我常到這兒溜達，看熱鬧，驚嘆那些深色、發出低沉隆隆聲的高大建築。現在我又站在它們前面，奇特的是我手上有一本海倫娜．赫格曼的《路殺蠑螈》[56]，這本書是我送給自己的禮物，也讓我感覺到災難性地中了人民劇場的毒。這本書很難下嚥，充滿了波列許式的語言，也已滲透到我那群朋友們的談話中，雖然你可以假裝聽懂，但基本上只是用一種聰明談話的表相來掩飾空洞的自己。在金碧輝煌的鏡廳[57]裡，人們確保彼此無害的疏離，也讓人更感輕鬆，更為堅定；而那不過只費一眨眼的表演工夫。

我站在那裡，沒有人排隊，司文．馬可瓦特走出來，盯著我瞧，目光落在我手上的書，意思是想知道我是否想在這裡為海倫娜．赫格曼慶生，或有其他打算？我忍不住笑了起來，他咧嘴笑笑，揮手放我進去。

裡面等待我的是黑暗中嘶吼的天堂，音樂立刻鑽進我全身的毛孔，我是音樂的一種功能，不知打哪兒來的混亂脈搏竄過我的身體，某個部位似乎在**算著**在**打著**。它驅使並帶領我進入金屬與肌肉組成的器官深處，穿過軌道，與低音音程共同作為路標，無論我到何處，在每一個迷途的角落，人滿為患的舞池中央，它都用這副面孔轟轟隆隆向我展示它有多快樂。我喝了兩或三杯酒，我的腦袋隨著音樂搖晃，我跳起舞來。我跳著舞，和陌生的女孩一起沉醉在強烈的節奏中，唰過去，唰回來，擊掌再擊掌。痛飲大杯飲料和啤酒，鼓聲讓我忘了自己，愛上了這種音樂，欣喜若狂到恨不得用頭去撞沾滿汗水的牆壁。香菸販賣機吞了我五十歐元，沒關係，繼續滿場飛舞，見人就親。繼續跳，坐下來，說話，走過去，站著，走過去，然後跳舞，最後在一棟類似金字塔的畫作上，彷彿在一頂皇冠上，我懶懶地坐了下來。女人們分散在我四周，猶如水妖在我腳下，然後在尼普頓海神[58]的祭壇前和祭壇上躺下了。我恍然大悟，因為我希望自己就是那個海神。希臘神話的聯想真的實現了，美艷的獸人[59]、摩伊萊[60]以及精靈，在沒有水的空中水族箱裡玩水。動物們無須言語便找到彼此，結合，毫無痛苦地分手。這裡有種原始古風，我沉浸其中。

我一定在裡面待了二十四小時。

我看到畢卡索，簡直氣炸了，你一定要親眼見識一次，一個人能瘋到什麼程度。當有人在柏林一家電音舞廳裡，把一位年輕人看成是那位聲名遠播、早在上個世紀便已逝世多年的藝術大師時，他會感到多困惑。畢卡索坐在馬桶上，和一些穿戴時髦的人大聲聊天，他繫著腰帶，帶扣上寫著金色的

---

56 Helene Hegemann，一九九二年生，《路殺蠑螈》（*Axolotl Roadkill*）是她備受爭議的處女作暢銷小說。
57 巴洛克風格四壁掛滿鏡子的廳廊。
58 Neptun，出自羅馬神話。
59 出自希臘神話，指兩種或多種生物構成的混合體，如獅身人面像。
60 Moiren，希臘神話中命運三女神的總稱。

F.U.C.K.字母。這使得他看起來特別有男同志的味道，當我在他面前停下來時，他那雙圓滾滾、孩童般的眼睛盯著我看。我很激動，他在這裡幹嘛？我不假思索便把紅酒潑到他的大腿上。世紀藝術家該冷靜冷靜啦！

怎麼是紅酒哩？如今我還在想這個問題，我幾乎從來不喝紅酒啊！可能俱樂部的古希臘氣氛把我誘拐到醇厚的葡萄酒去了。總之，畢卡索當然要發火，他一躍而起，我趁機溜走。他跟著我，上樓又下樓，到最後我想：媽的，如果你非要捅樓子不可，如果你非要把可惡的紅酒潑在可惡的畢卡索腿上，那你就一定要勇敢應戰。於是我在一個有欄杆的陽台上停下來，冷冷地直視他。他直接撲向我，兩人扭打成一團。我向來就不喜歡畢卡索，從他身上流瀉出太多肉慾，太老套，太原始，缺少折射或反射，是一種天然高效能蜂蜜。我或許也是忌妒他這個我姑且稱為**渾然天成**的特色，但歸根究柢那也只是精液罷了。一位保鑣過來把我們分開，我跟保鑣說，我要向畢卡索道歉，他什麼都不必說，我受夠了，自願離開這家店。於是硝煙停息，我拿了夾克就走。

畢卡索咧，你不妨想像一下。

30

這條巨星雲集的超級躁鬱大道，我發作時經常沿著它奔馳，想當然揭示出一種將目光聚焦於名流豪門的特點，即使當我身體健康時，這種聚焦也已逾越了尋常的尺度。虛榮呼之欲出，渴慕著歸屬以及偉大。

年少時我所處的環境並沒有典範可供參考，一切都受到限制、狹隘又可怕，所以必須把這些所謂的典範、明星，從遙不可及的遠方弄過來。我每星期上一次新教圖書館，志工們交頭接耳，**這傢伙會有出息**，而書本中的遠方是一種承諾，一種對將來的賭注，一個為我敞開的空間，一條讓我從現況的牆角掙脫出來的路。藝術家總是從本身的弱點與局限中創造出一些別的、開放的，超越自己奔向遠方的東西，這就是藝術；強烈、毫不掩飾的藝術，讓我著迷不已。我瘋了似的閱讀，愈來愈和外界隔絕，過起一種內心放逐的雙重生活，說的誇張些，我很早就明白那大概是什麼意思。

少年時期我對音樂、文學以及明星熱情洋溢的程度，是否就是日後生病的先兆？那種投入以及逃避現實的行為，是否已具有躁鬱特徵？再者，這種方向相反的診治，對我並沒有什麼感覺或者任何意義，不只是因為年長所造成，也是藥物帶來的後果，它們從一開始就扼殺了感覺？

一旦生病，一切便都可疑。

31

我無意間想到一個有趣的論點，它讓我頓悟，躁鬱症的爆發與勉強自己配合環境的個性有關。這種特質造成內心強烈衝動，在身心健康的時候，會為了社會功能正常而受到嚴格的壓制。更有甚者，我們希望把事情做得符合別人要求，因為界線畫得不夠清楚，於是在別人未察覺不好的情況下，我們卻認為一團糟。我們希望盡可能完成任務，恪盡責任，直到如同一位專家所言，「被所有陌生人以及自己的要求擊斃為止」。然後來到承受的極限，從前頑強的自律，裂變為迷失自我的萬千碎片。

伴隨著躁鬱症的是這種「**現在第一次真正活著，現在第一次真正認識自己的聲音並提高嗓門說出來**」的感覺。以前我安靜無聲，現在我要發言了；以前我被周圍的一切欺騙，現在我要拿回我應得的。無論是偷、大聲吵鬧、失控，強度逐步攀升；原本幾乎不存在的特質，而且也僅只是人格特質中的枝微末節，現在演變成荒腔走板。內在的束縛一一崩裂。

我其實一直有反骨的傾向，多虧充塞我胸膛的正義感，只要我還能思考，它就在一本正經地抵抗中反映出來。想變得不一樣的執念，左右了意志力。生病時，這股狂熱就變成怪獸，期待的正義演變為自我膨脹。

在過度配合與執拗不屈的兩極之間來回碰撞。每個人的先天條件和後天環境的發展是無法擺脫的；我知道我希望用出色的成績使得我青少年時期的反抗合情合理，因為我得先出類拔萃，接著才能提出要求。有一次正值青春期的我按捺不住衝動，遲疑之中，還是用刮鬍刀片劃破了大腿。這在今天很有可能被視為邊緣性人格障礙而被貼上標籤，感謝老天，當時不僅還沒有這個病名，也沒人注意到我做了傷害自己的事。體育老師倒是看到了，但他沒說話。

32

又是酷比克[61]，我站在不久之後就不再是我的房子裡，複製月球上的風景。因為一次不幸，所以我有必要這麼做；昨天、前天或一星期前，我把另一個我的「揚—克里斯多夫 凡 士魯斯[62]—手淫公雞」的標識噴在浴室前的走道牆壁上，色彩絢麗，眩目亮眼，非常成功。那個標識是一隻歇斯底里的公雞，由一個內有一個中心點的圓環組成，下方懸著兩條奔跑中的腿，圓環左邊尖叫中的喙子形似兩條掙扎分開的線，雞冠在上，偶爾一個簡單的逗點，偶爾有一道相呼應突起的彩虹。這就是士魯斯—維克斯勾可的標記，一位沉浸於抒情詩的冰島物理學家，現作客柏林，在部落格上以虛幻的語言描述達達主義的東西。

至於我的另一個名字是否與我認識的導演，揚—克里斯多福．勾克[63]有關聯，我並不清楚；我想，應該不至於。然而，懷疑的說法還是傳到我耳裡了，我很想釋出最大的善意來阻止。「手淫公雞」這個詞是我在一家名為**狐狸窩**的酒吧裡無意間聽到的；當我把那個傢伙當成彼得．韓德克的外甥，每天在酒吧外的黑板上，以無懈可擊的字體寫出特惠午餐，對著另一個人又笑又罵時；也許是我搞錯了。不對，是這樣沒錯，跟揚—克里斯多福有點關係，但與內容無關，因為揚—克里斯多福很了不起，但揚—克里斯多福．凡．士魯斯—維克斯勾可更傑出，簡直立於不敗之地！這個名字也確實成了街談巷議。演員羅伯特．史塔德婁勃[64]在艷陽下的十字山，假裝講手機的樣子，偷偷跟我說，他與他的夥伴們運用我的創作玩得非常開心：「謝謝維克斯勾可」，他對我露齒而笑，又補上一句：「手淫公雞，就是我唷！」他的外表的確符合我對於那隻冰島怪人的想像。

我想要蓋掉那幅尖銳、美麗的畫的顏色，我拿出買來備用的白色油漆，塗在那隻豐滿的公雞上。塗抹的當兒，因為歇斯底里，不小心踢翻了油漆桶，我不耐煩地看著流竄一地的油漆，想要制止它，重重地抬起一隻腳走過去，很奇怪，最後我偏執地走遍了整間屋子，搞得到處都是白漆腳印。現在，我要用床單、羽毛、彈簧以及劣質牆壁上的月面環形山，那是我用拳頭敲進去的，創造出一幅綜合藝術作品[65]。這一切多有好萊塢風格！至於假造登陸月球的騙子酷比克死了，卻沒人告訴我。

屋子裡凌亂的程度加劇，我真的得馬上搬出去，搬就搬！因為仲介不斷催促，我甚至看了兩間房子，都不合意，或者我不喜歡那裡的人，又或者雙方皆不滿意。我就聽得清清楚楚，第一間房子的房東是個立場偏左的女人，她陰沉沉地對著我的耳朵說：「我討厭你。」現在，當然連找房子這種事也

61 二〇〇三年出品德國仿紀錄片*Kubrick, Nixon und der Mann im Mond*中飾演受尼克森政府委託，在CIA攝影棚內偽造太空船阿波羅十一號登陸月球新聞的男主角。

62 Toulouse-Lautrec，一八六四～一九〇一，法國後印象派畫家。

63 Jan-Christoph Gockel，一九八二年生，德國劇場導演。

64 Robert Stadlober，一九八二年生，奧地利演員、配音員、歌手。

65 華格納在歌劇中提倡故事情節、音樂、舞台場景揉合在一起的綜合藝術作品。

都過去了。

找得到的，總會找到的，我不知會找到什麼，不知何時能找到。但是，要找。這一點我很確定。警察弄壞的門，現在就躺在下面的馬路上，門上有象形符號及短句裝飾。這扇門值多少錢呢？還沒有人帶走它。

33

後來我真的把門重新搬上樓，放在地上，把洞補好，用一張椅子黏上去，再貼上一面旗子，最後選一個深夜把它從寇特布瑟橋丟進邊界堡壘運河，權充一份聲明，河岸邊也立刻響起掌聲。奇怪的木筏緩慢地驅使運河往下流，我在《時代週報》上發表抨擊策蘭的文章而收到讀者憤怒的來信，就在同一個地點，我把這些信件撕個粉碎。我順著木筏看過去，估算著它的路線。

我只能靠佯裝活著，相信每一種密謀理論，但整體而言又啥也不信。歷史是有史以來最大規模的杜撰，一個接著一個時期在我內心交錯上演。史料編纂就是一場引起我注意的戰鬥，為我而戰，為世界精神實驗而戰，我就是世界精神。真的沒有大屠殺，**這**我甚至相信了數日之久，邱吉爾、史達林、希特勒、張伯倫商量好了，不，**大家意見一致**，只是偽造災難，以便預防即將到來的那個人，因他而爆發的危害與爭鬥，引他到假造的邊界，假裝先下手為強。因為，我是這麼想的，人類不可能會弄出像大屠殺這樣不人道的事情，有著人類正常思維的人簡直不可能做出這等事來。我總是將這些事實記在腦袋裡。歷史課堂上，老師說出「絕不容許這種事再度發生」時，意味深長地看著我，而我的目光與班上最聰明的美人安娜貝拉相遇，於是我倆在並不知道什麼的情況下，心有靈犀。我從來不瞭解這些事實，或許我瞭解，當然囉，只是從未真正領悟過。現在我知道原因了。

歐洲民族大遷徙[66]正悄悄進行中，這是《聖經》所記載的事件。我淹沒在裡面。中世紀至今有多少年過去了？哪一個中世紀？一共有多少人？也許比大家向來熟知的數字要少得多。中世紀至今不過四個世代而已，或者三個世代？這些想法、這些謊言，令人難以忍受。希特勒在新聞電視台上吃吃笑著說出我的名字。再來一杯啤酒。

66 公元三七五／三七六～五六八年間匈奴入侵歐洲大陸所觸發的一連串民族遷徙運動。

34

愈接近現在，我敘述往事時便更加困難。柯摬斯葛歐阿德[67]，我們所有人當中的帥哥靚仔，順道一提，我不相信他說的任何一句話；他說，一個人能把自己所經歷的事情寫下來，需要十年光陰醞釀。也許正因為如此，我才感到那麼痛苦。或許也因為那是至今最嚴酷的心理疾病，後果最鉅也最嚴重，耗時最久，影響最大。也許也因為我的確是個白癡，要如何訴說自己是白癡這種事呢？

也許是因為才過了幾年而已，所以反而簡單，記憶尚未形塑為歷史；毒物殘留讓記憶受損嚴重。藥物與酒精則讓思考能力退化成癡呆。但有時候，若有必要，我可以像演員般表演，隨便扮演哪個角色都好，偶爾也要讓大家知道，基本上這個人仍然有存在的意義。

心中的地獄熱鬧非凡，外界則無一人倖存。

67 Karl Ove Knausgård，一九六八年生，挪威作家。

35

我把那台被顏料弄髒的電腦放在蘋果連鎖店Gravis的員工面前，我解釋我在家裡只做繪畫的工作，他笑著問：「用電腦當畫筆嗎？」我跟商業銀行的女行員簡短的說明，解釋我為什麼現在以及透過哪種方式去哈佛大學之後，她一邊高喊「梅勒先生要去美洲！」一邊幫我開了一個戶頭，連同一張不久後信用額度就告罄的信用卡。當我質疑地看著那位地方法院的女法官的同時，她也狐疑地看著我。曾經讓我在他家住一宿，後來又住了一宿的朋友們，嘗試著把一切視為理所當然而忍了下來，當我把空瓶送回超市，他們向我道謝，雖然他們猜得到我因為荷包困窘才這麼做。對街那位計程車司機，用萬寶路香菸盒打的手勢（還不只一次朝我的方向揮手），我視之為榮辱與共的表態：我站在你這邊。那個計程車駕駛對我說：「永遠不再踏進蘇打俱樂部」。因為我跟他說，那裡二十出頭的人敵意有多深，對於瀰漫在空氣中的新事物不知所措，困在一個蓄滿了香水味的氣泡裡，而這個氣味自從禁菸以來便驅之不散、處處可聞。「我們當中有一人說謊，有一人要死了。」美麗山的義大利籍年輕服務生送來披薩時，在我耳邊輕聲說：「你這個同性戀猶太人。」那個在弗里德里西街的火車站宣布要自殺的流浪漢，在歐巴馬在我前面搭電扶梯上樓之後，轉過身，向我投來意味深長的一瞥，但什麼都沒說。我最近非常喜歡穿無袖汗衫，是一種網狀汗衫，饒舌歌手風格，還有窩在角落的阿姆。踢翻市中心那家咖啡館放在街上的陳列品，調皮的克勞蒂梧斯・賽德[68]一邊等電車一邊端詳著，怎麼移動這些東西才好，我應該多拿幾瓶新釀的啤酒才對。前「花田」樂團的鍵盤手米夏埃爾・米爾豪斯（Michael Mühlhaus）有天晚上在**瑪利亞**前面，仔細聽我說著話，大概也**沒有**說我什麼壞話。最近當大家在人行道上或咖啡館裡談到我的時候，都喜歡用「湯瑪斯・米勒」[69]的代號稱呼我；如果有人說起我，那樣子就好像在談一位足球明星般，這是大家的默契。與此同時，遠處有轟隆轟隆飛過來，觀察並牽制我的直升機：觀看的人變成被觀看的人。當我累癱了，倚著萊比錫火車站裡的一根柱子，閱讀烏麗克・麥后芙[70]的傳記時，有個女人露出她拉丁美洲閃亮的牙齒冷笑著問我：「這是你唯一的愛情嗎？」超越一切的冥想™。耶穌是所有躁鬱症者的原型的想法，阿多諾的「想都別想，門都沒有」的說法，代表已經體認到潛在的權力奪取，因此如影隨形跟著我：拒絕、排除的漩渦，它把拒絕和排除的東西轉為一些不可避免的東西。一位女性友人出奇不意地出現在我面前，當她聽到樓梯間傳來響亮的腳步聲時，在她驚惶地奪門而出前，害怕的問我，是不是喝酒了？我和艾格妮絲在汽車旅館「一」，我想休息一下；她付了錢。不斷地看著並且修剪各種頻道的影片，任務是拯救年輕人。在我把電腦忘在一家很不友善的咖啡館之後，雷澤諾再次出手相救。只見他對著瀰漫在空氣中的謠言貪婪

68 Claudius Seidl，一九五九年生，德國記者。
69 Thomas Müller，一九八九年生，德國拜仁慕尼黑股份公司足球隊隊員。
70 Ulrike Meinhof，一九三四～一九七六，前德國恐怖組織紅軍派會員，在獄中上吊身亡。

地深呼吸，然後在經過我身邊時，用他低沉的嗓音警告我：「你忘了你的電腦」，於是我真的回到了咖啡館，找到了電腦。還有馬提亞斯．李立連塔[71]，我和湯瑪斯．麥埃克[72]一起參加了「唱片之夜」，還聯手打下他鼻樑上的眼鏡。尤樂．波雯，在**保險櫃俱樂部**舉行的黑格曼慶生會上，我大言不慚地宣布只為她創作一個新劇本。我和狄德里克森在巴爾策[73]籌辦的「罐頭音樂」節目上與派崔克重逢，他顯得十分疏離，一句話也不跟我說。那位烤肉師傅在拿烤肉捲餅給我時，膽怯地低聲說道：「再原諒我一次，好嗎？」最後是這個衣衫襤褸的傢伙，他在葛爾茲街上攔住我，絕望地笑著對我說：「他們都在耍我們，懂嗎？」

我懂。

71 Matthias Lilienthal，一九五九年生，德國劇作家、劇院經理。

72 Thmoas Meinecke，一九五五年生，德國音樂創作者，F.S.K. 樂團成員。

73 Jens Balzer，一九六九年生，德國記者，大學流行歌曲講師；二〇一一～二〇一四柏林人民劇院每月舉行一次「罐頭音樂」的負責人。

36

Suhrkamp出版社。短短幾天之內我便在那兒毀掉了我的名聲，搞了一場小小的鬧劇，阻礙了接下來任何合作的可能性。元月時，這家出版社為喬遷舉行一場歡迎會，邀請我去柏林，但那時我因第一次被送進醫院無法參加，請友人努斯包默德[74]代為問候那位女出版家，而且用詞十分果斷（亦即狂躁）：「來自精神病院」。我覺得這個補充非常重要，她則如此轉達對我的問候：「我們會想辦法。」

這是什麼意思？什麼意思也沒有，當然也沒人關心，要怎麼關心！但這句話滯留不去，它總是讓我情緒激動。出版社怎麼想辦法呢？需要對我慘遭磨難的生活給予祕密的呼籲嗎？需要熙格弗里西．伍賽德[75]的懇求嗎？需要轉達想法嗎？我的編輯從來都沒來看過我。反正她現在也已經離職了。因為所謂的Suhrkamp肥皂劇還繼續一直寫著，人才外流使得這家出版社失去競爭力，資產訴訟[76]也把它消耗得差不多了。這家出版社曾經是晦暗的聯邦共和國時期，支持理性討論與反抗文學的樑柱，如今

74 Christopf Nußbaumeder，一九七八年生，德國作家。
75 Siegfried Unseld，一九二四～二〇〇二，Suhrkamp出版社創辦人之子與第一代繼承人。
76 指創辦人Siegfried Unseld過世後纏訟數年的資產與經營權之爭。

似乎在眾人眼前瓦解了。親見這一幕的瞬間，我因承受過大的壓力而淚流滿面。

搬遷到柏林的決定是錯的，現在他們還要在市中心開一間書店，慶祝這個錯誤。他們難道不知道，大城市裡那些懷才不遇的人完全瘋了嗎？不是已經證明：人們居住的城市愈大，罹患精神疾病的風險也就愈高。五月了，我這隻受苦受難的狗，持續改變中的出版社，做好了準備，一杯啤酒在手，狂熱中毒的想法，為的是一起慶祝新店開幕。我的現身讓大家很無言，我罵朋友努斯包默德是「手淫的傢伙」，說話有一搭沒一搭的，各處走跳，直到我終於看見那位女出版家，她的手臂打了石膏。

手臂打了石膏！

這當然是假的，我立刻識破。一種偽裝，一種同仇敵愾的姿態，一種嘲諷。我覺得和那整個人一樣**虛假**，接下來我情緒激動地撲向她，據我所知，我撞到她的背；或者撞到她的石膏？偽裝與謊言的時代總有結束的時候，而我這種正直之人必須發出這個小小的信號，正如外面的傳言，我本來就是一個極端又可怕的人物，如其所言，這個信號必須是身體上的，以便劃破這條赤裸、虛假的信號鏈。然後我離開了這家店。

「法蘭克福匯報」寫道：「出版家烏拉・翁賽特－貝克維茲女士在策倫多夫跌了一跤後，姍姍來遲，手上包紮著繃帶進入書店。忽然有一個怒氣沖沖的男人破壞了她的好心情——一位被退稿的作家嗎？我們大可想像，法蘭茲・畢伯柯弗從他的破爛小屋跌下來的樣子[77]。」

法蘭茲・畢伯柯弗，嘿。

無論如何很不是滋味：種種回憶，羞恥感、想要驅趕的衝動，抵抗。每當我想起這些事，心裡就猛地震顫一下。

她接受了我的道歉，兩年後。

77 法蘭茲·畢伯柯弗（Franz Biberkopf）是德國作家Alfred Döblin（一八七八～一九五七）著名小說《柏林亞歷山大廣場》（*Berlin Alexanderplatz*）中的主人翁。

37

類似的是數日後的萊納·葛慈[78]的朗誦會，我因為不停的呼喊以及干擾會場秩序而離開，這使我愈來愈深陷藉酒澆愁的寂寞當中，表面上看似心情不錯，事實上惡劣到了極點。幾十年來我對葛慈傾心不已，這期間雖已不再迷戀，卻好像無法處理遺緒，又能怎麼處理呢？或者，對他的處理方式就是，不處理。但我仍然自作多情，請他在他的一本書上簽名。一位朋友後來跟我說，葛慈本人倒不認為現場情況有那麼糟，我大概是白目地自以為是布考斯基[79]了吧，而我演得還不壞。這當然是一個很友善的詮釋，用冷靜的視角看待這些事情，可惜與事實不符。比較正確的做法是馮·羅索夫有一天下午當著我的面，斬釘截鐵地破口大罵：「你煩死了！」最正確的莫過於戴特雷夫·庫伯特[80]讓我感到驚喜的看法，我雖然記得自己很煩人，但不記得一直道歉的情節：「那位同事整個下午在休息時間裡情緒煩躁，我並不十分確定，是否我覺得令人討厭的東西，並不是因為內心不安，而應歸咎於酗酒過度。一整個下午，他茫然若失地陷入神經緊張的狀態，不斷致歉，然後再次做出惹人厭的行為，而且更加惹人厭。但後來他又滿心歡喜地說，這是他參加過最好也最精采的一場朗讀會。」

從那以後，我就不太能再在某些人的眼皮下出現了。

感謝老天，之後我就還書店及出版社安寧了。

78 Rainald Goetz，一九五四年生，德國詩人。

79 Henry Charles Bukowski，一九二〇～一九九四，美國作家，文名之外，也為人所熟悉的，是他公開出現時粗野的作風。

80 Detlef Kuhlbrodt，一九六一年生，德國記者、作家。

38

我展開了一場奧德賽漂流記[81]。我沒辦交屋手續就搬了出去，損毀的部分他們就用押金修理吧，反正他們一直都想扣押金，不是嗎？現在他們至少找到一個理由了。我搬到一位朋友位於市中心的車庫住了一個月，某些事還真的就發生了。時值盛暑，我居然用我的舊稿來燒他的暖氣爐，此外，我又把音樂放得很大聲，偏執和妄想促使我用電線和秤砣在門前裝設了一個安全裝置。鄰居們跑去跟朋友告狀之後，他利用某次例行性的外出拜訪機會，把我給轟了出來。我馬上又在一對熟識的夫妻那兒找到住處，我播放史蒂芬．佛萊的《躁鬱症患者的祕密人生》[82]給他們看。奇怪的是：我顯然意識到自己生病了，否則為什麼要放這種探討自我的影片給他們看呢？然而這個一時的感知僅如浮光掠影，與我搖擺不定的心情有關，即使在十分清明的時刻，我還是無法和真正的自我進行溝通。我雖然清楚自己的病，但是對於做到高標準的自我約束，仍舊力不從心。

我離開了那對夫妻，繼續流浪，走遍主要分布於十字山的酒吧和音樂會。我在古斯塔夫樂團[83]的一場演唱會上與阿悠俠見面，但我倆再也沒有交集了；他的心思在演唱會上，而我的心思在音樂會之外翱翔。一場豔遇讓我晚上有地方歇息，幾天後這個女生把我拖到一家租屋中心，我馬上就找到了一個新的棲身之處，只有一個月。房東說，我不准在屋內抽菸。我把我剩餘的衣物用品拿出來，想辦法安定下來。但我卻展翅高飛，在波昂有了另一場短暫戀情，經濟上因而有了依靠，四處旅行，不斷地迷失自己。

社群網路變得更混亂了，我原本始終拒絕臉書，現在卻開了不只一個帳號，而這個帳號還在倫敦救過我，而且起碼有三個帳號，我還忽然間在臉書上和自己結婚了呢。我重新成為鍵盤魔人，到處罵人，追蹤某些問題時，動不動就發火，一直搞不清楚狀況，還變得低級下流。我私底下硬扯是所有人矇騙了我一輩子。

直至今日，我仍在承受這些活動的後果，最近才認識我的人被他們的朋友警告：那是個瘋子、一個偏激分子、危險人物，尤其在某些情況下，還會變成迫害狂。這些譴責我全都接受，道歉但也試圖解釋，那時我生病了，而且我可能會一直這樣病下去。躁鬱發作時讓我寫下、做出我平常不會寫也不會做的事，因為我的感知扭曲、錯誤，一切源自一種突發的妄想，而非源自慢性的人格錯亂，扭曲錯誤的感知也使得我無法與昔日的行為劃清界線。兩者天差地別，而我要在這一個點上建立起秩序；但只有偶爾才成功。

當有人被警告少和我往來的時候，我總是想著：說不定我是個痲瘋病患，我的病非常可怕？然後

81 古希臘最重要的兩部史詩之一。另一部是《伊里亞德》，統稱《荷馬史詩》。
82 Stephen John Fry，一九五七年生，英國演員、作家和電視主持人；《躁鬱症的祕密人生》（*The Secret Life of the Manic Depressive*）是他二〇〇六年為BBC拍攝的紀錄片，他本人也罹患此症。
83 Gustav，維也納的流行電音樂團。

我立刻回答：是，我是，非常可怕。
心中隱隱作疼，壞死然後石化。

39

假使連我自己都搞不清楚，又該如何向別人解釋呢？如何跟別人講清楚，雖然是我做了那些事情、但又不是我做的呢？雖然它不是我內在的萬丈深淵，但這個裂縫，是我必須接受與面對的考驗；有時我試著把它填滿，但它始終在那兒，永遠填不滿。我嘗試過著普通的市民生活，但一敗塗地。好吧，我接受，我會堅持到最後一口氣，也許繼續寫作，寫作是我唯一的避風港；也或許就此停筆。幾年過去了，那些竊竊私語至今未曾停歇，還有蜚短流長以及暗中滋長的造謠中傷。生病這件事喚不起同理心，況且我要的也不是同情。我不希冀全然的寬恕，也不把一切推給病痛，但只求人們彈性地看待這個病人，懷著某種程度的坦率與謹慎——

我試著忽視它們，把我的接下來的人生視為一場對抗實驗。

40

談戀愛也困難重重，有意更進一步時，我總是充滿罪惡感、得過且過，還要忍耐謠言滿天飛。我也得壓抑怒火，不能再亂發脾氣，否則會讓別人起疑。就算別人氣得跳腳，我也最好別輕舉妄動。除了難搞、古怪以及畏懼社交的病徵之外，還有別的嗎？熟門熟路的挑釁是什麼意思，無法控制的失控是什麼樣子？我說的話是不是永遠都不會和以前一樣了，而且可能永遠被當成瘋子？而我需要為這種事情傷腦筋嗎？

無解。**奇特**、**脫序**、**古怪**以及**病態**之間的界線十分模糊，對別人行之有效的，到我這廂卻行不通了。

我收起我睥睨的態度，裝扮成離經叛道之人。

我精疲力竭。

41

我什麼都不是。

42

要是你知道那裡之前有什麼，該有多好。

43

房東進屋，我躺在床上，醉醺醺又累得一塌糊塗。他帶一個朋友來，他大吼，**我這種垃圾**怎會待在這裡。他聞得出來，我在屋裡抽菸；他當然也看得出來，我是個瘋子；接著就給我下了一道最後通牒：限三天內搬走。

一位名叫安雅的女性朋友突然接管這項任務，好像一根接力棒，偶爾真的有人能接住它。未來的電影導演安雅以果斷的態度安排緊急措施。她與房東起爭執，再請一位認識的醫師幫我在市中心聖荷德維希醫院的戒斷部門弄到一個床位，並說服我自願住進去。雖然我未必適合待在戒斷部門，但整個精神科團隊很優秀，按照他們的意思，我應該先休養。我當然又沒地方可住。不知道安雅如何不費吹灰之力，就為我張羅來遮風避雨的地方，讓我重新接受醫療保護。

她動作利索的打包我的東西，精力充沛、節奏明快到令我目瞪口呆。我手足無措地幫著她，驚嘆她飛快的動作。我們租了一輛搬家貨車，我把東西整齊地放進城西的一個貨櫃裡。

44

這段期間，我一貧如洗，我本來應該為烏珀塔的戲劇節寫一齣戲，卻不斷拖延交出初稿。我想以艾倫．圖靈[84]的遭遇為主題，寫一個科幻故事，劇名就訂為「旅行」，還買了一大堆菲利浦．狄克[85]的書，但不是只讀了幾頁，就是匆匆翻閱，然後束之高閣。我去拜訪快要死掉的弗德里希．提勒[86]（「因為這裡還有一個王八蛋」，他的女助理在會客時間對著話筒壓低嗓門說道），和他談我突然想到的關於圖靈的性別理論。我以為可以在三天內寫完這齣戲，當然沒辦到。我只是不斷地描繪圖靈本人，沉浸於他的傳記中，狀況最好時，也不過擠出了三頁有達達主義味道的對話。寫到最後，那些只與題旨沾點兒邊的書籍與理論，我通通以極低的價格又賣了出去。

我放棄寫這齣戲，工作小組最後不得不找了一個替代方案。

安雅每天都來看我，帶來我母親匯錢請她代買的香菸。我們在寬敞的中庭抽菸時，我還一直傲慢自大地勸導她，賣弄著我所認定的理論和笑話。她坐，我站著比劃，有時候還說她幾句。除此之外，我在病房很安靜。我痛恨這個地方，和那些毒品成癮患者以及酒鬼沒有交集。有幾個夜晚，我們的雙人病房裡住了四個人，我睜著眼到天亮。

兩天後，一位護理師說，如果真有藥物戒斷症候群的話，現在已經過去了。不，我真的從沒有對任何東西上癮過，但卻繼續在這個部門待了約四星期之久，而我的妄想症一點兒也沒有成為過去的跡象。

84 Alan Mathison Turing，一九一二～一九五四，英國電腦科學家、數學家、邏輯學家、密碼分析學家和理論生物學家，被視為電腦科學與人工智慧之父。他因為同性戀傾向遭到英國政府迫害，職業生涯盡毀，最後自殺。

85 Philip K. Dick，一九二八～一九八二，美國科幻小說家。

86 Friedrich Adolf Kittler，一九四三～二〇一一，德國文學及媒體理論學者。

45

「**內科檢查結果**：健康狀況和營養狀態良好。心臟：心臟收縮（2／6）合併第五左肋間隙最大值。肺部：通氣量良好。肺泡呼吸音，無病理性雜音，呼吸正常。腹部柔軟，無器官病變，無抗藥性，按壓無疼痛反應，胃腸蠕動規律。扣擊腎臟部位無疼痛反應。按壓小腿無疼痛反應，量得到兩腳的脈搏。」

演員瑪蓮卡也來看過我一次，我很開心；我倆在「我的珠寶公園」[87]散步，我記得我特別有意識地**邁步向前**。幾星期前我才和瑪蓮卡一起去維也納玩了幾天，那場小旅行同樣以災難收場，我根本不願再想起。我們去憑弔法爾可[88]的墓，又去石頭村造訪了托馬斯・伯恩哈德[89]醫院。正如後來我所聽到的，我們以瘋狂的速度爬上空氣清新的包姆加特納高地，她的大衣翻飛，顯得多愁善感，而我則是一直說個不停。我們在瑪蓮卡的夫妻朋友那兒住了下來，他們是戲劇顧問。我們一起去吃中國菜。

第二天夜裡，我忽然覺得一切都好虛假，頓時怒從心中起，對著全世界吼叫起來。瑪蓮卡試著安撫我，但沒用。我不曉得為何如此光火，這一定和我身邊的日常瑣事和種種呆板僵化以及事情進行不如我預期有關。但我其實也不確定自己要什麼，計畫趕不上我一直不斷變化的想法時，又該如何進行下去。進行？如何進行？到底進行什麼？

瑪蓮卡固然對我呵護備至，但她無法擁有我。隔天我倆便分道揚鑣，我在人生地不熟的維也納橫衝直撞，重新將自己置身於兇猛狂躁的風口浪尖上。我走不了，錯過了好幾班火車，隨便找了塊草地過夜，就在一家小吃店的後面，有個自以為是萊哈德・范德希[90]的傢伙在哪裡喝啤酒，取笑我。反覆之中，有句話始終縈繞在我耳邊：**您是否在夜色中看過維也納？**[91]還沒看過呢，多謝關心，但現在，我親愛的，這會兒我看到它了，正如我看見的那樣，夜色中的維也納，我一頭栽進夜色之中，大教堂與巷陌飛快打我身邊走過，那些甜滋滋、黏呼呼、逼近死亡的東西，一如瑪蓮卡的氣息，和在彼岸的我一模一樣，精采絕倫並徹底毀壞。

兩天後我終於搭上一班開往慕尼黑的火車，在已經回到家的瑪蓮卡那兒住了一宿。暫時喘息，然後繼續前往柏林，每當有預感查票員要來了，我就靈活地躲在火車上的洗手間，可想而知我買不起這段車程的票。

---

87 Monbijoupark，位於柏林市中心。
88 Falco，本名Johann Hölzel，一九五七～一九九八，奧地利流行音樂家，一九九八年在多明尼加車禍不治。
89 Thomas Bernhard，一九三一～一九八九，奧地利作家、劇作家、抒情詩人；這位多元作家是這間位於維也納的精神病醫院的名祖。
90 Rainhard Fendrich，一九五五年生，奧地利歌曲創作者、主持人、演員。
91 萊哈德・范德希寫的一首歌歌詞。

46

看診時主治醫師對我說，鋰鹽不是工業用品，醫師、護理師以及心理醫師圍站在我們四周。它是鹼金屬中的鹽，蘊藏於大自然中，很便宜，不需要靠任何國會遊說來運作。他是安雅推薦給我的主治醫師，他做說明時並沒有看著我，說話像連珠炮卻不出錯，遣詞造句都很貼切，一邊快速說話一邊看著他的卷宗。我盡可能專心聆聽。

病人為何拒絕，或者絕大多數病人中斷服用心理疾病藥物，尤其是鋰鹽，事出必有因。服藥導致感知能力大幅受限，閱讀理解力下降，很難記得經歷過的事情。病人的智力因為鎮定劑而變慢、變鈍，責任感減低，集中力受到干擾。病患不參與社交，變得更被動、快快不樂、冷淡，不再對任何東西感興趣。服用像鋰鹽這種階段性穩定劑時，一種耗費心神的空虛感便會擴散開來，認知障礙瞬間將他團團圍住，時不時便會發作。對身體方面的副作用，如體重增加，反胃、掉髮、性慾減低、暈眩，都屬常態。

有必要澄清一下這位醫師論述中最狡猾的一點：我覺得這位主治醫師不是在談藥效，而是在談工業。我合理懷疑，整個精神病藥劑工業只是一架巨大的賺錢機器，生產對病患無益、只會掏空他精神，使人一籌莫展的化學怪物。所以，鋰鹽被賦予一種別的藥物所沒有，也不會有的權威。我不知道他是否會在大眾面前，或者只能在抗拒用藥的病患前，確定這個所謂的獨立論證。反正到目前為止，我仍然拒絕服用鋰鹽。我其實是從我非常喜歡的超脫樂團[92]的歌曲中認識了鋰鹽，那首帶有社會批判諷刺色彩的歌曲，把鋰鹽講得神祕兮兮。但它也在我心中埋下一個不同於我目前聽過與讀過的論證，再過幾個月，它應該發芽並且發揮功效。我還不知道，但我將來有一天會服用鋰鹽。

92 Nirvana，一九七八年成立的美國油漬搖滾樂團。

47

這一天來臨之前，仍要繼續沉淪。醫院的女社工在一個中繼之家為我張羅到一個位子，我總要有個安頓的地方，不是嗎？生活座右銘：既來之，則安之！我尚未意識到，我早就陷在這個困境中，得花上好幾年的時間，才能擺脫累累債務以及社會救濟。對於我將在一間收容所住下來的赤裸裸的事實，我幾乎完全沒有感覺。什麼是收容所？不過是一個內含夢想的房間罷了。就算要住，我心想，大衛・福斯特・華萊士不也有過這種遭遇？喬治・歐威爾不是在巴黎當過流浪漢嗎？荷姆特・柯勞瑟在《哈根・汀克三部曲》[93]所敘述的那段時光，究竟發生了什麼事？我又幹嘛舉出這些前例呢？這是獨一無二的經歷，我只要懂得正確地接受它就好。沒有隱私的日常生活，慌張的搬家，荒謬的對話，行李愈來愈少，認同感也愈來愈薄弱，這些我通通忍了下來。因為一時對夏洛特堡的痴迷，我在西區落了腳，成了西區男孩：**褲檔大街和奧林匹克體育場落魄記**[94]。

那邊現在是我的轄區，我每天都要仔細搜尋一遍，我走訪那個令人厭惡的體育場，內心暗自痛罵納粹，在城堡公園漫步，在凱撒河堤大街走上走下，重新找到了曾經和威廉T.福爾曼一起偵查過的各個角落，進入動物園、古魯訥森林（Grunewald）、康德大街。我想起了法蘭克・吉林[95]，他在這裡住過，幾個月前酗酒而亡。我愈來愈常跑到泰歐鐸-郝思廣場（Theodor-Heuss-Platz）那裡搭二號地鐵，看看以前的老社區，懷舊情緒十分濃郁。我根本無意去瞭解自己的處境，只是想辦法讓自己達到最佳狀態。

我戴著耳機聽音樂，音量大得足以蓋住周遭的聲音，因為我再也無法忍受別人的閒言碎語，他們總是在談論我，依舊拿我當話題。怪哉，我把音樂聲調高到坐我旁邊的人都受不了。我應該早就有耳鳴的毛病了。

派崔克碰巧看到我戴著耳機、步履艱難地穿過布魯納大街，他後來和阿悠俠聊天時，稱我為「崔維斯·拜寇」[96]。我確實挺有計程車司機的味道，外出時，我身穿阿姆式的饒舌無袖汗衫，肩上背著兩個鼓脹的「沛樂米亞」[97]袋子（有人老是拼錯開頭的字母），背帶劃傷了我裸露的肩頭。我躁狂的制服。

有時候我窮到把「美極」[98]調味醬倒進喉嚨裡，只想讓嘴巴有點兒食物的味道。我寧可當它是個

---

93 Helmut Krausse，一九七四年生，德國作家、詩人、作曲家。Hagen-Trinker-Trilogie 由三本書構成：《汪洋中的國王們》（*Könige über dem Ozean*，一九八九年成書）、《油膩世界》（*Fette Welt*，一九九二年成書）、《豬與大象》（*Schweine und Elefanten*，一九九九年成書）；「哈根·汀克」是三部曲男主角的名字。

94 喬治·歐威爾一九三三年發表以自身經驗為本的小說。

95 Frank Giering，一九七一～二〇一〇，德國演員。

96 Travis Bickle，美國電影《計程車司機》中男主角的姓名。

97 Pelle Mia是一家位於柏林、專用特殊材料製作袋子的企業。

98 Maggi，瑞士／義大利食品企業。

笑話，而非困境：再過不久我將富可敵國，現在在這裡，這間收容所，這些犯人，美極調味醬，這一切皆為突破困境之前，需要幽默以對的考驗。我接著做起仰臥起坐。

躁狂症非常頑強，但這期間我比之前較少受到它的影響。我無節制的生活引發疾病發作，種種打擊以及壓制，皆非船過水無痕。雖然我卯足了勁，依舊受到傷害而且虛弱不堪，只好撤退，不想和誰有太多瓜葛。高築的債台漸漸瞞不住了，警告、威脅、催款信、執行通知一封接一封。我用奧圖・席利[99]的名義回信。我委任此人為我的律師，我在信中寫道，而他必須重新提高對抗國家的聲音，如同他為史當監獄[100]內的紅軍派辯論一樣。我收到彼得・勞爾[101]寫的信，他告訴我，我不能再接近女出版人伍賽德-貝克維茲，必須與她保持若干距離。我粗魯地回信，樂意之至，反正我根本不願意靠近她。至於我為福爾曼翻譯的短文《苦艾酒》的稿費，我也基於公道，慷慨大方地讓給出版社。我在信中剝奪了勞爾的學術頭銜，一個又一個，盡我所能不留餘地譏諷這位「西柏林紈絝子弟」。那是一個絕望、尚未意識到自己有多沮喪的人編出來的笑話。

還與我往來的，是我的經紀人羅伯特，我一星期中有兩次上他那兒用餐，在他家和更有抵抗能力的人聯繫。如果經紀人收到一封急促又錯誤百出的電子郵件，他會悄悄攔截，然後打聽一下，我是不是又「油加太滿了」。他接手管理我的財務，而且還管了兩年之久，特別是在接踵而至的憂鬱症時期，財務爛帳遮都遮不住的時候。偶爾我坐在經紀人家的廚房裡，發電子郵件給幾位女同事，可以的話，我也想多做點兒事。突然間，寫了好幾年的小說《時髦病患》要出版了，我在Suhrkamp鬧過事之後，便轉往柏林的Rowohlt出版社，回頭看算是一樁幸事。現在我要為這本小說劃下句點，必須保持最後僅存的專注力，集中心思。奇特的是，那些我在躁狂發作時寫的，並非這本小說最出格、最失敗的段落。確切地說，那些橋段才是掩蓋缺陷的地方，讓我日後深感不安。我不斷地寫，好像有人逼著我非寫不可。

人生、作品，一切都受損了。我思索著，有哪些敘述文字從風格上來看，並沒有受損：這本以及小說《三千歐元》。所有的劇本倒是逃過遭毀的劫難——為什麼？因為劇本都得在短短幾個月內寫出來，生病時是辦不到的；只有低度躁狂，也就是行為或情緒稍微過激的作者，才能在發作時寫出值得一讀、值得搬上舞台的東西。真正的躁狂者只會寫廢話，幹些莫名其妙的事，我也一樣。這是受損最多的一部分，其餘則是我的控制力。我在《空間需求》裡看到後面的一些故事，就好像在看一份病歷報告，事實上那些故事就是病歷報告。不，我根本沒有看，我只是記得那些紀錄。一位年輕的心理醫師對我說，準心理醫師都應該讀一讀這本書，我猜想，這是讚美也是同情。

躁鬱症把我和我想擁有的人生一分為二；我希望過的日子因為它而幻滅，即使我不確知自己究竟想過怎樣的人生。它把我寫過的書搖撼得七零八落，如果現在有人問起，這傢伙為何如此自戀，不停談他的文章，答案是：因為這些文章就是我的生活，否則我幾乎沒有別的東西了。這情況也許哪天會

99 Otto Schily，一九三二年生，德國律師，曾擔任恐怖組織紅軍派的辯護律師，於一九九八～二〇〇五任內政部長。

100 Stammheim，位於Stuttgart。

101 Peter Raue，一九四一年生，德國律師、法律系教授。

獲得改善，也許不會。

《空間需求》打開了一種多元性：從古典的短篇小說超越做作而怪異的中篇小說，最終進入實驗性質的徹底瘋狂。由於受制於真實性，這種多元性我無法修改、區分和增訂。我無法跟上我的計畫，未來我想重新努力贏得的，是以典型的方式顯示所有的特點、阻力以及漏洞百出的東西，意即：不自我設限的敘述。截至目前為止，我尚無法辦到，我得先做完這門可恨的人生情結的功課。說不定以後這條路就會通了，整片玉米田都希望縱身一躍為爆米花森林。

48

然而：我靠藥物活下去，我在服藥的情況下寫作。而這些藥物滲透到我寫的句子裡，滲入句型結構中，阻攔我遣詞造句。某些可有可無的詞語，例如「相當」、「或許」、「大約」、「可能的話」還有「類似」我硬是要寫進文章裡。因為高度的強迫感，相對的患得患失還有不得不為，我把所有的詞彙用小得不能再小的火苗煨著。正如一般所理解的情況，藥物砍掉了前端，還有上面與下面，生活與寫作面臨同樣的問題。新的冷靜生成，我必須迎戰隨之而來的反抗，以便能真正表達點什麼。醫藥對最後的神經纖維還是有把握的。**這**就是我的句型，貝恩醫師[102]。

如同英國學者所發現的，每一次病症的發作都會造成大腦物質的受損，到底是受到壓力荷爾蒙或者遺傳傾向所導致，尚未研究出來。已經證實的是，在發病期間，大腦容積細胞會受損，實驗者失控陷入躁狂的階段愈長，在智力和語言測驗上的表現就愈糟，因為神經細胞和神經元連結在發作階段已大量死亡。

這意味著什麼？我不知道。是年齡讓我變得安靜，講話不再那麼尖銳刺耳嗎？是藥物限制我、控

102《句型》是也是詩人醫師貝恩的一首詩作。

制我嗎？當這兩者緊密結合時，我又應當如何應對？相反的，酗酒吸毒的作家們卯起來寫出一堆沒有尺度的詞彙，他們想證明：這一切都是鎮定劑在搞鬼啊。如今懶散無力占領了我的身體，阻止那些詞彙傾巢而出。這樣好嗎？這樣不行嗎？當我晚上忘了或故意不吃藥，隔天我便感到體內有另外一種力量，雖然這種反應其實只是幻想而已，但它可不是沒來由的。另一方面，若我察覺我在電話中又連珠炮似的說話，聲音突然高亢刺耳，焦慮地在屋子裡踩步時，我一定馬上來一劑特效藥。我會猛然把藥片塞進嘴裡，連我自己都嚇一跳。

這當然生死攸關，若沒了這些鎮定劑，早就沒有我了。這些藥救了我的命，但我又付出了多少代價？

49

我躺在浴缸裡，內心因為寫作而飽受驚嚇，擔心又害怕，我在這裡所做的一切通通是不對的，錯誤百出、鑽牛角尖，曲終人散——直到我的想法困死在死胡同裡，直到害怕攫住身體，再度變得躁狂，再度失去一切，現在，馬上。這些想法轉為急促，殘缺片斷的句子根深蒂固，我感覺有一股衝動穿過大腦皮質，這樣也能開始寫，對吧？我又忘了如何起頭。我的心狂跳著，然後我看見我的身體，五顏六色、大腦變成一張張電腦斷層的掃描影像，閃閃發亮，影像上的某些區塊不斷變化，顏色隨之變化。沉寂的角落寒冷而憂鬱，忽然間也發出眩目的微光，好像美國有線電視新聞網轉播的炸彈引爆現場一樣，變成紅、黃以及鮮橘色。我呼吸急促，「安靜」，我對自己低聲說，聲音在空蕩蕩的浴室裡回響，「安靜、安靜、安靜、安靜、安靜。」

50

我疲憊的從那些醫學教科書中抬起頭來：分級、重新命名、重新分類、紅字標記、統計。如果我知道針對這些錯亂的神經傳輸系統所設定的內容，哪些血液值可以推斷出應該和哪個甲基腎上腺素連結，在邊緣系統[103]裡，在它崩潰之前，某處也許是細胞占上風，而某處又是神經營養阻斷占優勢？這樣對我會有幫助嗎？

但我根本無從知曉，因為它們自己也搞不清楚。它們不知道運作的方式，病症和那些藥物就著微弱的光影，在黑暗中摸索前進，你若愈靠近那亮光，它便立刻解散、變得微弱不堪。統計數字也相互矛盾，不斷有新的統計出現，一眨眼卻又過時了；種種研究得出的數字，從來就不一致。現在到底有多少確切的百分比呢？就算提出一個數據，充其量也只是暫訂的標準值。幹他媽的爛血爛腦袋！我弄不懂這些文章。

很多人從歷史上其他得過躁鬱症的藝術家身上汲取慰藉，但我沒有辦法。譬如漫畫家艾倫·方那[104]和我一樣看了凱·傑米森的書《觸火記》（*Touched with Fire*），這本書以躁鬱症和創造力的關係為主題——她本人就是躁鬱症患者，想從中尋找令人匪夷所思的慰藉，並且稱梅維爾[105]、吳爾芙、亨利·詹姆斯[106]、愛倫坡、史特林堡[107]為「知己」。這些都無法打動我，生活中遇到的問題，與任何一位偉大的作家並無任何交集。再者，我說過，我並不以生這種病為榮，恰恰相反，它帶來一連串的意外，讓我與人群疏離，又覺得丟臉。

「你可以去疏通一下嗎？」有個堅稱處境與我相似的人問我。他喝得爛醉，不斷破口大罵，看起來頗以他的診斷為傲，這更加證明他的裝模作樣和無理取鬧，而非只是腦海中突然湧上的矛盾、靈光乍現的想法。他沒病，卻要慶祝這個檢查結果；我們只好去疏通這個局面，他嚷嚷著，意味深長地凝視著我。接下來，他用獨裁者那種拉長尾音的口氣對另一頭的服務生叫罵，在場沒人把他當一回事。再來一杯紅酒，大家只消疏通一下就好，他又說了一次。

理直氣壯地做自己吧，另一位朋友對我說：如果你願意，就理直氣壯地做自己吧。事實上，在自豪和羞恥之間來回擺盪已成為我生活的重心之一，它類似於自大與自卑情結的關係。我就是沒辦法為「它」而「理直氣壯」；那是饒舌歌手式的裝腔作勢，故作姿態；是布考思基[108]。他們一天到晚跟我提起這個人。我得另外想法子。

---

103 大腦皮質的一區，掌管學習鼓勵和情感。

104 Ellen Forney，一九六八年生，美國卡通漫畫家。

105 Hermann Melville，一八一九～一八九一，美國小說家，著有《白鯨記》等。

106 Henry James，一八四三～一九一六，英／美作家，著有《仕女圖》等。

107 August Strindberg，一八四九～一九一二，瑞典作家

108 Henry Charles Bukowski，一九二〇～一九九四，德裔美國詩人，時代雜誌譽為美國下層階級的桂冠詩人。

我也不相信這種用瘋狂換來的祝福，就像蘇格拉底在《費德羅篇》[109]裡所寫的，我不相信這種神聖的「妄言藝術」，一如史萊馬赫[110]玩的文字遊戲，把躁鬱症翻譯成柏拉圖式的文字。妄想不是先知送的禮物。那些虛假的圖像是好萊塢根據愚蠢的宣傳標語「天才與瘋子」所製造出來的，我討厭它們，因為電影工業只會著墨於邪門歪道和美化心理缺陷。如果某個角色正是躁鬱症患者，那麼他一定會像美劇「國土安全」中的反恐指揮官員凱莉．麥迪遜[111]一樣，臉上總是一副令人緊張、熱血沸騰的表情，但在關鍵時刻，卻不會做出真正瘋狂的行為。電影和影集中的當事人不是在某地犯案，是個危害公共安全的瘋子，就是聰明絕頂的稀世天才，他們的天賦不幸發展成病症——最好的情況要屬第三類，當然也最讓人害怕：危險與聰明二者兼具。電影中的精神病患經常是罪犯，鬼迷心竅迫使他們展開殘忍的行動，除了以暴力對待這個讓他們疾病纏身的環境並明白指出讓人發狂的謬誤之外，他們別無他法。當然，所謂的正常總是可以從異常中分辨出來，但往往正常已經是不正常了；基於劇情編排和譁眾取寵的理由，這種不正常經常被過分簡化和庸俗化。

事實上，瘋子大多是犧牲品，日子過不下去了，不是住院就是無家可歸，一堆神經敏感的人在街上到處晃盪，或許被性侵或是殺害，雖然他們鮮少犯下性侵或謀殺罪。他們大多既不聰明過人，也不是毫無天分的笨蛋，就只是很容易生病而且必須與疾病對抗而已。不是一切都是「萬丈深淵」，人們總是喜歡嚇自己。

就算藝術家和作家中有很高比例的躁鬱症患者，我也願意取消我在這家輝煌俱樂部的會員資格，而且要立刻生效。不可否認這個病對個人也有正面效應，尤其在藝術方面，雖然這種輕度躁鬱的不安能綻放出高貴的花朵，為先鋒貢獻酵素——傑米森認為，藝術家和躁鬱症患者所思所想既廣闊又深沉，他們可能在兩者之間自動切換，又彼此融合。因為，這種有創見的行動，向來也包含倒退到精神層次的更原始的層面，當理性層面的所有過程繼續運作時，輕度躁鬱便處於一種特別有用的範疇——我必須再三強調這一點，我很想和它脫離任何關係，而且務必溯及既往。我很想用力撞門，讓整間房子瞬間倒塌。

這個病或許對個人具毀滅性，但有一種新觀點認為，它也為社會帶來好處。因為不只藝術家，也有不少科學家、政治人物以及經濟領域上的菁英，都是此症的患者，只是症狀相對溫和。如果這些人推動了社會往前邁進，那麼這種進步多少與他們受到躁鬱症狀驅使有關。諷刺的是，儘管納粹在優生學的「清洗」行動中，殺害了數以萬計像我這樣的人，或者強迫他們絕育，但根據三〇年代的一項研究顯示，他們甚至不得不承認躁鬱病症其實對社會有其正面的影響：心理醫師暨「種族衛生保健專家」漢斯．路森布爾格[112]解釋道，這種疾病在社會地位較高以及受過高等教育的人數超多，他也因此勸阻對這些病人施行絕育手術。尤其是那些沒有兄弟姊妹的病人，他們有可能把這種生物學遺傳的正

109 柏拉圖《對話錄》中的一篇文章，費德羅是古羅馬寓言家，希臘北方人。

110 Friedrich Daniel Schleiermacher，一七六八～一八三四，德國神學家、語言學家、哲學家。

111 Homeland，美國電視影集；Carrie Mathison是女主角，前中情局情報員，罹患躁鬱症。

112 Hans Otto Luxenburger，一八九四～一九七六，威瑪共和國、納粹政權時期主掌心理遺傳研究工作的心理學家、神經學家。

向觀點繼續傳遞下去。四〇年代初期，美國針對相同題目做了一項研究（美國人是二十世紀初優生學方面的先驅），分析躁鬱症患者在「人生勝利組」的分布情形，得出一個冠冕堂皇但其實極為相似的結果：假使我們可以並且也願意讓罹患躁鬱心理疾患的病人從這個世界上消失的話，那麼我們將形同放棄一種「無以計量的財富，即能力與天賦，內心的開闊與溫暖以及革新力」。

其他人則表示：那只是尼安德塔人的遺傳特徵而已。

51

我在一間酒吧認識了一位芬蘭女生，我們聊了好幾個鐘頭，她用不太靈光的英語挑戰我的思維，對我關於自己、對於這個病、對我在這個世界以及社會上的地位的想法。她聽出了我話語中的自責，她對此表示反對，雖然不關她的事，但大家心照不宣。到底為什麼我必須讓自己愈來愈適應痛苦呢？我為何認為以前我所相信的全是錯的？我為何要克制心中的怒火？又為什麼不更堅決地為我的行為與生存爭取屬於我的權利？

倘若她看到這本書，或許她會瞭解。不過：我們差不多聊了一整天，天南地北，東拉西扯。我從未遇過比她還要固執己見的女律師，話說回來，與她長談確實讓我好過了一會兒。

這個病當然也有「比較好」的一面，我們可以稱之為自己的深度問題，這個深度把疾病混入生活、思想與感受之中；我們亦可稱之為一個有回聲的房間，若是缺了這些經歷，這間房間或許就不被人所知。我透過超越的方式，徹底探索自己感受與思想的界限，來到人性的邊疆地帶與彼岸，而我先前就強烈感受到這些東西的存在以及它們的特性。我對自己的萬丈深淵有自知之明，也清楚自己的惡劣行徑。荒謬的是，有些人居然羨慕有人發生這種事，羨慕有人「特別」擁有這樣的命運，甚至巴不得自己也來一次「真正的離開」，拋開一切，「像你一樣」。甚至說我可能是主動「投入」躁鬱症的懷抱，毅然決然選擇了它，類似這種指責有時也透露出被過度分析的另一面。對於病患而言，那是所有災難中最深不可測的一種，即使熟悉精神病缺陷的人，依然霧裡看花。病人本身甚至也無法看清全局：由於受到鎮定劑的作用和需要重新適應，有些人在面對灰暗的日常生活時，仍舊渴望疾病在他體內重新引爆張力。我只能說，現在我理解了一些我原本不理解的東西，那些直觀的知識寶藏讓我可以隨時支配。自己經歷的痛苦也提高了我對別人的同理心，這個病把我帶到可怕、同時也見多識廣的地方，我現在體認到我所生活的這個社會的豐富多彩；也許正是因為我被它們束縛，對社會上的壓制也就更為敏感。這個病或許永遠改變了我，但它說不定也違反了我的意願，才把我造就成作家。

52

我記得我在柏林國際會議中心前把購物車推上了人行道，車裡有我的電視和其他東西，書以及電線（電線和書我還留著）。也許是這場行動了無意義，也許是我一無是處的命運，我難耐胸中怒火，猛然推開購物車，它匡啷匡啷地在柏油路上大步跳躍，然後差一點兒翻倒。開車的人有自己的看法，他們也可以這麼做，他們開車經過時，可以鑑定一下我古怪的憤怒。我並**沒有**朝他們揮手示意。我大部分的東西仍在貨櫃裡，我痛恨這個貨櫃。貝特拉姆說，可以在貨櫃屋裡拍攝一集「犯罪現場」，一個謀殺場景之類的。事證完全吻合，我學脾氣火爆的警官的聲音說道。

我不認識我住的地方了，一切都破滅了。我使勁將購物車抬起，想把它放進輕軌快車的車廂裡。結果差一點上不去，因為有個輪子卡在車門和站台的間隙，我使勁地推，背上像是遭受重擊似的。我懷著瘋瘋病患的驕傲，捕捉過往行人充滿困惑的眼神。

我記得我買了很多很多電線，不知何時它們在我的房間裡形成了一個好大的電線網，像是一條不折不扣的大章魚，充滿威脅性地不斷擴張，解也解不開，更別說想靠慌亂的雙手將它們分開來。其中一條電線我後來還想著重新改變用途。

我記得唯一有辦法讓我平靜下來的人，就是我的社工松雅。她是漢堡人，我喜歡她實事求是又溫暖的作風。當我的頭去撞洗臉盆，撞到出血，我的額頭真的把洗臉盆撞碎的時候，她知道我一定又發作了。我滿心懷疑。她不知道我一直處於躁狂狀態，我偽裝得太好了；她開車送我去醫院縫傷口，我從沒見過像我房間白陶瓷盆上一樣那麼多的血。

我記得馬克思，那個侏儒。他兒時受虐，是否也遭受性侵，始終不為人所知。他駝背，對著走道喊了一百次「他媽的該死」。當有人問他問題的時候，他又一副鎮定溫和的模樣。

我記得那位車庫被我破壞的朋友，如何在酒吧裡對我咧著嘴笑，然後樂在其中的挖苦我，我現在真的走到這個現實社會的最底層了。我納悶著，為何這對他而言看似一種補償。

我記得我如何把這些通通寫進一本小說裡，書名叫《三千歐元》，這本書如何透過虛構的方式，透過那些與真實情況毫無干係的章節才得以順利成篇。

有很多事我記不得了，但過了好久，我想起了那位鑑定的教授，他認為躁鬱症患者記得所有的事。他錯得離譜，他的職涯從這一刻起遭人詛咒，權威盡失。

我記得我母親不斷發來的傳真，還有她轉傳過來的催討通知單，上面盡是一些用粗體標示、但毫無意義的註記：「待辦」，好像這樣就能改變什麼似的。一旁寫著問候語，有陽光和雲朵，笑臉與哭臉。

我記得我有兩台筆記型電腦被人偷了，一次在一間咖啡館，我去上廁所，以為不會有事，好人會保護我；另一次在輕軌上，我太累睡著了。整個袋子都被偷走。我記得我是如何在那家名叫**紅玫瑰**的反社會的啤酒館裡，跟一位恐怖嫌疑分子大吵一架之後，被設計中了圈套。根據沃夫岡・米勒[113]的說法，海納・穆勒[114]是那裡永遠的座上客之一；我們應該離開，恐怖嫌疑分子說，我心想，好哇，我跟著他，然後一位共犯在我往外走的路上絆了我一下，害我險些栽跟斗，接著另一位共犯則伸手摸進我長褲的口袋，拿了我的皮夾拔腿就跑。女警說，很難辨識出他們的長相。

我記得同時和四個妓女在一起的瘋狂事，左邊兩個，右邊兩個，我兩天後在紅綠燈路口遇到其中一個妓女，她笑著對我揮手。

我記得有一天夜裡，在雪中的普倫茨勞山迷路，我累得認不清路。我六神無主，連找個人問路都辦不到——問哪一條路呢？還有，我為何如此心煩意亂？到處都是發出噓聲的警句及顯眼的廣告語，不實的新聞與混淆視聽的跑馬燈。無論被怎麼說，我都把媒體世界視為送給我的禮物——或者視之為巨大的恐怖，徹頭徹尾的折磨。現在不管什麼都是折磨。

那天晚上，我還受到一個戴著指節連環銅套的人威脅，我出門好些天了，沒有具體的方向、知覺以及目的，筋疲力竭地坐在輕軌上，我什麼也沒做，卻遭到兩個年輕傢伙襲擊。其中一人找了個理由，把他戴著指節連環銅套的手在我的鼻頭前晃了晃，其他乘客紛紛從座位上站起來離開我們。我用言語牽制住那兩個人，到了下一站趕緊下車，跑進狂風暴雨中的古魯訥森林，拚命跑，直到我終於可

113 Wolfgang Müller，一九五七年生，德國藝術家暨音樂家。

114 Heiner Müller，一九二九～一九九五，東德著名的劇作家、作家。

以慢下來為止，他們大概追不上我了。泰根與莎拉[115]的歌在MP3中播放著，正在進行一場不可思議的狂風暴雨，樹木與樹枝向四面八方搖擺，洗刷著大地，深夜裡生意盎然。我又走了好幾個鐘頭，穿過森林，走在暴風雨中，我不敢再搭輕軌，儘管我對那些戴指節連環銅套的人沒怎麼樣、真的什麼都沒做，但他們一定會再找到我，然後把我打成爛泥。他們究竟想幹嘛，說的是哪位「姊妹」？天啊！這些人瘋了，警察也不敢吭聲，他們成天監視我，一旦我遭人威脅，卻又不當一回事。這些日子以來，世界就是我的死對頭。問誰呢？街上一個人也沒有，唯有寒冷鑽進我的身體。

我搞不清楚身在何處，看樣子我在原地轉了三圈，我穿得太單薄，一直發抖，後來不抖了，因為已經凍僵了。我體內的發電廠沒辦法讓我暖和起來，到處都是雨水落地後立刻結的冰，克勞斯．派曼[116]曾經因為柏林劇院前結冰地面沒撒鹽而動怒，他在電視上說，如果有人在他的劇院前跌跤，鐵定是醜事一樁，這是不行的，他以非常派曼風格的方式痛批市政當局。事實上，我真的在租用營房區迷路時跌了一跤，我爬起來，牛仔褲有一塊污黑，恥骨處有一個灼痛的傷口。能上哪兒去呢？最後我來到一間正在整修的房子，一樓，房屋大門是開著的，我在一間黑漆漆的房間裡找到兩個油漆桶和兩架梯子。我到底怎麼發現這個避難所的？我已經想不起來了，我就這樣隨便跑進來嗎？我坐在各種機器與芬達玻璃瓶之間的一張椅子上，四周滿布灰塵，不一會兒就被粉塵染白了，我打起瞌睡來。屋裡不比外頭暖和多少，一切都死氣沉沉。

---

115 Tegan and Sara，加拿大雙胞胎獨立搖滾樂團，一九九五年成立。
116 Claus Peymann，一九三七年生，舞台劇導演，柏林劇院藝術總監。

53

我記得接下來的那次搬家，松雅幫我在另外一個社團找到了房子，在臨時住所住了幾個月後，這期間我只想搬出去。我在那裡愈過愈糟，身體不舒服，成天提防那兩個少年，表面上他們與人稱兄道弟，背後卻用從照管員那兒偷來的鑰匙，定期搬空別的住戶的房間。因此搬家正是時候。為了搬家，需要跑好多趟政府機關部門，填寫一堆申請表，才能夠轉到另一個協會的名下，受到保障，連帶有新的照管員和新規則。我不敢奢望有一棟自己的房子，沒錢，還有一屁股的債務以及聞所未聞的信用償還能力評估。

我們從西區開車到東區，經過河堤與大道，我感覺到我正走在一條正確的道路上，坐在松雅的飛雅特車內，行李廂放著一些生活必需品。不過，不久後便證實我誤入了一個新的機構，那是一個戒癮協會。他們對於躁鬱症患者沒有任何相關經驗，我沒有一個地方符合條件。不過沒關係，我心想：不，這樣反而更好。我心想：我畢竟不希望一直受人照顧，只希望有一個自己的「居住單位」，而我現在已經得到了。這個居住單位就在十字山，只是一間有一個流理台和浴室的小房間。但這已是一大步，我雖然還要為這種錯誤的安置忍耐一陣子，不管有多煩人，我又會如何咒罵它——這一切就是要跨出第一步，回到至少表面上拼湊在一起的生活。

這樣的生活已經調整過，也被安排得面面俱到。堆積如山的文件繼續增加：一體化協議書、延後付款提議、服務條款合約、案件處理報告、服務需求登記表、解除保密義務說明、照管程序通知、重新照管申請書、承擔費用表格、法院行使權、執行通知。一份精神科醫師的專業鑑定證實，只要具備輕度的躁狂症（ICD 10 F31.1）徵象，再加上慢性酗酒（ICD 10 F10.1）的行為，便能斷定為躁鬱精神異常。若無充分治療，也不吃藥，我便沒有能力在「資產信託、注意自身健康、治療疾病時的指定居住的決定權、與公家單位、法院和相關機構以及房產相關事務交涉」這些範圍內，處理我的個人事務。還必須考慮到的是，這是一個漫長的生病過程，行為能力本來就大受影響，我可能因為拒絕照管而發展不出充裕的理性判斷力，因而可能欠缺檢視自己健康狀態和個人情況的能力。

好好跟我解釋，我還是聽得懂話的。

54

我們住的十字山，我們創造出來的烏托邦，在這個春日發出耀眼的光芒！我在紅燈區裡走著，幾年前我和它難分難捨，渾然天成，出於本能，完全忘了糾纏在我們之間的命運。我飛快跑過格爾利茨公園，跑過好幾座橋和小路，我覺得這些景物好像一個錶芯，我在裡面跑得頭都昏了，感覺好像超越了時間之外。《法蘭克福匯報》裡，有一篇短評把這座城市想像成一個錶芯，我現在對此深有同感。接下來我一一唸出到處都看得到、為路人指點迷津的街名。我因為它們的存在而開心得不得了。它們的用途多廣泛啊，光是念出來的聲音就好聽得不得了！

萬事皆有涵義。如今回顧，我比較能理解社交以及個人方面的情境。那位男士駁回了那則評論，只是為了保護我們不受事實影響，而那場爭論也只是因為情況失控而引發，但因為太錯綜複雜，以至於誰都無法釐清也無法說個明白。

我現在與一切和解，在這場春光裡，充滿著萬丈光芒，朝氣蓬勃，新鮮勁兒十足。我閉塞的童年唯有從這個視角才能打開。我原諒了所有的人與事，心情愉悅，我們本來僅能做到制止這場災難，現在卻達到接近烏托邦的程度，處處是天堂般的景象。十字山上的陽光普照，並從四面八方反射回來。

55

二〇一一年初。我仍然瘋狂。躁鬱症已持續超過一年了，它變得根深蒂固，我也不再追根究柢，我是或不是救世主，根本無所謂。偏執狂的世界觀自然且透明，依稀存在於所有的感知之中，但卻不再重要，像一張薄膜黏附在感受與思想上。

這個病慢慢地退潮，也確實平息下來。我們彼此都因對方而疲憊不堪。有時它猛然發作，我起而抗拒，結果就是打破好幾輛車子的後照鏡，而我當然得為此出庭並罰錢消災。我在一間餐廳安排了一場荒唐的生日宴，陌生人在座，也有順道過來看看我的老朋友。他們瞪大了眼睛，狐疑地看著我，阿悠俠是其中一位。有時我藉著酒精提振心情，卻瞬間勃然大怒，在哈薇兒[117]的演唱會上大罵並不在場的尼克·柯夫[118]，還好只是一下子，沒什麼好說的。我硬是在弗德里西街上的**萊茵代表處**酒吧住了好幾天，占了他們的吸菸區，在那裡工作，用我的備用筆電寫稿。葛拉斯真的現身了，我低聲對他說「不要臉」。我買了一件屎黃色的皮夾克，放進洗衣機洗，用噴霧器為它染上許多藍色斑點，再把夾克扯爛，最後它變成一件掛在身上的不成形、有藍黃斑點的補釘，我穿著它激動又神氣地走在大街上。但那些憤怒變得愈來愈有氣無力，浪頭愈來愈少，不復驚天動地。可能只要幾個星期的時間，我就會崩潰了。鋰鹽應該會加速這個過程。

117 PJ Harvey，一九六九年生，英國歌手、詞曲創作者。

118 Nick Cave，一九五七年生，澳洲歌手，音樂人。

56

艾拉走進了我的生活，我非常喜歡她，甚至愛上了她。直到今天我還在想，她究竟喜歡一個躁鬱症患者什麼地方？她似乎看到了什麼，是一些值得保護、可愛的地方，雖然我偶爾會來一場暴風雨。

因為艾拉要求，於是我開始服用鋰鹽；羅伯特也拜託我，阿悠俠就更不用說了，我現在的醫師也懇切地推薦我服用鋰鹽，他出身於慕尼黑中產階級家庭，有點兒自命不凡，但比大部分醫師親切得多。此外，聖荷維西醫院的主治醫師說過的話言猶在耳：這裡誰也沒有真正賺到錢，我告訴自己，引用他說的話，它是一種鹽，是大自然的產物，我對自己說，它只是被藥廠濫用而已。我終於還是去領了藥，在新屋的小廚房裡吞下第一顆；我還知道，幾分鐘後我開始幻想，感覺得到鋰鹽在我腦袋裡真的起了作用，我的頭蓋骨下方輕微發癢。我走到海軍上將大橋下，癢癢癢，心想，從現在起一切都會好轉。

有好長一段時間，海軍上將大橋是我們會面的地點。二〇〇七年初我住院時，星期五晚上經常在那兒與和阿悠俠、柯努特以及派崔克見面，和他們抽根菸，偶爾也共飲半罐啤酒，舌尖上的啤酒花象徵自由，好讓我在一、兩個鐘頭後，有力氣拖著腳步走上三百公尺的路，重新把自己送回醫院。後來我復元了些，我們仍舊在這個地方會面，直到遊客和街頭藝人占滿了橋面，我們不得不另覓他處為止。

此刻我獨自坐在一個纜繩樁上，望著晶亮的天空，真切地想：會好起來的。彷彿有一道亮光回到我的腦子裡。

真的好轉了，但不是我期待的那種方式。短短幾天之內，這個早就僵化的妄想結構全面瓦解，化為塵土。我幾乎長達一年半的時間，一直被它捆住手腳，感覺終將窒息而死。突然間，公寓是一棟普通的公寓，男人是男人，女人是女人，而他媽的詩就是一首詩而已。擁有所有一切的平面都消失了；唯一餘下的，是一個光滑、沒有影射的表面，也是所有真實情況裡最直白、最明顯的平面，很純粹的物質。直視的目光變得僵硬而呆滯，我感到萬分疲倦，情緒麻痺。

他們忽然不認識我了，大家都把臉轉開，但不是自願，也不是被迫，而是自然而然。他們把自己的想法藏在背後，走著隨機而普通的路徑，成雙成對，行人處處，還有失戀的人或者獨來獨往的人都走在大橋上或公園裡，除非我鎖定某人，我們的眼神不會交會。人類不再關注我的一舉一動，我如釋重負的同時，亦感迷惑。他們氣定神閒卻又若有所思地打我身邊走過，我好久不曾有這種感覺，但我還是排除這種新的觀察，偏執在我身上肆虐太久、太頑強了。意思是說：我不該排除它，不要，偏執的力道愈來愈小。我感覺得出來有些東西改變了，但並沒有讓這種覺察滲進我的深層思維裡，不讓它占上風。被害妄想症尚未領會這層意識就消失了，就這麼簡單，該怎麼樣就怎麼樣，我的頭嗡嗡作響，那是破曉前的日子。

我繼續領悟到，我曾經擁有並堅持的觀點行不通了。「又瘋了嗎？」的問題緩慢移往模糊的思維中，但始終沒有得到回覆。模糊沉悶的過程正在發展當中，一樣沒有答案，那些感覺同樣也在昏昏沉沉的狀態。我變得更累，一天比一天累；能睡時便睡，很少想東想西。

關於過去幾個月中，還有過去一整年的想法充滿了妄想和謬誤的懷疑已經一點一滴獲得證實，只是說法尚未發展成熟而已。這個不對，那個也不正確，我還想了些什麼事情呢？我早就忘了。我又忘了，於是躺下來休息，好多事都不對。一切四散紛飛。

如果這樣的情況發生在讀者身上，此時此刻忽然大聲悲嘆，並且想著，不要再犯病了，不要再捲入憂鬱的旋渦裡，那麼她或他就可以確信：對於活在當下的人來說，沒有什麼不同。

好像漫畫中腦袋被敲了一記那樣，被打的人躺在角落，滿眼金星，眼神呆滯充滿驚嚇，試著集中精神。他慢慢回神，只找回了部分思考力，挨了這一記之後，經常出現一種新的認知，新的認知不是進入瘋狂或天才的世界，就是走入常人之中。我腦袋中散漫的星星飛舞，引領我重新走入正常人的境地，但這裡卻讓我遭逢衝擊。

我知道，我對名人的癡迷還留有最後一點兒躁狂的成份。特倫特·雷澤諾因為幫電影「社群網戰」配音而獲得一座奧斯卡獎，他致謝詞時，我能從他的唇語讀出，他很明顯地把那個獎獻給我。我站在黑暗的廚房角落，思索著這一切。我想，無論如何，他還是支持我的；當一切煙消雲散的時候，他依舊挺我，畢竟他把得獎歸功於我。不久後，我們一定可以一起工作，哦，好耶！

57

「接下來當然就是特倫特強迫症，這種強迫症也順理成章成了小說的主題。我前後兩次罹患精神疾病，九吋釘是自一九九五年至今，唯一始終陪伴我的樂團。它很普通，它很糟糕，它又躁又鬱，它精采絕倫，它很吵鬧，它怒氣沖沖，它有癮頭，它讓人難堪，它充滿了荷爾蒙，它很溫柔，它很危險，它充滿仇恨，它反對愛情，它讓人受傷，它不是冷酷無情，它不是只有受點傷而已，它揭露傷口，它喊出仇恨而最終自食其果，它闇黑，它刺激，它很天才，它原始而粗糙，它生了病而且了不起——它——恰好是迄今十五年來，讓我深感興趣的東西。正如外面所認識到的那樣，我一直就是故作風雅又自命不凡的納博科夫。生命中絕望沮喪的時刻，總是特倫特．雷澤諾在背後撐住我。好黑好暗，但它是全然黑暗中唯一的光亮，如幽靈般的亮點，像磷火般突然發出亮光，或許帶點淡淡的綠色，無論如何是一道慘淡的微光，是唯一及時的微光，也是最後存在的微光。只有在我身心狀況還不錯的情況下，我才能讀納博科夫的書；不舒服時，只能聽特倫特．雷澤諾的歌。其實應該要研究一下原因；不，不用研究，原因應該會顯現出來才對；諸如此類等等。因為那些原因在小說中也舉足輕重，主要人物是九吋釘樂團的粉絲，純屬意外。他是我，我不是他，他一直就是他，但我卻永遠不是我自己。」

（出自二〇一〇年元月五日部落格部分貼文）

58

我站在那裡往黑黝黝的架子看進去，架上有兩個盤子，我頓了一下。什麼？一點沒錯。身穿燕尾服的特倫特站在那裡，手持奧斯卡小金人獎座，掌聲中他的獻詞呢喃不清。錯不了，真是這樣。我倒在床上。

無論如何，至少這個合作會實現，九吋釘樂團和我，黑得發亮的反烏托邦，心靈恐怖以及電音騷動一起對抗著困在這整個肉身結構裡的憂鬱症。

然後，這個幻想只花了一分鐘就散開了。他把奧斯卡獎獻給我？他沒有。真是莫名其妙，我怎麼會這麼想？他根本不認識我哪，多尷尬。

最後一絲殘餘也消失了。我站起來環顧四周，我心知肚明，真的心知肚明，幾個月以來我的所思所想，根本就是錯誤而且瘋狂，是一個漫無節制、變化多端的幻想，我的腦袋裡有個怪物。我是怎麼想出來的？我嘗試驅逐那個怪物，因為我忽然也意識到自己的行為，以及這種行為的後果，還有後果的後果，我立刻因它驚慌失措起來。

我繼續在這間幾乎沒有家具，陌生又無趣的房間裡四處張望，這兒一個櫃子，那兒一張床墊，有幾個箱子裡放著東西，那位不太友善的二房東在年中時，輕蔑地說它們是「垃圾」，現在都不要了，隨便丟。做飯的小角落醜陋非常，一旁的昏暗走道上則是凌亂的檔案。我停泊何處？還剩下些什麼？

我坐在那張龐大、已經磨禿了的書桌椅子上，深呼吸，憋氣。這會變成一個新花招：屏住氣息，把緊繃留在吹脹的身體內，創造瀕臨死亡的距離。反覆憋氣，一下子有意識，一下子無意識、自動轉換，寫作時也一樣：直到完成一個句子。

在這座充滿敵意的城市裡，外頭的後院[119]，還有另外一個該死的後院，是柏林有名的幾個後院之一，它們就像毫無意義的拼圖遊戲一樣，從我身邊走過。

吸氣吐氣，屏息凝神。平靜。

119 中庭是柏林特有的建築景觀，高樓環繞著一座小型庭院，不種植任何花草樹木，主要功能是從上方採稀微的光線；通常象徵住房破落、環境不夠衛生、不符身心健康條件。

59

我生存的依靠被奪去也漂走了。我沒有戶頭，沒有自己的房子，只有債務和出不完的庭。我被監管，是登記有案的遊民以及「身心障礙者」。只要目光敏銳，就可以看出端倪。眼前沒有妄想的面紗與紋影，一切總算完全客觀了。

現在我到了以前我從沒去過的地方：「中途之家」裡的一間單人房裡，機能良好但無家具，前一位房客的形跡猶存，例如冰箱上的便利貼、牆上的破損：一直延伸到邊緣。我鋪了一張有洞的床單。沒有窗簾，我便用幾件夾克和棉帽T遮住那些黏答答的窗戶。我坐下來抽菸。

如果我說我受到壓迫，其實是不對的，畢竟我的處境是我自己造成的，這裡的一切都是我的行為所造成的結果。但我仍然覺得被體制束縛，被人生開除了，被政府發配邊疆並強制執行。接下來凡貼上「協助」標籤的，都只是一種自動管理，對所謂的重返社會並沒有太大的幫助。我往冰箱裡看，裡面的燈是亮的，地板上來歷不明的污痕又乾又硬。我思忖著究竟該買些什麼放進去，除了牛奶、乳酪以及奶油之外，想不出別的。我想關上冰箱，到第三次才關好，連它也失去了彈性，然後我走出屋子，慢慢認識附近的環境。

簡直和一場戰爭無異。這是一種蠻橫而且近乎不知羞恥的比較，然而必須如此：作為一個時好時壞的瘋子，我現在就像個戰爭受難者，從轟炸中逃出家門，踏上流亡之途，居無定所，遭逢搶劫，失去全部家當；內心也空蕩蕩，因為大部分我喜愛以及讀過的東西，都被瘋狂的輻射給污染了。精神錯亂是發生在一個人身上的毀滅性戰爭，這點無庸置疑，境況不好的人，則會一輩子反覆病發，復原的希望微乎其微。

60

現在，向我襲來的悲傷，要比以往更冷靜和枯燥；一切都以更虛弱的形式存在著，一種恐怖的似曾相識。同時，這種悲傷未經我同意便留了下來，我與善感的它融為一體了。我所有的作為，都有它陪伴著。我麻木地過了好幾個星期、好幾個月，不知所以的行禮如儀。最後留在我身邊的人深吸一口氣，說道：他終於安靜了。憂鬱症把我往下拽，確定要一次搗毀我的人生，片甲不留。

至今這份悲傷仍是我的一部分，變成了我人生的基礎色調，即使偶有細微的差別，有時伸手不見五指，一個字或一個眼神都無處可躲，有時只是一個我幾乎可以忽略的感光濾鏡，如果我只是專注於顏色的話。也許有朝一日我會擺脫這種悲傷，但願時間**能有一次**站在我這邊。

和這種不幸的程度相比，我不得不感到驚奇的是，我這次不必住院，不必企圖自殺就辦到了。

61

這是因為有艾拉的緣故。這幾個星期、幾個月以來，她盡可能不動聲色地接濟我。有時候她帶她的女兒們沒吃完的「兒童餐」給我，炸魚塊、馬鈴薯和蔬菜，有時我們去看電影，之後我們放鬆地坐在她家沙發上，聊天或看連續劇，或者朗讀文章，然後我們開車穿過市區，吃早餐，在史拉赫藤湖[120]邊散步。這些在你看來平淡無奇的畫面，對我而言卻是一種奇蹟。因為，日常生活其實距離我很遙遠，遠到一般人難以想像的程度。陰鬱和軟弱都還在，但艾拉支持我，幾乎把我抓得緊緊的。她似乎看到那邊有一個人，而這個人根本還沒出現在她身邊，或者不復存在。他既不是她原先認識的那個冒失鬼，亦非我現在應該要變成的文弱書生。又或者，對艾拉而言，我在每一種情況下的某些德性也許有點兒邪門。

我寫下這些，比實際情況容易多了，那是一段很辛苦的日子。大腦盡其所能地抑制一切。同樣罹患此症的舞台劇導演安德蕾雅．貝雷特[121]，飽受這個意欲摧毀一切的典型症狀所苦，她在一次訪談時提到，人們一定要找個時間將記憶客觀化（此處她說的是躁狂症，對憂鬱症來說程度相同），否則就根本不可能與記憶好好相處。寫完這本書以後，我也要重新面對這件事，我的意識必須封鎖起來，在適當的地方把這些階段與當前的我一刀兩斷——如果做得到的話。

我的心情在日益深沉的幽暗色調中變得陰鬱。黑色就是黑色，你會這麼想，然而，不，黑色可以變得更黑、比更黑還要黑。那些電線又冒了出來。如果艾拉此刻離我而去，我不知會怎麼樣。那是令人害怕的事，但大家幾乎不去考慮這一點，一種非我所願的詐騙，它不符合任何人的任何意願，就這麼發生了，毫無人性。她嘗試在網路上理解這個病的相關資訊，蒐集關於鋰鹽的資料以便和壓力奮戰。建立理論輪廓雖有幫助，但無助於掃除真實情況中的所有徵狀，遑論度過眼前的苦難。

有天晚上我們開車去心理諮商站，想和某個人說說話，和外面任何一個人，他或許能給個建議、可能稍微給予一點安慰。與我們相談的那位心理諮商師，依樣畫葫蘆之餘仍顯力有未逮。她滿頭的捲髮真的很像一隻不受控制的捲毛狗，在她說話的時候打哆嗦嗎？我看到什麼都覺得厭膩，我失去了耐性，對自己不耐煩，對別人不耐煩，卻也只能讓時間一點一滴流逝。我比這個政府成立的心靈求助站的人還要瞭解這個病，他們有什麼要跟我說的？然而，光是開車前往緊急求助站就燃起一線希望，這個行動同時也是一個記號：兩個人，聯合起來，為我倆而為，在一起。

這是一次愛的嘗試，除了在日常生活中愈來愈激烈的爭執外，還要和這種障礙抗爭。戀人中的一方成了自己和他人的負擔，成了一種秤砣，把一切往下拉扯，無辜地懸在那邊，不再搖擺，最好能被一隻陌生的手奪走並扔掉。我忍耐著，和艾拉，她和我一起堅持，當她幾乎快受不了我的時候，依然

120 Schlachtensee，位於柏林西南方的一座湖。

121 Andrea Breth，一九五二年生，現住維也納。

堅持陪著我。而此時，妙不可言，最美的時刻出現了。

我因為服用鋰鹽而長了好多痘子，臉上和背部都是，而且死賴著不消失。根據讀到的資料，鋰鹽很少產生這種副作用，但還是發生了，究竟為什麼？鏡中的我臉都花了，實在怪異，有好幾個月，我就這樣一身痘子和膿包趴趴走，體重也增加了，頭髮日益稀疏，很難集中精神。我去巴黎領一個獎時，艾拉在典禮前用化妝品蓋住我的粉刺。頒獎典禮可怕極了。正如我從網路截圖上所看到的，我似乎發表了演說，但我現在想不起來我說了什麼。兩國的文化部長站在我旁邊，而我按照我認為應該有的樣子配合演出。葡萄酒來得正是時候，我一飲而盡。後來和艾拉在奧德昂[122]一間餐館吃飯，算是慰勞了這一番折騰；雖然我幾小時前才哭著走過巴黎市街，它依舊是一座迷人的城市，美麗如昔。

後來我不得不換藥，因為已經開始出現疤痕，而痘子還是一樣長個不停。我停用鋰鹽，服用替代品丙戊酸，這是一種治療癲癇的藥；直至現在我都在服用。

那天晚上離開派對回家時，艾拉堅持要我去她家過夜，後來氣壞了的她連我的襯衫都抓破了，喝得醉醺醺、還在適應新藥的我，尿床了。我從沒這樣過，這種藥的藥性多麼會羞辱人啊。隔天早晨我大喊大叫。

艾拉救我的方式十分固執。我對她有所虧欠，但以某種方式償還這種心靈上的債務，是很有問題的，如果大家想完全將它們視為債務的話。我若給她太多，她會扔掉；太少，她就要求擁有全部。基本上我們互相依賴，類似手足親情亂倫的方式。她在前一段關係生了兩個女兒，她們有計畫地破壞我們隨著時間而日漸緊密的結合，她們不接納我，我也不跟她們打交道。我自己還是個孩子，一個過度發育、厭世的孩子，人格發展被精神疾病嚴重干擾。我倆彼此依存，卻只有想在一起時才在一起。

時間沉甸甸壓在我心上，過往與未來的重壓尤甚現在。眼前的局面我們尚且能稍加控制，演一下，讓它過去。假如某天晚上我過得差強人意，我懷著這個結果踩著單車回家，然後埋進枕頭裡，痛楚便暫時消停。這樣的時刻總是感覺新鮮，屬於我倆，偶爾帶有釋放的作用，甚至破涕為笑，不必多問。艾拉很風趣，她的幽默感是那種信手拈來、自我解嘲，在模仿諷刺中大玩文字遊戲的幽默感。她有本事讓我悲慘萬分時咧嘴而笑。但如果她不想，也沒問題。

她雖然不說，但我發現她常偷哭，頻率比我還高；我不太常哭泣，一旦想哭，我就成了下了台的老丑角，臉上的妝溢流開來。等過了一會兒我們又笑了，去看電影，之後或許做愛。我們深愛對方。艾拉懷著有一天我重新成為一個完整的人的夢想。然而我只是暫時完整，這是一項我們要克服的任務，一個過渡期。人們必須經歷足夠漫長的等待，使自己學會忍耐，直到嶄新而美好的生活成為可能，直到我們成為完整的一對，由兩個完整的人組成，並且擁有未來。

可能是我讓她的希望落空，我不知道。後來我們分手了，因為別的原因，或者是因為這個，又有誰能精準地說明呢？我們畢竟廝守了三年之久，如果我們無需避談激情，那麼它就是我的救命恩人。

122 Odéon，位於巴黎六區，一個地鐵站名。

62

嗨！每件事都不對勁兒。那些便利店，那些路。那些商店瀰漫的淒楚，我的故鄉，我嘗試適應、模仿正常人生活，然而成果極有限。走到艾拉家再回來，唯一的生命意義，被隱藏了起來，真的沒有意義，就只是一種直覺，穿過此處的汙穢，啪嗒啪嗒踏過濕氣，只因此路可通。那一百個關聯性中的十個提示我看都不看，就能重新解出燈箱廣告到底在賣什麼關子；重拾對甜食產生的童趣，每天都要抓一把色彩繽紛的人造水果軟糖，其實稱不上水果軟糖，不，它們是藍色小精靈[123]，耐嚼、藍色的化學製品。一切來者不拒：小熊軟糖吃兩星期，烤杏仁片吃兩天，夏天則吃一堆冰淇淋，有時喝個爛醉，吃下一堆油膩的食物。信件，催款通知、法院傳票、債務。對「你好嗎？」這個永恆的問題愈來愈討厭。對性愛興趣缺缺，創作沒有靈感，我永遠埋葬了對「動物合眾國樂團」[124]的熱情。但是，雖然空虛茫然，我的穩定性與持續性日益增長，我一直要克服的抗拒和別人建立聯繫的感覺又出現了，大部分時候卻又都過得去。

欠錢的壓力從四面八方而來，每一次愚蠢的訂閱報紙，幾個月後就變成好多倍的威脅。我為《時代》週報寫一些短文，同時卻也收到他們的財務部門的催繳通知。核發迅速、揮霍也迅速的信用卡擴大了成長中的赤字。這一切讓我想起十七歲的假期去小熊軟糖的工廠打工，我站在機器旁，把甘草條捲成蝸牛形狀。這是一個無聊透頂又讓人感到悲哀的工作，有些時刻由於無法解釋的理由，生產線會突然陷入混亂。或許是一根滾動軸有一點點弄髒了，於是某處突然長出一根甘草怪物出來，它激烈地旋轉，順勢長出了黑亮的觸鬚，笨拙地手舞足蹈。才把這條甘草放進下方的桶子裡清潔（甘草繼續流進桶子，將桶子裝滿），你就驚訝地看見別的機器也長出這樣的甘草怪物，好似噴絲中的風滾草，又像激動的波利犬[125]在跳著舞，哎呦，哎呦，這樣不行，瞎起鬨的叫嚷傳遍四周，怎麼搞的！這一定和甘草的濃度改變有關，我對自己說，跑來又跑去。除非忙個不停，否則無法從這場災難中脫身。接下來，當這十六個線軸終於不動聲色地吐出那些噁心的甘草蝸牛時，你甚至可以重新評估這種悲傷。無聊成為一種幸運，就算甘草的味道深入肌膚，洗都洗不掉也沒關係。

這類的債務怪物在我周遭不斷成長茁壯，哎喲、哎喲，這樣不行，它們大喊，我們來了，我們增長、騷動。我才讓一個怪物暫時安靜下去，另一個地方馬上又有其他的怪物露出撒歡的身影。安撫小熊軟糖工廠的怪物群大約要花上半小時，但債務卻延續數年之久。其實它們也根本沒有叫嚷，那些怪物，那些債務，都沒有。還不如說它們發起一種寧靜暴政，上千封無聲的信和法院通知，一步一步掐緊我的咽喉。但是，如今我知道，我挺得過的；還可以。

123 Schlümpfe，一九五八年比利時出版，後來拍成動畫片的漫畫系列中的主要角色，作者為Pierre Culliford，一九二八～一九九二。

124 Animal Collective，一九九九年成立於紐約的美國前衛樂團。

125 毛髮粗如繩索並能防水。

時間自動從我身邊分離出去，意識無法融合一切，連時間也住進了中途之家：住在那兒的，顯然是一個不同於我的人，即使我分享了他的回憶。我眼中的他有如電視連續劇中的主角，而我特別能和他打成一片。

63

謹慎的態度阻礙了其他的個人主義，受牽連的是其他人，並非只有我自己。但還有這個：阿悠俠重新成為我的好友，我們最近順利地進一步聯繫，是各自用了自己的方法。儘管波及我倆友誼的原因相當錯綜複雜，儘管或多或少，緊繃與衝突不斷，即使沒有這些考驗，十年的友情也會遇到種種問題，但他始終站在我這邊，在內心深處某個角落，有時候甚至不需要知道有這份相知存在。他自己的家遭逢一場命運震撼，殊途卻足以比擬，因此他能理解這類災難的邏輯。我們不再是從前那一模一樣的兩個人，但我們都在這裡。

這讓我很高興。

64

幾個月過去了，日子拖著拖著度過。我的狀況總是反覆出現：生病、生病、依賴別人、生病。我很有紀律但無感覺地翻譯小說，每天完成一定字數，在社區裡走一圈，回家，騎上我在易購網買的、恐怕是一堆廢鐵的單車出去，也許去找艾拉，做點兒什麼，一天又一天，沒有根。我每星期必須和我的照管員見一次面，到後來我們每次會談時，她都送我一句「中國式的祝福」。我還能比這更虛假地活著嗎?所有的照管員，不分男女，一律聽不懂我說的話。他們都曾是毒癮個案，至今仍看得出痕跡，說著帶有八〇年代那個城區特有的德語。他們當然不是毒癮犯，應該不是，但每當我陷入冷酷的痛恨情緒中時，我便這麼想。他們幫不了我，我住的那間屋子倒是挺不錯，但不履行這些會面就沒有地方住。談話逐漸變得浪費時間、毫無意義，每個星期都要重複一次，但了無助益，一點兒都沒有，一點兒都沒有。我必須離開這裡。

而我居然做到了，這點我要謝謝羅伯特。他盡一切可能地幫我籌劃所有的事。那些利滾利自行擴增的債務被攔了下來，協商分期償還，我每個月拿出部分稿費支付，他為我作保，並幫我爭取翻譯合約。地方法院決定分派給我一位來自須班道[126]，大塊頭、不怎麼值得信賴的律師當我的照管員時，我們成功地撤換他，改由羅伯特上陣。我們每星期見面吃飯，這微不足道的模式也是他堅持的；以防萬一哪裡失火了，我知道該向誰求援。

有些事情我能自己搞定，例如《時髦病患》新書發表之類。我帶著絕望者的鎮定，如同前述，離開憂鬱症，輕鬆回答問題，我從中學到，如果你沒有什麼好損失的時候，幽默感自然應運而生。燈光、汗水、手足無措、觀眾席上暗暗的臉，無所謂，無所謂。我還要主持幾場朗讀會，就快要受不了了。我咬緊牙關撐下去，搭火車穿越德國時，一次比一次更垂頭喪氣。這一切真的都是白費心機，我想，都是白費心機。眼前有美景，而我在這裡；到處都有自命不凡的人，我在這裡；新抽綠葉的樹木卻是死的，那些人，在那裡，但走開了。這一切究竟有什麼意義？

而我，我又應該要做什麼？

126 Spandau，柏林的一個區。

65

關於這個社會究竟能為我的病做些什麼的問題，以及知道該如何更精準地提出這種問題的能力，是永遠無法獲得答覆的。沒有罪人，只有罪孽，而只有我能把所有的罪孽釘在我身上。排斥機制、階級區別、屈辱、緊抓不放——指著別人也不會有任何結果。如果我至少相信任何一位神，那麼我就有個神可以控訴及咒罵；但我沒有。它怎樣就是怎樣，我的目光落到一個夾著滴著油的沙威瑪的鐵叉上，油滴在烤的焦黃的肉上時起了油沫星子，土耳其裔的德國老闆對著顧客急切但友善地問道：「請問要什麼？」他俐落地把刀磨得嗶嗶響，一邊漫不經心盯著過往車輛，那些車子從濕氣中冒出來，再鑽進濕氣中。一切依舊，但沒有任何東西跟以前一樣。

66

我們希望為債務處理創下先例而打了一場官司，但官司輸了，以至於欠款愈積愈多。我後來應該把這段經歷寫進《三千歐元》中。我的椎間盤突出，相當嚴重，大概與我一年前著了魔似的，背著裝有筆電和一堆書的單肩袋，腳步匆忙地走遍城裡城外有關吧。有人說這是心理影響身體的結果；我並不確知。總之我不再行動自如，既不能躺、坐、站，也不能走，吃藥打針三個月後，我必須耐著性子嘗試物理治療，最後動了手術。身體有它專屬的警報系統，可惜警報拉得太晚了。

住院時我幾乎說不出話來，其他驕傲地展示背上大面積手術疤痕的病友，那副輕鬆應戰的樣子，讓我覺得自己像孤立的自閉症患者。艾拉每天都來看我，阿悠俠也來探病，全身上下散發出暴躁但真誠的光彩。

一年半之後，我又搬家，落腳於新克爾恩，住進好久以來第一間自己的房子裡，因為我前女友的一個女友的女友通報，對面有一棟房子空著。羅伯特在不可或缺的保證書上簽名，向房產管理人解釋：「對，湯瑪斯曾經身體微恙，但現在好了，現在好了！」

雖然動了椎間盤突出手術，我的身體還是傷殘的，輕微的一跛一跛，我的心理猶如這間沒有家具的屋子，空蕩蕩的，黯然失色，我懷疑自己，對草率和強烈的想法存疑，也對鎮定的態度與無精打采十分猜忌。開心時，我會克制自己，在喜悅形成的瞬間，就不動聲色把它收攏起來；當我做起白日夢時，我會無情地喚醒自己；每逢憂鬱向我襲來，我就閉上眼睛等待，直到它消失。千萬不能太快樂！絕對不能再陷入悲傷。這是一個拉緊手煞車的人生。我固然可以集中精神，草擬若干新計畫，疲憊空虛卻仍舊擠出一本書來，但我不再是個完整的人，再也不會成為一個完整的人了。

我復原了，卻依舊病著。

2016

1

韋納荷索的記錄片《我最親愛的敵人》[1]裡有句話說，至關重要的是，後來可以在銀幕上看到什麼。關於這點我倒沒有那麼確定。我的銀幕就是我的書，但它們終究幫不上忙，人生悄悄流逝，我充其量只能把它放在一起。看來我只能靠寫作過活，所以這篇書稿不僅是一份病歷，一份有著盲點的自我否定，卻也是一部負面的迷你文化史，一部反教育小說，其實《時髦病患》就是、也是一場辛酸的丑角秀。

不過，文中描述過的問題差不多都已經解決，但生活中所面臨的問題卻隻字未提，即便正如前面這些問題一樣，它們是同時發生的。

1 *Mein liebster Feind*，一九九九年拍攝，敘述荷索本人與克勞斯・金斯基（Klaus Kinski，一九二六～一九九一，德國演員，長年與導演荷索合作，性格爆烈極端）的棘手關係。

2

我在新克爾恩落戶，我討厭這一區，我每逛一圈，街上那些沒有表情、被酒癮掏空了的臉，便大大銷蝕了我的好心情。他們的目光如死魚，嘴角被地心引力拉到變形，酒精浸潤出的爆米花鼻子還真不少見，名副其實的酒糟鼻，微血管爆裂，發紅的花椰菜大鼻子，還有稀疏分岔的頭髮卻被一條橡皮筋紮成一根細瘦的辮子，讓人想起墮落的十字山城區的另類文化。綁著這類髮辮的人和沒有梳辮子的人滿懷沮喪，屈就於生活，他們顛簸走過街頭，看起來和我一樣痛恨新克爾恩。你可以從硬如化石的臉龐，磨得泛白的超市購物袋，廉價的糕餅窺出端倪：此刻在這裡，一切只剩敗壞，而未來再好也不過就是單純的重複直到死亡罷了。並沒有人在這裡出賣他的靈魂，沒有，因為早就沒有靈魂了，不然就是從不曾有過靈魂。跟十字山相比，移民在這裡過著更與世隔離的生活，跟那些一團又一團的西班牙與美國藝術家觀光客一樣，承擔著這個地方各式各樣的的冷漠。這些觀光客成群結隊地闖進新開的咖啡館和酒吧，勉為其難地停留片刻，不久後又溜之大吉。沒有哪個人在這個地方和誰有交集，氣氛不是癡呆的刺激，再不然就是冷漠地令人厭憎。一間網咖連著另一間網咖，穿插幾家水煙館，聽說主要是為了洗錢，另外還有一家購物中心，那裡漠視顧客、對未來無感、充斥著一堆讓人目瞪口呆的商店。然後是一間又一間速成的酒吧，裡面總是有刻意坐在那兒的客人，儘管他們看起來**十足自信**，其實空虛得很。

3

生命留下了它的印記。這種永遠為真的廢話對我而言特別真實。我那很普通卻至少還存在的吸引力，在我二十到三十歲的時候，還得到過證明，但卻從我日益腫脹的外貌中消失了。部分是因為藥物。藥物應該治療我才對，但它們的作用同時也對我不利。過去幾年中我一直變胖，體重早已破百。那個原本相當靈活的小鮮肉身體，因為經年累月的藥物作用以及麻痺過度，變成又笨重又不平衡，它們周而復始地給身體製造更多的麻煩：結果就是變成介於塔倫提諾[2]和赫特人賈霸[3]之間。偶爾才冒出來的粉刺一再肆虐我的臉，我睡得很多，卻渾身難受，連一個夢都沒做過。但我必須睡覺，盡可能多睡，以免再次發病。我的性欲幾乎化為烏有，我了無興致地打量異性，和有教養的人觀看藝術品沒兩樣，雖然饒富興味，但沒有貪念。一旦慾望出現，我大多讓它自生自滅。同樣了無興致，沒錯，我懷著了無興致的厭世感，過著毫無抱負的日子，好像參加一場沒完沒了的義務活動，而我大多蜷縮在那些活動場所裡。不吃藥、沒有那些治療，這些也有可能發生，但化學炸彈不斷損毀我的身體與精

2 Quentin Jerome Tarantino，一九六三年生，美國導演，作品有「追殺比爾」、「惡棍特工」等。

3 Jabba the Hutt，電影《星際大戰》中的一個角色。

神，並且把我當成人質拘禁起來。我從未停止這份懷疑。而這個每天用小硬幣支付的贖金，叫做正常。

生病使得一個幾十歲的人比實際年齡衰老得多，身體和精神皆然：加速耗損。同時，不成熟的細胞核在內部閃爍，這是一個反對所有發展並且拒絕改變的部分。這也是時代的遺物，在被躁狂和藥物接管之前，它是一個被封閉起來的自我的殘餘。他非常想念往日的生活，並緊緊抓住往昔與自己，不受意志影響。如此一來，縱使老了，卻並沒有成長。

4

我的病奪走了我的故鄉，現在，我的病就是我的故鄉。不過現在情況好轉，愈來愈好。我終於舒了口氣，兩年了。不是所有的東西都是病，不，別人可以很正常地和我說話，再過不久我就會還清最後一筆負債。總有一天我要整理那些檔案，了結所有的一切。然後我會有一棟房子，但願可以住上好長一段時間，還有，誰知道呢，這部長篇小說，它滿足了所有的需要。這是到目前為止不可能做到的，因為我那該死的人生老是鑽進文學裡去，疾病總是摻和其中；我並未選擇這個人生題目。

一年半，兩年，兩年半：加起來一共六年。躁鬱症偷走了我六年的光陰，我現在三十五歲，身體卻是五十三歲，而內心則是時而七歲，時而七十歲交替著。

5

這種陰影不會在短時間內消除。如果我的現況放在別人身上會被診斷為憂鬱，但我其實可以說已經算是處於一種穩定的精神狀態。其他像我這樣大概得住院了，而我卻可以跑去看電影；我很滿足，只希望能保持這種狀態。我甚至又想到運動的可能性。

折磨自己不過是一種扭曲的虛榮心，偏執狂則是一種特別病態的自戀，應該要就此結束。

但我害怕，在經過這段長達十年的孤寂歷程後，我會失去我好不容易才弄懂的躁鬱症和掌握到的文化技巧，變成一個會搞出無數把戲，像是拔頭髮還是憋氣的怪物，勉強維持生活。我害怕繼續失去我的心，一如失去我的藏書那樣。當我想起舊的電話號碼，新的號碼說什麼也不肯進入腦袋時，一股巨大的悲傷向我襲來；當我想記住新的號碼，想到的卻只有少數幾個舊號碼。這些都讓我崩潰，也讓我知道我的腦袋存在什麼地方。

而我還真的夢見它們，那個腦袋，它夢見了我的書，在一個漫長的、未來的夢境中，在和解的幻覺中，搭乘沒有盡頭的地鐵專線，它載我去參加書展，書展上的我並不活躍、僅以賓客的身分參加，這位客人把寶貴、漂亮又散發著油墨香的書裝進他的大袋子，裝得滿滿的，直到塞不下為止，這些書等到了家才會好好精挑細選一番。另外，在書展上，我遇見了所有的人，而所有人也早就原諒我了，我向他們介紹那些我們一起看得很開心的書。

6

接著是睡醒之後的貝克特[4]——瞬間，從打瞌睡進入全然放空的狀態後驚醒，赤裸裸的恐慌是必然，被驚醒的精神錯亂，毫無意義的慌亂迷失在茫然的動作中，靠著香菸才能平息下去。不過這就是它，這樣的生活，沒有多的了，這就是全部。這就是你，赤裸裸存在著，僅剩下肌肉和顫抖的文字。人們短暫接受來自一個異形或一隻動物或恰好就是這個**世界**的觀點，並且因為恐懼而不得不立刻放棄：不以人類的觀點來看。一雙眼睛，神經，聲音中的信號。

這個觀點也在最近幾場朗讀會上對我突襲，我在會場上驚惶失措，與之相比，之前所有的驚惶錯亂瞬間相形見絀。我突然講不下去，一個字也吐不出來，呼吸窘迫；一籌莫展的聽眾坐在那兒瞪大了眼睛。一位女士給了我葡萄糖。事後一位記者寫道，我的「言語行為能力」很明顯地降至「絕對零點」。這大概關係到小說和自傳之間的模糊性，就我目前為止寫出來的稿子，我太不能和盤托出，總要頻頻掩飾主角與作者之間的關係。或許你試圖辨識兩者的共通性會有些幫助，也或許我根本就辦不到。

又怎麼可能做到呢？困苦中長大的勞工之子，受到耶穌會的賞識和栽培，被納博科夫啟發而成為文藝人士，從高談理論到一切虛空的狀態，如果不是命中注定，他如何成為詩人，甚或成為一個幸福快樂的人?饒了我吧!

我最大的安慰是:醫師們的經驗顯示,這種病最終有可能完全康復,是的,甚至會成為定律——只是我們不知道能維持幾個月,幾年,或者永遠。精神病與偏執狂的元素不會轉為慢性疾病,妄想幾乎都只是一時的,鮮少以永遠精神錯亂或癡呆告終。這種病只會慢性的復發,深具威脅性,不斷威脅不斷威脅不斷威脅。

每當我研讀醫學專書以及預後診斷說明的時候,有時會有一股寧願立刻死去的衝動。即使服藥,復發率仍舊高得嚇人,我因為恐懼而希望永遠沉睡。閱讀這些書的時候,我的心會狂跳不止,然後悲傷地平靜下來。

流行音樂、詩歌和電影裡頭總會出現一種承諾,而那是人生根本無法滿足的承諾,因此我堅持守著這份承諾,只從外在觀看人生。阿諾・史密特[5]說過:「藝術與幻想中的世界才是真實的,其餘則是一場惡夢。」

我最好還是回到虛擬的世界,盡快,已經快了,就快了。那些圖片重新聚焦,漸漸合為一體。

4 Samuel Beckett,意指脆弱、平淡、赤裸的存在。
5 Arno Otto Schmidt,一九一四~一九七九,德國作家。

7

漢堡的舒爾特葉街：我必須重新看看那些讓我爆發躁鬱症的地點，把它從我心中趕出去，讓它不再發生作用。譬如**二號大廳**有位名叫哈根的服務生。但也有別的小酒館、酒吧以及餐廳，我一間間走過，佇立於門口。只看它們一眼就能解除詛咒，我至少跑了好幾天。若碰到人可就沒那麼簡單了。

8

回到新克爾恩，我目睹了一場街頭遊民的攤牌戰。兩位瘋狂的女遊民進行了一場地盤爭霸賽，互相大聲叫罵，我正好看到比賽進入高潮。其中一個女人的臉上畫著死氣沉沉的少年的輪廓，她在這裡四處流浪也有一年半、兩年的時間。有時她對人發牢騷，然後自言自語，口齒不清地繼續謾罵著過路行人。大部分時候她坐在地下室的窗邊玩拼字遊戲，那也是她晚上睡覺的地方。另外一個女人則稍微年輕些，瘦而結實，充滿活力，但也更瘋癲，讓人明確感到更加危險，她兩星期前才搬來這一區。她攻擊過我，看得出她討厭自己，討厭別人以及這個地方。我到達時，她們兩位正狹路相逢，意識到對方是競爭對手，彼此叫囂。那位住得較久的女遊民馬上就溜走，表面上看來戰敗了，得走自己的路去了；而那個新來的女遊民則用拐杖當武器，跟蹤了她好一會兒，繼續咆哮著。然後她就不見了蹤影。隔天我又看見那位新遊民，隨身攜帶那根拐杖，站在十字路口大吼大叫。接下來她也不見蹤影，那個年紀較長、混得較久的女遊民贏了，又可以重新搬進她的地下室窗口，一副啥也沒發生的樣子。我在同理心與憎惡之間擺盪著，我和其他觀看這場不幸的人一樣冷漠，我是她倆中的一個，我是其他人中的一個。

9

接下來，在家裡，機器再度開始轉動，每天早晨，老舊、沒有現代感的機器，在嘎嘎聲和嘶嘶聲中轉動起來，穿過管線和洞孔送出咖啡與瓦斯，只有我始終坐在管線與洞孔的終點，獨自消費機器送出來的東西，熱水、加熱器、咖啡機，機器改裝過且不合時宜，更差勁的是，貴得要死。我動也不動地站在屋內，仍是早晨時光，我側耳傾聽暖氣和自動調溫器發出的嘆息與低語。空氣中有尼古丁、睡眠以及告別的味道。

10

哦，我真的相信
你看到的所有東西
現在的比之前的
要好一些

11

藏書室永遠遺失了，但目前我的背後十分緩慢、非常緩慢地長出了一間新的藏書室。有些人自願賣掉所有的書，把手上的電子書閱讀器視為進步的象徵，搭配吃到飽專案則最為優惠。在某些方面我很守舊，儘管我也接受網路，卻是一個對文學有另外一種較為老派看法的傢伙，背對著一間藏書室，呼出來的氣息帶有酒精味兒。身為一個倖存者，我失敗了，這塊化石再也不存在了。現在一切要重新開始，自由由此而生。

這個背面的世界，我不會放棄。我的希望只是：永遠不要再躁鬱。如果它再一次把我摺倒並且拖出去，把我像柔軟無骨的水母一般沖到海灘上，我將再度努力長出骨骼。如果我再次得到躁鬱症，但願有誰把這本書塞到我手上；假如我再度墜落妄想之中，我會當它是命運而接受一切。第二次躁鬱症發作後我想著，自己恐怕熬不過第三次了，但我活了下來。我會繼續熬過去的。說不定哪天我又想要自殺，然後我還是會繼續活下去。

那麼這本書就是一場禱告。